中国医学临床百家

余力生 / 著

耳科学

余力生 2021 观点

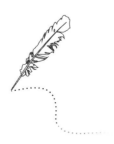

科学技术文献出版社
SCIENTIFIC AND TECHNICAL DOCUMENTATION PRESS

·北京·

图书在版编目（CIP）数据

耳科学余力生2021观点 / 余力生著. —北京：科学技术文献出版社，2021.10
ISBN 978-7-5189-8450-3

Ⅰ.①耳…　Ⅱ.①余…　Ⅲ.①耳科学　Ⅳ.① R764

中国版本图书馆 CIP 数据核字（2021）第 199848 号

耳科学余力生2021观点

策划编辑：胡　丹　　责任编辑：胡　丹　　责任校对：张吲哚　　责任出版：张志平

出　版　者	科学技术文献出版社	
地　　　址	北京市复兴路15号　　邮编　100038	
编　务　部	(010) 58882938，58882087（传真）	
发　行　部	(010) 58882868，58882870（传真）	
邮　购　部	(010) 58882873	
官 方 网 址	www.stdp.com.cn	
发　行　者	科学技术文献出版社发行　全国各地新华书店经销	
印　刷　者	北京地大彩印有限公司	
版　　　次	2021年10月第1版　2021年10月第1次印刷	
开　　　本	710×1000　1/16	
字　　　数	262千	
印　　　张	24.25　彩插 2 面	
书　　　号	ISBN 978-7-5189-8450-3	
定　　　价	168.00元	

序
Preface

韩启德

　　欧洲文艺复兴后，以维萨利发表《人体构造》为标志，现代医学不断发展，特别是从 19 世纪末开始，随着科学技术成果大量应用于医学，现代医学发展日新月异，发生了根本性的变化。

　　在过去的一个世纪里，我国现代化进程加快，现代医学也急起直追。但由于启程晚，经济社会发展落后，在相当长的时期里，我国的现代医学远远落后于发达国家。记得 20 世纪 50 年代，我虽然生活在上海这个最发达的城市里，但是母亲做子宫切除术还要到全市最高级的医院才能完成；我患猩红热继发严重风湿性心包炎，只在最严重昏迷时用过一点青霉素。20 世纪 60—70 年代，我从上海第一医学院毕业后到陕西农村基层工作，在很多时候还只能靠"一根针，一把草"治病。但是改革开放仅仅 30 多年，我国现代医学的发展水平已经接近发达国家。可以说，世界上所有先进的诊疗方法，中国的医师都能做，有的还做得更好。更为可喜的是，近年来我国医学界开始取得越来越多的原创性成果，在某些点上已经处于世界领先地位。中国医师已经不再盲从发达国家的疾病诊疗指南，而能根据我们自己的经验和发现，根据我国自己的实际情况制定临床标准和规范。我们越来越有自己的东西了。

要把我们"自己的东西"扩展开来，要获得越来越多"自己的东西"，就必须加强学术交流。我们一直非常重视与国外的学术交流，第一时间掌握国外学术动向，越来越多地参与国际学术会议，有了"自己的东西"也总是要在国外著名刊物去发表。但与此同时，我们更需要重视国内的学术交流，第一时间把自己的创新成果和可贵的经验传播给国内同行，不仅为加强学术互动，促进学术发展，更为学术成果的推广和应用，推动我国医学事业发展。

我国医学发展很不平衡，经济发达地区与落后地区之间差别巨大，先进医疗技术往往只有在大城市、大医院才能开展。在这种情况下，更需要采取有效方式，把现代医学的最新进展以及我国自己的研究成果和先进经验广泛传播开去。

基于以上考虑，科学技术文献出版社精心策划出版《中国医学临床百家》丛书。每本书涵盖一种或一类疾病，由该疾病领域领军专家撰写，重点介绍学术发展历史和最新研究进展，并提供具体临床实践指导。临床疾病上千种，丛书拟以每年百种以上规模持续出版，高时效性地整体展示我国临床研究和实践的最高水平，不能不说是一个重大和艰难的任务。

我浏览了丛书中已经完稿的几本书，感觉都写得很好，既全面阐述了有关疾病的基本知识及其来龙去脉，又介绍了疾病的最新进展，包括笔者本人及其团队的创新性观点和临床经验，学风严谨，内容深入浅出。相信每一本都保持这样质量的书定会受到医学界的欢迎，成为我国又一项成功的优秀出版工程。

《中国医学临床百家》丛书出版工程的启动，是我国现代医学百年进步的标志，也必将对我国临床医学发展起到积极的推动作用。衷心希望《中国医学临床百家》丛书的出版取得圆满成功！

是为序。

作于 2016 年 5 月 北京

作者简介
Author introduction

余力生，北京大学人民医院耳鼻喉科科主任，教授、主任医师、博士研究生导师。擅长耳显微手术、人工耳蜗植入。在耳聋、耳鸣、眩晕的诊断治疗方面有较深造诣。发表专业论著 100 余篇。承担了国家自然科学基金项目、国家 985 工程课题等研究工作。中华医学会耳鼻咽喉头颈外科学分会常务委员，国际耳内科学会中国分会副主席，中国研究型医院学会听觉医学专业委员会副主任委员，中国医疗保健国际交流促进会耳内科分会副主任委员、听觉植入分会副主委，Collegium Oto-Rhino-Laryngologium Amicitiae Sacrum 会员，北京医学会耳鼻咽喉头颈外科学分会副主任委员、德国耳鼻咽喉头颈外科学会会员。《中华耳科学杂志》副主编。

前　言
Foreword

　　新型冠状病毒肺炎（简称"新冠肺炎"）疫情出现之前似乎整天都在忙碌，门诊、查房、手术，空隙时间还要审稿、看文献；周末奔波于各地，开会、讲学、手术。那时非常盼望能有点属于自己的闲暇时间。《人类简史》的作者尤瓦尔·赫拉利认为"闲暇的消失是人类进入农业社会后的必然结果"。当人类还以采集食物为生时，大概每天只需采集 3～6 个小时就能养活整个部落，有很多闲暇时间；进入农业社会后，为了稳定的食物来源，要开垦土地种植粮食、喂养牲畜，改为定居生活，还要防备被抢（有意思的是，这次新冠病毒来袭，美国人除了抢购生活必需品外，枪支销量大增，想必也是抢与防抢的缘故）。人类要想满足温饱，须昼夜不停地劳作。"闲暇"成了奢侈品，有闲暇者多半是贵族。英国哲学家罗素在其《悠闲颂》一书中说："休闲培植了艺术，发现了科学，产生了各种著作，改进了社会关系。没有有闲阶级，人类决不能走出野蛮状态"。

　　由于新冠肺炎的不期而至，我虽非贵族却突然有了一段难得的闲暇时间。翻看历史，发现很多巨著都是在闲暇时间完成的。例如牛顿，1665—1667 年欧洲发生鼠疫，学校停课，牛顿回到故乡潜心研究微积分学、光学和万有引力定律，这两年成为他一生中科学研究的鼎盛时期。

有了闲暇，就有思考。人类历史上中华文化、古希腊文化、古罗马文化等各种文化灿若星辰。各种文化互相学习才能互相促进，非常值得学习的是犹太文化。基督教和伊斯兰教都起源自犹太教。犹太人灭国 2000 年居然还能复国，全世界犹太人总数约 1600 万人，占世界总人口的 0.3%，但 22% 的诺贝尔奖获得者是犹太人，此比例是其他民族的 100 倍。为什么犹太人如此优秀？古巴比伦是助力推手之一，其最早与犹太民族发生冲突，还通过了著名的法律：不让犹太人从事农耕。这条法律迫使犹太人不能以体力为生，而是以脑力、手工艺为生，最后发展出高超的理财能力、优秀的科研创新能力和极宽泛的人脉。看来"危机"一词很适合于此，每次"危险"的同时，也是"机会"，就看把握能力了。

犹太人是世界上最爱读书的民族，人均每年读书 64 本。德国人和日本人其次，人均 46 本。中国人呢？数据来源不同，平均 1.5 ～ 4 本书 / 年（含教材）。犹太人家中，小孩稍懂事，母亲就滴一点蜂蜜在圣经上，然后让孩子去吻圣经上的蜂蜜。这个仪式就是要告诉孩子书本是甜的，从而诱导孩子从小养成读书习惯。犹太家庭还有个世代相传的传统，就是书橱要放在床头，放在床尾则被认为是对书的不敬。一旦家中失火，最先要抢救的不是贵重物品、金银首饰，而是书籍。读书就是说走就走的旅行，没有任何隔离限制，没有时间和空间的限制，能认识更好的自己。弗兰西斯·培根说读书不是为了雄辩和驳斥，也不是为了轻信和盲从，而是为了思考和权衡。犹太人必备必读两本重要著作，即《圣经》和《塔木德》，这是犹太人的智慧羊皮卷。犹太人信奉上帝，但鼓励思想自由。他们认为上帝喜欢独立思考的人，鼓励辩论。只有辩论中的不同意见，没有结论，故犹太学者好辩。《塔木德》里有句名言：We agree that we disagree（我们能够达成共识的就是我们的观点不一样）。而中国文化长期以来是应试文化，是个寻找标准答案的文化（从科举到高考）。相较于简单地从他人获取可能并不正确的答案，自己去寻找答案的过程更重要。如何才是自己获取答案的捷径？学习，唯有学习才能提高。CT 的发明者 Hounsfield 说："学习是获取他人智慧的过程。"每个人不可能从钻木取火开始，一定要争取站在巨人的肩膀上，才能超过那些天生就比自己高的人。拜名师，读经典，勤思考，多实践，可加速成功的步伐。所以这本《耳科学余力生 2021 观点》更多是自己的思考，不是最佳或标准答案。

某著名企业家花 40 万美元跟比尔·盖茨吃一顿饭，有人说太不值得了。我认为到了那种层面，钱只是一个数字。如果他遇到自己想不明白的瓶颈，能有一个高人指点迷津，花 40 万美元太值得了。关键是得遇上知音来讨论，很多无意间的一句话，就成为成功的火花。美国的沃森和英国的克里克在剑桥老鹰咖啡屋喝咖啡，讨论出 DNA 双螺旋结构。这一成果后来被誉为 20 世纪以来生物学方面最伟大的发现，标志着分子生物学的诞生。讨论碰撞出火花！

医生是个积德的职业，每救治一个患者，积一份德；每个医生能救治的患者是有限的，教会尽可能多的医生，是积更多的德。希望通过更多的讨论，探讨出更好的诊治方法！

我曾经百思不得其解，有观点认为梅尼埃病与免疫有密切关联，但免疫相关应是双侧发病才对，为什么临床碰到的梅尼埃病患者大多是单侧发病呢？直到有一天参加德国耳鼻咽喉头颈外科年会，听比利时著名的鼻科（免疫学）专家 Bachert 教授的报告，他说："单侧的鼻腔炎性病变可诱发单侧的鼻腔免疫反应。"我顿时茅塞顿开，同理，单侧的中耳乳突炎症也可诱发梅尼埃病啊！这也坚定了我的观点，即很大比例的梅尼埃病与隐匿性乳突炎关系密切，这是我提出的扩大鼓窦开放术治疗梅尼埃病的理论基础，也是我每年都要去参加德国年会的原因，因为很多时候都能有收获。当医生的水平达到一定程度，那么每次学习交流只要有一点新的信息，都会有很大的收获。

我非常兴奋于自己的发现，把想法及临床观察结果向我最尊敬的老师 Helms 教授汇报。他当天就给我回复：①你的想法有一定道理。②你不是这个理论的第一提出人，早在 20 世纪 20 年代，Wittmax 就已提出了非化脓性中耳炎可能是内耳病变的原因之一。我曾非常骄傲自己的记忆，Wittmax 的文章我也读过，但是没想起来。而 Helms 教授 80 多岁的高龄，如此好的记忆，如此深厚的专业功底，我辈远远不及！每每在临床工作中遇到困难时，很多时候都是师傅的教诲派上了用场。所以，天才永远都不是培养出来的，是天生的，是可遇而不可求的。只要努力学习，每个人都能成为好医生，但是成为如 Fisch、Helms 教授那样的顶级医生需要的是天赋。虽然爱因斯坦说："我没有特别的天赋，我只是对万事万物充满了热烈的好奇心。"人的天赋决定其成就的下限，而后天的努力则决定上限。既然下限无法控制，唯有努力来提高自己的上限。

中耳手术的高峰期是在 20 世纪 70、80 年代。不了解历史很容易出现检索近 20 年文献未见相关报道，就认为自己独创了某种手术术式。这个世界上聪明人太多了，苏格拉底有句名言：我所知道的唯一事情，是我的无知。书籍是向过往的大师请教的最好的途径。所以写 SCI 文章，非常重要的是前言部分，包括文献历史回顾（必须清楚地展示你对这项工作非常了解），才能让审稿人认为，你所提出的"目前尚未解决的问题"的确还未被解决。

深知自己虽然永远不可能成为牛顿，成为 Helms，成为 Fisch，但是，通过不断的学习，可以成为更好的我。

手术是非常严肃的事情，关系到患者的生命安全和生活质量。手术医生需要长期进行系统的训练和储备大量的相关知识。当然手术也有学派和习惯。每家医院和医生都有自己的习惯传承。国际上主要的学派有德派、法派、美派等。我曾留学的德国维尔茨堡不仅有伦琴发现了 X 射线，耳鼻咽喉头颈外科也有悠久的历史传承。意大利人 Corti 在其攻读博士期间的研究中发现了 Corti 器。Wullstein 在 20 世纪 50 年代初提出的鼓室成形术的基本概念和分类至今仍在临床应用，他和 Zöllner 教授到美国巡回手术表演和报告，极大地推动了美国中耳手术的发展。Hermann 教授 1960 年提出的软骨技术也在全球普遍推广应用，Tos 还写了一本专著，专门介绍各种软骨技术。《耳科学余力生 2021 观点》主要介绍的中耳手术技术就属于德国学派：虽然强调针对患者的不同情况进行个体化治疗，但一定是有原则的个体化。

目前，耳鼻咽喉头颈外科的手术基本上进入平台期，鼻内镜手术火爆了多年之后，医生发现鼻息肉的术后复发率接近50%。现在鼻科国际会议上，更多的是在重新讨论鼻息肉的机制，内科治疗的可能性。耳科同样如此，进展最快的无疑是耳内科，从良性阵发性位置性眩晕（benign paroxysmal positional vertigo，BPPV）手法复位开始，到认知前庭型偏头痛、耳蜗型偏头痛等相关疾病，再到耳鸣病因研究的快速进展，提醒我们虽然耳鼻咽喉头颈外科是一个以手术为主的科室，但一定要重视内科的进展，因为 90% 以上的（门诊）患者是不需要手术的。

内外科的知识并不是分离的，而是互助的。手术人命关天，必须高度重视。其与战争有点类似。战争最重要的是战略（即手术设计），远比战术（手术完成）重要。手术本身只是很短的一个过程，成功与否，70%以上靠的是手术设计，而不是手术技巧。医生没有耳科的基本知识、不懂得耳科疾病的发病机制、不懂得围术期的处理、没有影像学的知识，最多只能做一个手术匠，而且是危险的手术匠。如中耳炎的手术，最重要的是解决通畅引流的问题，若不掌握中耳通气系统的知识，就有可能出问题；中耳胆脂瘤手术，最重要的是彻底清除病变，避免残留复发，功能重建则是第2位。所以外科医生也像武林人物，拼比的不只是手术技巧（外功），更多是相关知识（内力）。而通过非手术方式能够解决患者的问题，这才是最好的方式。再次感谢恩师Helms教授对我的指教，老人家告诉我，不要当一个手术匠，要详知整个疾病的病因和机制，才能给患者更大的帮助。1999年我再次去德国，想学习人工耳蜗手术。Helms教授告诉我，要想学习人工耳蜗，必须先要学习听力学、各种听力检查，不仅要会看结果，自己也要会操控各种听力检查设备，还要掌握助听器。我认真阅读听力学著作，掌握各种设备操作，还去助听器公司学习了2周，自此养成了学习耳内科相关知识的习惯。正是在老人家的教诲下，我才从一个耳外科医生变成了一个刚开始入门的耳科医生。人生漫漫，医路长长，名师如同灯光指明了前进的方向。

　　还有大量可爱的患者，是他们准确反馈了接受治疗后的各种感受，才使我更深地了解了各种药物、各种治疗方法的差异，获得了从药品说明书和手术图谱上得不到的信息，对以后的患者会有莫大的帮助。患者永远是医生的老师！

《常见内耳疾病余力生2017观点》出版后短短数年，在这个知识和信息爆发的年代，我又有了很多新的认识。趁着新冠肺炎疫情获得的难得空闲，写出来与各位同道共勉。就像所有的指南就是供修正的一样。再次声明，本书所写的都是个人观点，并不代表一定是正确的观点，也就是在目前这个阶段的认知水平。抛砖引玉，期待各位同道的批评指正。

最后，引用博尔赫斯的一句话："在所有人类的发明中，最令人惊叹的，无疑是书。显微镜和望远镜是视觉的拓展；电话是声音的拓展；犁和剑，是手臂的拓展。可是书却是另一种东西：书籍是记忆和想象的拓展。"

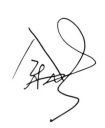

目 录
Contents

耳科相关知识

1. 动物的听觉与嗅觉

声音与气味在早期哺乳类动物的演化过程中扮演了决定性角色。在进化过程中，哺乳动物运用听觉的程度比其他任何脊椎或无脊椎动物都要多。其主要在夜晚猎食与觅食，虽然夜视能力也不错，但无法辨识色彩，故发展出异常敏锐的嗅觉，再加上听力改善，使其得以在夜晚活动。

1.1 动物的听力器官及听觉

耳郭是哺乳动物的特征，水生和穴居动物缺如。耳郭肌能使耳郭外形发生改变，蝙蝠可利用耳郭进行回声定位，长耳蝙蝠的耳郭还可发出超声。当接受较高频率的声音时，耳郭连同外耳道卷成漏斗状可加大声压，降低听阈。1963 年 Hayashi 等切除猫的耳郭后，发现其对 4 kHz 的听阈提高了 15 dB。大象和家兔的耳郭很大，有体温调节作用。

低频声音可传播到很远的距离，20 Hz 是人类能听到的极限低频。鸽子可听到更低频的声音，鲸鱼和大象也会利用低频音进行沟通。蓝鲸发出低沉的次声，可在数百公里内保持联系。南非非洲象可发出 250 Hz 的声音，听到低于 20 Hz 的次声（可传播很远），还可听到 500 公里以外的雷雨产生的次声，且能根据声源的变化连续变向，利于其在长距离迁徙时寻找水源。雷声属于高频声，传递距离近。火山爆发产生低频声音，大象可敏锐知晓。美洲短嘴鳄发出低沉的次声（19 Hz），可使水产生振动，让背上的水滴起舞，这种动作用于求偶已经存在了 7000 年。低频声音也可通过大地传播。白蚁在草丛中筑巢引起草动；金鼹鼠没有视觉，把头埋在沙子里，通过感受大地传播的草震动来捕食白蚁。

鳄鱼没有外耳道但仍具备正常的听功能。而在先天性外耳道闭锁重建术后的患者中，外耳道越长，再次闭锁的可能性越大。受鳄鱼的启发，我的老师 Helms 教授曾经在进行外耳道先天性闭锁、鼓室和外耳道重建时，选择较长的人工听骨（1 cm 以上），将鼓膜外移，以缩短外耳道，降低外耳道术后再次狭窄、闭锁的可能。

Doran 研究发现哺乳动物的听小骨外形和大小差异很大，大象的镫骨较人类的约重 100 倍。Bekesy 测量大象镫骨底板为 5.3 mm × 3.8 mm，Bast 测量人的镫骨底板为 3.0 mm × 1.4 mm。

哺乳动物的耳蜗有 3 种基本外形：截角锥形、多面体形和圆柱体形。第 1 种常见于人及其他哺乳动物，如啮齿类动物。第 2 种少见，如棕背鼠；第 3 种较第 2 种多见，如毛丝鼠、沙鼠等。耳蜗可有 3½ ～ 9½ 回，多数原始哺乳动物，如鼹鼠为 3 ～ 4½ 回，大蝙蝠和某些啮齿类动物为 4½ 回，小蝙蝠为 5 ～ 7½ 回，更格卢鼠和穴居豪猪为 7 ～ 9½ 回。耳蜗的高度为 1.4 mm（棕蝠）～ 5.4 mm（刺豚鼠）。基底膜的长度与动物大小有关，车鼠只有 7 mm，大象的可长达 60 mm。

鱼的内耳有一大二小 3 块耳石，能调节身体的平衡。有些鱼类能听到 2 Hz 的超低频。鱼鳔周围的肌肉收缩，可以使鳔发生振动从而发出声音。鱼类的声音"语言"、光电"语言"和化学"语言"非常丰富，也非常复杂。白鲨可发出频率不同的各种叫声。

鲸类的耳区很特别，耳朵附近的骨头不是跟头骨其他部分连在一起，而是游离在一种脂肪组织中，这主要与其在水中需要依靠声音定位有关，所以人类产生的声呐可能是导致鲸鱼搁浅的原因。白鳍豚没有视力，完全依靠以声呐为主的感觉系统定向觅食。有观点认为，白鳍豚数量减少，除了过度捕捞、兴建水坝和环境恶化以外，船运交通使其声呐系统无法发挥作用也是原因之一。海豚的听觉比人类灵敏 1000 倍，能听到 60～100 kHz 的超声波。海豚头顶处有呼吸孔，向四周发出不同频率的声音，这些声音遇到前面的障碍物，就会被反射回来，其凭借得天独厚的听觉，分析反射回来的回波，就能确定这些障碍物的形状、性质和位置。海豚利用超过人类高频听力的上限——20 kHz 的频率进行短距离沟通、回音定向，甚至震昏动物。

飞鼠可发出 50 kHz 的声音。东南亚眼镜蛇可发出 70 kHz 的声音。金蛉可发出 170 kHz 的声音。

蝙蝠是一种小型兽类动物。18 世纪一位意大利生物学家斯帕兰扎尼提出一个假设，蝙蝠可能与猫头鹰一样，需要微弱的光线才能捕食。他先将蝙蝠的双眼用布蒙上，后来甚至切除了眼睛，但蝙蝠仍然活动自如。1930 年美国人唐纳·格里芬发现了蝙蝠发出超声波的机制：蝙蝠通过喉腔摩擦可发出 200 kHz 的超声，再通过反射回声来感知周围环境；发出超声波的器官是嘴或喉部，这也是其在飞行时始终张着嘴的原因；其有硕大的耳朵，可超过身体总长度的 1/2，负责接收返回的超声波。格里芬将这套系统机制称为"回声定位"。据此原理，英国开发出一种可远距离探测飞机的电子仪器，称为"无线电侦查与测距（radio detecting and ranging）"，缩写即 Radar（雷达）。不同的是，其使用的是物理学上的电磁波。听觉中有个多普勒效应：当我们面对迎面开来的火车时，火车鸣笛的频率没有改变，但随着距离的缩短，我们感知的频率逐步增高。蝙蝠也是凭借多普勒效应，判断夜蛾的飞行速度和距离，进而捕食。科学家发现夜蛾的腿关节中隐藏着一种能产生震动的器官，这很可能是一种逃生工具，可发出干扰性的超声波，在短时间内给蝙蝠制造混乱以逃生。此现象在生态学和动物学上称为协同进化。面对蝙蝠的雷达探测，发出干扰并非夜蛾的唯一方法。相当多的蛾类在身体侧面有两个单细胞的器官，可称之为"耳"。其可听到频率高达 60 kHz 的声音，而蝙蝠发出的超声波正是集中在这个频率。蝙蝠与蛾类的博弈促进了电子战的发展。科学家还发现，某些夜蛾的身体表面有一种类似毛发的组织，其质地和排列方式能有效吸收蝙蝠所发出的超声波能量。另外还可通过改变翅膀的角度来减少对蝙蝠超声波的反射，增加逃生成功的概率。人们从夜蛾逃生的方法中，获得了启示：反射超声波的多少与翅膀的材质和表面积有关，表面积越小或吸收超声波的能力越强，反射回去的波就越少。依靠这种原理研制出了隐身飞机，还有给盲人使用的超声波定位杖、气象雷达等。

猫头鹰颈椎骨有 14 块，与鸡鸭相当，是人类的 2 倍，可扭转 270°。猫头鹰处理听觉信息比一般鸟类更发达，其听力敏感度约是人类的 10 倍。猫头鹰的头骨左右不对称，两个耳道一高一低，一大一小：左耳道位置较低，耳鼓更发达，主要收集来自下方的声音；右耳道位置较高，主要收集来自上方的声音。当猎物发出声响时，猫头鹰灵活转动脑袋，根据声波进入左右耳的时间、频率微弱差别，来确定声音的方向和距离，增强了对声音的精确定位能力，可分辨细微到三千万分之一秒的双侧时间差。猫头鹰头顶上的"耳朵"不是真耳朵，只是两簇羽毛，称为耳羽簇，并无增强听力的作用。其听力很强的秘诀在于"脸大"和"偏听"。不管有无耳羽簇，各种猫头鹰的面部羽毛都呈放射状排列，形成内凹的"面盘"（相当于哺乳动物的耳郭）有助于收集声波，其嘴喙也收在面盘中，以减少干扰。借此，猫头鹰可捕捉人类不敏感的高频音，可收集到距离很远的声音，并过滤掉其他背景音。

老鼠社会等级森严，日常使用两种语言进行交流，较为常见的"吱吱"叫声，可表示舒适、惊恐、邀集同伴、驱逐敌人，也可以是危险报警及集合信号，含义非常丰富。此外老鼠还会发出人耳听不到的超声波，多用于争斗。

环境噪声增加会掩盖"掠食者抵达"等相关警示的叫声，或干扰一般的声响信号，对鸟类造成不利。禽类的声信号有两项重要功能，一是捍卫地盘，二是求偶。当噪声增加时，这两个功能都会受阻，直接影响其生存环境，降低繁殖成功率。研究显示市区禽类鸣叫的声音逐渐由音调较低沉的声音，演变成高频的声音，这样才不会被交通噪声所掩盖。

一般认为，哺乳动物的中耳经历了从下颌中耳、过渡型中耳到典型哺乳动物中耳的 3 个演化阶段。3 块听小骨曾是下颌的一部分，但从下颌骨到听骨演化的中间环节始终未找到。中科院古脊椎与古人类研究所曾在 Nature 发表了一篇发现耳演化的这一关键缺失环节的文章，他们在辽宁凌源的早白垩世古老哺乳动物盖氏热河俊兽中获取到了早期哺乳动物中耳演化的新信息。其头骨保存了完整的中耳形态，曾经属于头骨的方骨、下颌的关节骨，都到了中耳区，且完全脱离齿骨，显示出"典型哺乳动物中耳"特征。通过高分辨CT，观察到其颌关节与听力装置的解耦，这最终产生了现代哺乳动物中多样化的咀嚼和听觉系统。在爬行类动物中，中耳区只有"耳柱骨"。人类听小骨的砧骨和锤骨，就是其方骨和关节骨。这只是连接爬行类动物齿骨与头骨之间的骨骼，并无听力作用。目前发现的早期哺乳型类动物，如摩根齿兽、柱齿兽类、巨颅兽，也保持较原始的下颌中耳状态。这些骨头后来演变成听小骨主要有两种学说：①脑颅膨胀假说，哺乳动物生长过程中脑颅的增大导致中耳位置后移，最终脱离下颌；②负向异速生长假说，在胚胎发育早期，中耳骨骼形态相对于下颌较大，中耳骨化的时间更早，因此在胚胎发育后期，随着头骨、下颌的增大，中耳骨骼最终脱离下颌。新研究给出的解释是：听小骨最终脱离下颌，可能与下颌的运动方式有关，即与哺乳动物的进食方式有关。热河俊兽的下颌骨能做出较大幅度的"前伸－回撤"动作，为了给这种动作的运行幅度提供更大的空间，以便进食，同时减少进食过程对听觉的影响，中耳骨骼脱离下颌而移入中耳区的时间，就被大大缩短了。所以，"吃"促进了中耳的演化。

1.2 动物的发声与信号传递

雄知了腹部第1节的两侧，各有1片弹性较强的薄膜，称为声鼓。外面被1块盖板保护。声鼓靠发达的肌肉牵拉。肌肉收缩，声鼓往里拉；肌肉松弛，声鼓就外突。这样快速地一拉一突，就产生叫声。声鼓每秒振动130～160次。在盖板与声鼓之间，有个空腔，叫共振室，使声鼓的发声更加嘹亮。知了能听见的频率很有限，仅能听到自己的同伴发出的尖叫声，听不见其他频率的声音。雌知了虽不能发声，但对雄知了发出的声音非常敏感。知了发声的响度与气温有关，天气越热，响声越大。

蟋蟀靠翅膀的摩擦发声。雄蟋蟀的前翅复面基部，有一条弯曲而突起的棱，叫翅脉。上面长着许多三角形的齿突，叫音锉。前翅靠近音锉的内侧边缘，有个硬的刮器。双翅的两侧横向开闭，正好使左前翅的刮器与右前翅的音锉互相摩擦，发出声音。雌蟋蟀也没有发音器官。蟋蟀的耳朵不是长在头上，而是在前足的小腿缝隙里，因此对来自左右的声音听的最清楚，对来自前后的声音听力较差。

白蚂蚁用头叩击蚁巢的洞壁，发出警报。用头上的触角传递气味，传递信息（食物的方向）。

蜜蜂用不同的舞蹈姿势传递信息。以德国种蜜蜂为例，若蜜源距离蜂巢在 90 米以内，侦察蜂跳一种圆形舞蹈；若大于 90 米，则跳一种"∞"字形舞蹈；若距离很远，则改变舞蹈的节律来报告。

水蝇通过振动水面来传递消息。

雄蛙的口角两边有一对能鼓起来振动的外声囊，声囊可产生共鸣。青蛙还能用口腔来吸收声波，起谐振腔的作用，可使某种特定频率的声音放大。

鳄鱼的口腔和咽部之间有口盖膜，口盖膜与咽膜上下相连，形成一层鳄帆，把口腔与咽隔开。呼吸时，在气流的冲击下，鳄帆发生振动，就发出声音。

鸟类的声音信号系统比较发达。全世界共有八千六百多种不同的鸟类，每种鸟，都有自己独特的鸣声。鸟类没有声带，其发音器官叫鸣管，位于气管和支气管相接之处，由气管软骨形成的鸣骨、气管壁薄膜形成的鸣膜及特有的鸣肌共同组成，使鸣膜产生振动发声。鸟类的鸣叫大致可分为两类：鸣啭和叙鸣。鸣啭是大多数鸟类在繁殖季节发出的叫声，复杂婉转，悦耳动听，多为雄鸟求偶唱的"情歌"，鸣声越复杂多变，越容易得到配偶，而且多是最健壮的。

鸟类，如乌鸦也有语言。乌鸦是一种非常聪明的鸟类。美国做过一个实验，一个工作人员戴着面具捉到一只乌鸦，关数天后将其放归。结果，在整个市区，只要戴着面具的人出现，乌鸦就会迅速逃离。说明被放归的乌鸦能传送这样的信息：戴着面具的人是危险的。候鸟能听懂语言。

鸡与蛋也可通过发声进行沟通对话。

狗具有良好的听觉，能分辨出 1/4 音阶的音调差异（靠主人发声的语气来判定），又有一定的智力，较容易通过训练形成条件反射。

丛林中每种动物都在发出各自的声音。长奇蛙是世界上最吵闹的动物。只有 3 cm，却可发出 80～95 dB 的声音（比狮子发出的声音大 2 倍），以吓走竞争者，吸引异性。其有一个球状的声囊，肺、声囊与耳朵相连。若只从一个方向发声震动，鼓膜会破裂，但其声音同时从体内、体外发出，互相抵消，以避免自己被震聋。青蛙太多，各自要发出最响的声音以压倒别的青蛙。

美洲野马通过身体数百种不同的表现形式传递不同的信号。左耳听周围的声音，右耳听固定的声音。

1.3 动物的嗅觉

嗅觉原理像钥匙与锁，需一定的气味条件。天气越热，空气中的气味越多。鼬鼠能嗅知 1 公里以外的食物，可嗅到雪崩后冰冻的动物尸体。不同动物获取气味信息的方式也不一样。人类靠呼吸捕捉气味。响尾蛇有立体嗅知，用蛇信收集空气中的气味，把蛇信放入口中，经特殊的嗅觉感受器处理（解聚素）。昆虫中，蛾子的嗅觉最好，用高度敏感的触须能嗅知 5 公里之外的气味（花朵释放出来的微弱气味），其辨别气味的速度比人类快 30 倍。蜜蜂也用触须捕捉气味，有气味语言，共 15 种不同的气味；其信息素有多种，不同的信息素导致不同的行为，释放警报信息素可展开协同攻击；蜂巢状结构扩大了嗅觉面积。鲨鱼感觉系统非常发达，也是利用气味来生存。其能感觉到 1000 米外生物垂死挣扎时产生的波动；其嗅觉也非常敏感，在水中的分辨率可达百万分之一，尤其对血液极为敏感，可在 1000 米外闻到血腥味；所有鲨鱼都厌恶尸体的气味，这是一种自我保护，提醒有危险，故用这种味道可以作为驱鲨剂。大马哈鱼靠水中特殊的化学物质气味来寻找洄游路线。非洲象有非常敏感的嗅觉，能嗅出 600 米外的动物气味，能在几公里外嗅出水源地。彼此之间靠发出的不同的声信号联系。

狗的嗅觉比人强 100 万倍。人的嗅觉细胞不过 500 万个，嗅觉细胞覆盖的鼻黏膜面积才 5 cm^2，而狗的嗅觉细胞多达 20 亿个，鼻黏膜表面积达 150 cm^2，能辨识 100 多万种物质的不同气味。

尿液是多种动物，如老虎、狗、老鼠发出气味的化学语言，用于划分群属、领地、报警等。特殊气味也是动物的防身生化武器，黄鼠狼（鼬）可释放恶臭，点火甚至可以爆炸，作为防卫化学武器，是硫醇化合物，气味类似燃烧的橡胶、臭鸡蛋。背上有花纹的臭鼬，可释放含硫的喷射物，可喷出 5 米，可喷射 5 次，可造成短暂失明。因需要数天恢复，故非万不得已不放。

2. 人类进化与耳鼻咽喉疾病

700 万～ 800 万年前地球上出现第 1 个拥有 RNA-DNA 蛋白链的微生物，由此通过繁殖分化出动物世界和植物世界。第 1 个生化反应就有能量运输，阳光提供了能量来源。动物视觉首先出现，视觉刺激进一步进化，水蛭、水母等动物出现视斑，即光感细胞的聚集；低等动物和棘皮动物出现视沟。接着出现眼泡、眼孔及复眼。对光的反应判断空间定向很重要，与对光的反应一样，感知重力对判断空间定向也很重要。第 1 个生物也有重力感知器官，借助原始平衡器官可感知重力作用方向。此器官可位于细胞内或位于一个空腔内（耳石）。有些原生动物至今还有一个囊，内有圆形的矿物质堆积，可感知位置变化。在数百万年前，耳石器官和耳囊就可帮助一些低等生物在水中和陆地上定向。

第 1 位陆地居民已拥有旋转感受器。青蛙和乌龟已有 3 个半规管。从遗传发育学上来看，耳石系统（球囊、卵圆囊）的出现比半规管系统早得多。借此可解释，水平和垂直空间定位的发育早于旋转和加速感知。内耳最后发育出现的部分是耳蜗，说明听觉调控发育晚于前庭系统。这个顺序在之后发生了改变，因为人类非常需要听觉言语沟通。

人类从古猿进化到人，主宰世界，大约经历了 600 余万年。在整个进化过程中，直立行走、学会用火、出现语言起到了关键作用。

2.1 直立行走

美国哈佛大学人类进化生物学教授 Lieberman 认为黑猩猩与人类有最近共同祖先。600 万年前人类（南方古猿）与黑猩猩逐渐分化开。在野外，黑猩猩每天移动的距离为 2 ～ 3 公里，依靠四肢行动，在相同的里程中消耗的能量是人类的 4 倍。而人类改为直立行走后，由于节省了体力，每天可走 8 ～ 12 公里，故摄食范围比黑猩猩大 4 倍！节省能量还意味着视野更开阔，使大脑获得的信息较四足动物更多，从而促进了大脑的发育。由此能找到更多食物，发现更安全的住所。食物是驱使早期人类不断迁徙的重要动力。

推测南方古猿已能敏捷地直立行走，善于奔跑，手的技巧与人接近，能使用天然工具劳动。人有 200 万～ 500 万条汗腺，这是任何猿猴所没有的。这样人在长时间追捕猎物时，通过汗腺排泄汗水降温，使人体不致因体温过高而昏倒。

呼吸模式发生改变对语言的产生起关键性作用。四足动物每走一步都在呼吸，这种模式不可能发声。只有当直立行走后形成肺的呼吸系统和共鸣腔，喉向下坠，才解决了发声的必要前提。呼吸技巧改变的一个副产品是，人类可通过大笑来表达快乐，而猴子不能，猴子在兴奋时的每次喊叫都必须获得空气。

鼻型的变化也是一种适应性的人种特征。在寒冷干燥地区，多为窄而狭长的鼻子，有利于空气加温加湿。在热带潮湿地区，多为短而宽的鼻子，有利于热气的呼出与散发。鼻子最窄的人是生活在寒带地区的因纽特人。

人类头发的自然形状有 3 种：直发、波发和卷发。亚洲人多为直发，欧洲的白色人种多为波发，非洲黑人多为卷发。卷发便于空气的储存，有良好的隔热作用。

400 万年前，古猿主要的食物是水果、植物蔬菜等。古猿的牙齿宽大且平，釉质厚，可将胡萝卜之类的水果一分为二，但不能咬烂肉类食物。猿人每天大部分时间都在进食，以保证获得足够的热量。

260万年前，地球温度下降，进入冰河时代。此时的直立人（能人、尼安德特人、智人）身体比例已跟现代人类接近。研究发现230万年前左右出现的能人，身高不足1米。为获取更多的热量，直立人开始进食肉类，肉类比植物根茎易消化，更有利于睡眠和营养获取。其牙齿也变得小而尖，更加锋利，釉质薄，有利于碾压食物进行分割。第1批石器基本上与能人一起出现。

南方古猿的手介于猿类与人类之间，能握持棍子并用来挖掘，但强而精准的握持能力直到200万年前才明确出现。目前的考古学家在距今至少260万年前的遗迹中发现带有切割痕迹的动物骨骸，是用简单的石器切割腐肉或砍砸留下的痕迹（因当时能力有限，只能吃猛兽留下的残渣剩肉，"敲骨吸髓"即由此而来）。人类学会使用石器后，脑容量随之增加了1倍。因控制双手的大脑区域所占比例极大，仅次于灵巧的舌头。如弹琴、写字、绘画等手指活动，都会使脑血流量明显增加（手上操作过多也是偏头痛的诱发因素之一）。人类在打造石器时，大脑的左侧额下回被激活，通常这一区域帮助人类调控多线程任务，并抑制不当行为。打制石器的长期训练，增强了白质纤维束在额叶和顶叶皮层特定区域的连接。正是这种制作工具的行为在一定程度上塑造了人类的认知模式。打制石器和组织语言的脑部活动区域存在着一定程度的重合。

吃羊排能获得的蛋白质和脂肪是胡萝卜的5倍。食肉类比食草类消耗食物少，从此人类无须像祖先古猿那样，花费大部分时间用于进食，多余的时间可用作狩猎和其他活动，主动性大增。此时肉类已成为人类饮食的重要组成部分，但获取肉食意味着危险和困难。据推断，食肉的起源正好与两性分工同时发生，女性主要负责采集（因怀孕和照顾孩子的需要），男性不仅负责采集，还要狩猎和收集肉食。古代分工的一个重要标志是分享食物（雄性黑猩猩极少分享食物）。男性把打猎获得的肉食分享给大家，也依赖女性提供采集的食物。这种不局限于家庭的食物分享促进了密切的社会合作。肉和富含纤维的食物不易消化，其切割成小块、片状有助于咀嚼消化。目前发现的最古老的石器即用于切割。最晚从开始狩猎和采集开始，人类已能加工食物。同期能人的脑容量较古猿增加了30%。

大猩猩、东非人的头顶有个特殊的结构，即矢状嵴，用于固定发达的咀嚼肌。大猩猩的咬合力可达500多千克。虽可带来巨大的咬合力，但因脸两侧肌肉太过强壮和发达，对头部形成挤压和捆绑，脑容量因此大受限制。2004年 Nature 发表封面文章讨论了咀嚼肌与脑容量之间的关系。约在200万年前人类祖先的脑容量有过一次迅猛的增长。原因之一是 MYH16 基因发生突变，使人类负责咀嚼的肌肉生长放缓，使头部发育的束缚减少，使脑容量的增长成为可能。

自然界演化的基本逻辑是先有基因突变再有环境选择。一个突变出现后是否被环境筛选出来，要看这一突变的个体是否有更大的可能繁衍自己的后代。MYH16 基因突变使咀嚼肌发育变缓，进食效率下降，可能导致营养摄入不足。但结果却相反，咀嚼肌被削弱后，南方古猿和后来出现的能人，把原来很多咀嚼坚硬食物这一耗时耗力的过程放在体外进行。他们用石器对食物进行预处理，砸碎坚硬的外壳和骨骼，捣烂强韧的纤维和大块的生肉，大大减轻了咀嚼的负担，使食物便于消化，进食时间也大减。

事实上大脑和肠道每单位质量消耗的能量相仿。在人体基础代谢的能量消耗中，大脑和肠道各占15%，用于运送氧气和燃料、排出废物所需的血液供应量也相似。肠道中大约有1亿个神经细胞，比脊髓或整个外周神经系统中的神经细胞数量都多。这个"第二大脑"在数亿年前就已进化出来，可监测和调控肠道的复杂活动，包括分解食物、吸收营养并排出粪便。

人类有个奇怪的特点，大脑和排空时的胃肠道大小相近，1 kg多。体型相近的大多数哺乳动物的大脑约为人类的1/5，肠道却有人类的2倍大。就是说，人类肠道较小，而大脑相对较大。Leslie Aiello 和Peter Wheeler 的研究发现，此比例始于最早期狩猎采集者的能量转变，早期人类转向较高质量的饮食，从而肠道逐渐缩小，大脑逐渐增大。

有效的狩猎和采集需要通过分享食物、信息和其他资源进行密切合作。这些合作需要猿类拥有更复杂的认知技能、良好的心理解读能力（通过直觉猜测其他人的想法）、语言沟通能力、推理能力及抑制自身冲动的能力。狩猎和采集还需良好的记忆力，要记住在何时何地找到不同的食物，还需预测哪里找到食物的可能性更大。追踪猎物需复杂的认知技能，包括演绎推理与归纳思维，故大脑的明显增大发生在狩猎采集开始后绝非偶然。

通过长期行走，人腿逐渐变长，另外鼻子突出（南方古猿和其他猿类一样，鼻子扁平）除了使外表更有魅力外，还能使吸入鼻内的空气产生湍流，在温度调节过程中发挥重大作用，还可对干燥的空气起加湿作用，以避免肺部干燥。同样重要的是，湍流能帮助鼻子重新捕获呼出的水分。硕大的外鼻是早期人类进化的重要证据，可在干热条件下长距离行走而不脱水。有充分证据显示直立人时，人类已能在炎热的条件下以中等速度长距离奔跑，原因之一就是人类具备了独特的排汗散热能力，而不是像动物那样靠喘息来排热。长期奔跑后，有了许多适应性的改变，如出现足弓（使奔跑时的能量消耗减少17%）、跟腱厚长（可储存和释放人体所产生的机械能近35%）、臀大肌增大等。研究发现头虱和阴虱这两种寄生虫是120万年前分化开的（直立人阶段），提示那时人类褪去了体毛，原因很可能是有利于散热。

有了衣服后才能有体虱。研究发现17万年前，体虱从头虱中分化出来，这就意味着约在17万年前，智人开始穿上了衣服。

另一重要的适应性改变是头部运动时，通过半规管的增大使运动时的视觉保持稳定（动物通过屈伸颈部来稳定头部，而人的颈部较短）。半规管主要负责感知头部俯仰、摇晃、摆动的速度并触发反射，促使眼睛和颈部的肌肉对抗这些运动，甚至在闭眼时也能发挥作用。由于半规管越大越敏感，故与相对较安静的动物相比，狗和兔等头部晃动频繁的动物半规管较大。直立人、现代人与南方古猿相比，半规管相对于身体来说要大得多。阻止头部晃动的另一适应性改变是项韧带。这个奇特的结构最早在早期人类中发现，猿类和南方古猿都没有。这条韧带就像橡皮筋一样沿着颈部的中线把头枕部和手臂连接起来。每当脚落地，头部就会前倾，同时身体那一侧的肩膀和手臂会下坠。由于项韧带将头部与手臂相连，这就使得下坠的手臂将头部拉回，使其保持稳定。

黑猩猩大脑的大小为相同体重一般哺乳动物的2倍，而人类大脑的大小为相似体型哺乳动物的5倍。黑猩猩出生时大脑是130 cm³，出生3年后将增加2倍。人类新生儿的大脑是330 cm³，在6～7年内增大3倍。因此人类的大脑在出生前的生长速度比黑猩猩快1倍，出生后的生长时间更长，生长速度也更快。这些增加的神经元多位于大脑外层，即新皮层，几乎所有复杂的认知功能都在此，如记忆、思维、语言和意识等。更大的大脑需要更大消耗。现代人类大脑只占体重的 2%，消耗的能量却占身体静息能量消耗的 20% ～ 25%。脑供血占全身血供的 12% ～ 15%，每分钟进入人脑的血液基本上等于脑本身的重量，人脑缺乏新鲜血液 7 秒钟即可引起昏迷。

双手的使用、狩猎的需要、营养的改善和视觉信息的迅速增加、双耳听力的改进、复杂语言的使用、触摸感觉依赖性的提高、非洲草原炎热的气候、走出非洲时应对复杂气化条件的需要，均有利于神经元细胞的增生。人类使用火将生食改为熟食，就可在食物摄取量不变的前提下增加营养摄入，这种额外的摄入也给大脑提供了稳定的物质保障。现代人类的显著变化是：①脸型变小（与熟食、精致食物有关）；②头颅呈球状外形（最大限度地增加了脑容量）。球体的容积最大，因而可容纳更多脑细胞。人的头颅因此也与其他动物明显不同，区别在于人脸比较短，这样可避免头颅前倾的趋势，且节能。圆脸还使颈部肌肉节省牵引力，方便转头。此后，身体的强壮程度不再是个体竞争的主要参考，聪明的大脑最终在竞争中胜出。

现代人类与古人类新皮层最显著和最重要的差异是：智人的颞叶增大约 20%。其部分功能负责感知、识别声音，还可帮助感知图像和气味。颞叶深处的海马回负责学习存储记忆，故颞叶增大对现代人类掌握语言和记忆可能有所帮助。颞叶与情绪关联性很强，脑外科医生给清醒的患者手术时发现，刺激颞叶会引起强烈的精神情绪改变（这也是耳鸣患者易出现焦虑、抑郁的生理基础）。

现代人类脑部另外一较大的部分是顶叶，对解释和整合来自身体不同部位感官信息起重要作用。顶叶有诸多功能，如确定方位、解释文字符号、理解如何操作工具、进行数学运算，帮助狩猎采集时进行有效的理性思考，并可在头脑中形成地图，解释追踪动物所必需的感官线索，推断资源所在位置，以及制作和使用工具。顶叶受损可能失去多任务管理能力和抽象思维能力。

人类前额叶皮层比猿类大 6%。如果大脑是乐队，前额叶就是乐队指挥，可在说话、思考及与人交流时，统一协调和规划大脑其他部分的活动。狩猎需要与他人合作的能力，而合作需具有解读他人心理的能力；能了解他人的动机和心理状态，控制自己的冲动，并能有策略地采取行动。所有这些功能都需功能强大的前额叶皮层。合作还需要迅速传递有关情感、意图、想法和事实的信息，这主要依靠听力与语言。

进化的另一改变是人类有了脂肪储存能力，人变胖了。1 g 脂肪可提供 9 kcal 热量，脂肪能确保大脑获得可靠的不间断的能量供应。

为了适应承重，人类脚部骨骼增大，特别是后脚跟比所有灵长类动物都要强大，但由此造成骨密度下降，脚跟主要由稀松的网状海绵骨组成，这样会导致钙流失加快，年老后易骨折，也是耳石症的病因之一。

直立行走使人类对食盐的需求量比其他动物多，因盐分会随汗水流失。另外，人类脑脊液每天更新三四次，需不断补充盐分以维持有效的脑脊液压力，这样才能保护大脑与脊髓免受直立行走的巨大冲击，否则易造成脑震荡。直立行走还直接提高了大脑的高度，使大脑容易缺血，需加强血供，心脏负担必然增加，使人类易患高血压、心脏病。

直立行走为大脑扩容提供了可能。有学者认为当脑容量超过 750 mL 后，即可发展出高级智能。黑猩猩体重与人类接近，但脑容量只有人类的 1/3 左右。

人的直立行走姿势也带来了一些不良反应：由于人的直立姿势，喉头部分形成了急剧的弯曲，常有部分空气停滞于此，因此人类易发生喉部和上呼吸道的感染；各种内脏位置有了新的排列，肠子更多的相互重叠，易发生肠缠结而使食物通过受阻；骨盆结构改变成为接近水平位的骨环，且婴儿头颅的大小已达女性骨盆通道的极限，使妇女分娩时可能难产（人类也是唯一在分娩时需帮助的动物）；身体重心提高，内脏垂压在股部的力量增大，可引起疝气；心脏位置上移，腿上血液回流至心脏受到重力的影响，易造成下肢静脉曲张。

随着人类直立行走后，颈椎变得更为灵活，可大幅度左右旋转脖子，慢慢就不需要靠动耳朵来增加听力了，因此动耳肌逐渐退化。

2.2 学会用火

据推测，距今80万～100万年智人开始学会用火，烹制熟食（兽骨上会留有切割的痕迹）。30万年前，直立人、智人、尼安德特人可熟练地人工取火。

人类学会用火的重要意义如下。

（1）将生食变为熟食，是个意义重大的进步。通过切割、研磨、敲击等方法对食物进行机械加工，大大降低了消化植物和动物性食物的能量消耗。咀嚼和消化所需时间大减。黑猩猩咀嚼生肉每天至少需5小时；人类咀嚼熟肉每天只要1小时，耗时只有吃生肉的五分之一。烹饪的影响更显著，熟食比生食获得的热量和其他营养物质能提高近1倍。研究发现小鼠进食熟食后每天走的路明显比进食生食的小鼠多。有些自然状态的食物人类无法消化吸收，而烹饪是一个预消化的过程，研究发现吸收熟食消耗的能量比生食减少24%。

（2）烹饪让人类的咀嚼肌和牙齿缩小。直立人的臼齿缩小约25%，与现代人的臼齿大小接近，其咀嚼肌也缩小到几乎与现代人相同大小，使人的面部中下部分缩短。小下巴意味着不充分咀嚼，不充分的咀嚼意味着精致绵软的食物，这意味着更高的社会阶层和经济地位。熟食还减少了肠道的长度，节约出来的能量使大脑逐渐增大。大脑是个非常耗能的器官，虽只占体重的 2.5%，却消耗着 25% 以上的热量。减少了摄食时间，扩大了食物种类和范围。

（3）给人温暖、吃东西、咀嚼和消化都要消耗能量，故餐后脉搏和体温都会上升。扩大了人类活动范围，可在寒冷地区生活。

（4）杀灭细菌和寄生虫，减少了疾病的发生。

（5）保护人类，驱赶野兽，火还是狩猎的武器。

（6）用来制作工具、冶炼、生产陶瓷。

2.3 语言的出现

传统看法是语言在人类历史早期即已出现，主要是在 200 万年前所谓的直立人时代（能人、尼安德特人、智人）。在此期间人类脑部变大很多，由此推论，额外的灰质主要供语言使用。工具制作和使用（是人类最重要的特征）也离不开语言。制作石器须知其制作工具的形状，这种理解须代代相传，这两项任务都较复杂，都须使用语言中的符号知识，尼安德特人有 5000 个世代都制造同样的刮削器和矛尖。

人类双手作为专门劳动器官后，活动范围大幅增加，与此有关的肌肉向大脑送出越来越频繁的信息，要求大脑相应扩增，以调节越来越精确的动作。人类祖先的喉、口等一系列结构得到改造而逐渐学会说话，这些发音器官越来越复杂，也促进大脑相应发展，反过来更好地调节发音器官的活动。恩格斯说："首先是劳动，然后是语言和劳动一起，成了两个最主要的推动力，在其影响下，猿的脑髓就逐渐变成人的脑髓；后者和前者虽然十分相似，但是就大小和完善的程度来说，远远超过前者。"

猴子、狗等社交性动物，大脑的进化速度要比猫等独居动物快。因群居和社交需要更多的沟通与合作，对大脑的要求更高。

牛津大学的人类学家 Dunbar 在其著作《人类的进化》(*Human Evolution*) 一书中指出：灵长类动物群居的主要目的是为了抵御外敌。当动物失去森林的保护时，暴露易受攻击。因此群居团体的成员数量开始增加，彼此更紧密地联系在一起。决定灵长类群体规模的恰恰就是脑容量。黑猩猩的平均脑容量为 393.8 mL，平均团体规模 40 只。320 万年前的南方古猿的脑容量不足 450 mL（推测平均群体 67 个），约 200 万年前出现的能人脑容量在 600 mL 以上。现代人平均脑容量为 1500 mL，现代人的团体规模极限是 148 人（邓巴数）。团体生活需要有共情（empathy），这样在面对危险和苦难时可互相照应。

从脑模上可看出南方古猿的顶叶已扩大，表明其已具备原始语言能力。土耳其一个家庭有 5 个无直立行走能力的孩子，语言和行为也明显倒退。说话像大猩猩一样大声吼叫。更为严重的是，这 5 个孩子无时空概念，不知自己身在哪里，也不知季节和时间。这说明直立行走的意义远超其本身，极有可能还与语言和智力发展密切相关。基因分析显示，这些孩子身体中与直立行走相关的基因发生了突变，同时导致小脑受损，丧失了行为控制机制。

距今 40 万～50 万年的北京猿人的大脑左边比右边大，说明其常用右手劳动，从使用的石器上也可得到证明。北京猿人脑模上语言区部位的隆起，表明其已有语言。

直立行走使人类复杂语言存在可能。长期直立行走后，颈椎逐渐垂直于地面，颈部慢慢移到头部的正下方，喉部随之下降，空气在发声器官流通时有了更长的路径，使人类有了充足的时间对流经的空气进行各种复杂的干预，可发出各种不同频率复杂的声音。能清楚地发音是语言发展的一个必要条件。约 250 万年前，人类开始制作工具，制作的过程可能强化了手眼的协调。开始使用手势，便于和远处的人沟通。手势是语言的前身，且常比语言还好用。演戏时，手势常常和台词一起加强表达，手势是语言的候补，当文字无法表达时可以起到辅助作用。在 150 万～ 200 万年前，手势被正式语言所取代。语言的发展给了人类一个工具，可提示到更高的意识层次，并提供了从具体的、现在这个世界转变到抽象世界的可能。

大多数哺乳动物都会发音，Lieberman 指出人类特别的是：①人类大脑极其擅长迅速准确地控制舌头和其他结构的运动来改变声道形状；②现代人类独特的短而平坦的面部使其声道有着独一无二的构造，具有有效的声学特性。但由于软组织无法保留，至今不知道发音器官是如何进化成现在这样的。

人类的声道比例不同，因为脸短故口腔也短，舌头因此短而圆，而不是长而平。人类低而圆的舌头使喉部在颈部的位置比其他任何动物都要低得多。人类声道的垂直管道和水平管道一样长，由两个等长管道组成的声音可发出频率更有区分度的元音，对发音精确度的要求就较低。实际上，人类声道的构造使人说话时可以讲的含糊一些，但仍能发出不同的元音，让听者可正确识别，不必依赖上下文。这种构造不同于所有其他哺乳动物，包括黑猩猩。黑猩猩声道的水平部分至少比垂直部分长 1 倍。人类声道的一个重要特性是舌头非常圆，其运动可使每个管道的截面单独变化约 10 倍，如发出"o"和"e"的音节时。

此结构的缺点：所有其他哺乳类动物，包括猿类，鼻子和口腔后方的咽部都分为两个分离的管道，空气从内侧的管道通过，而食物和水从外侧的管道通过。这种管中套管的构造是由会厌与软腭的接触形成的。人类的会厌太低，不能接触到软腭。由于人类喉部在颈部的位置很低，故人类失去了管中套管的结构，在舌头后方形成一个很大的共有腔隙，食物和空气都经此处再分别进入食管和气管，因此易在进食时误呛。如食团太大可引起窒息。美国国家安全委员会的数据，噎食在全美意外死亡原因中排第 4 位，约是机动车车祸致死的 1/10。

人类主要的语言区在左脑的颞叶和额叶。人类左侧大脑有显著的突起。右侧大脑对应部位负责处理环境中的声音和空间定位，识别韵律和音乐旋律，操控细致的手部运动，包括手势（不包括正式的手语）。除灵长类稍有突起外，其他动物无语言区，左右脑对称，所有声音都在两侧大脑处理。语言区域也跟皮层下处理感觉刺激的区域密切连接，尤其是触觉与听觉交汇处在一起，说明语言是从数个不同的重要功能汇集之处发展出来的。或许能人（最早会使用语言的人类祖先）的大脑已开始增大，而人类所特有的技能也开始出现。声音会跟手势连在一起，手势又会跟感觉记忆综合连接在一起。

智人的语言也是基因的产物。每个人约有 3 万个基因。推测其中有 10 ~ 1000 个基因与人类的语言能力相关。已明确的是 *FOXP2* 基因。语言的演化可能受到 *FOXP2* 基因突变的帮助，此基因很多灵长类动物都有，但人类的 *FOXP2* 在制造蛋白质的氨基酸长链上有两个不同的连接。由此改变了至少 116 个基因的活动。这些基因与神经元的发展和胶原、软骨和软组织的生成有关，这表示蛋白质帮助塑造大脑和发音器官，使语言变成可能。威廉综合征患者 7 号染色体某一段基因缺失，会造成钙摄取失调，影响儿童的脑部发育，使其认知能力异于常人，特别是言语功能会发生很大变化。智力有限，但言语能力超常。

2001 年发现 7 号染色体 SPCH1 节段的 7q31 处的 *FOXP2* 基因发生突变，使其缺失了一个副本，会阻碍胎儿大脑的发育，使大脑基底神经核灰质减少，引起语言功能障碍。故现在有些学者将 *FOXP2* 基因称为"语言基因"。此基因在 7000 万年前就已存在于人类和老鼠的共同祖先。在之后漫长的历史中，*FOXP2* 基因发生了 3 次突变，其中有 2 次仅发生在人类。现已发现影响大脑发育的基因，该基因只有 100 多个碱基，其他动物非常保守，数亿年来很少突变。但几百万年前，人的大脑发育基因却突然加速突变，比其他基因突变快了 70 倍（推测此时出现了简单语言）。

语言区占据大部分左脑，把视觉功能推到后面的枕叶，抢走了大部分原属于空间能力的区域。当然，视觉与空间能力仍然非常重要，在右脑仍然保留在原处。这是脑功能侧化的开始，人类大脑功能是不对称的，比其他动物更明显。

对脑来说，语言最重要之处，不仅因其是用于沟通的工具，更因其是有规则的沟通工具，故肢体语言并不在左脑语言区处理。尖叫声、叹息声及喘气声也不在此处理，而正式的手语在左脑语言区处理，因手语具有语言的结构，而结构和规则正是大脑所重视的。

直到 10 万年前智人崛起，人类才跃居食物链顶端，智人突然开发出与现代人一样的大脑。智人统领世界的主要原因就是出现了"认知革命"，认知飞跃的原因就是完全新式的语言。7 万年前，晚期智人取代了所有先前的原始人种，成为人亚科人属下唯一的个种。一个黑猩猩部落由 20 ～ 50 只黑猩猩组成，再大的群体就会面临分裂的危险。人的言语形成后，可组织 150 人以下规模的活动。更大规模的活动则需要宗教、国家、阶层等组织。故具备了语言能力的智人可组织数百人规模的行动，逐渐消灭了只能单人或少数几个人一起活动的直立人，如尼安德特人。约 6 万年前开始，右利手的比例超过左利手，说明大脑半球的分工开始出现。左侧大脑半球进化出语言功能，故右侧身体也占据了主导地位。

在所有这些因素中，直立行走是变化的根源，信息量增加是压力，营养改善是物质基础。4 万～ 5 万年前，人的大脑发生了一次与脑磷脂相关的突变，那一时期突然出现了大量不同的工具、乐器和洞穴壁画，正好是人类艺术与音乐出现的时期，同时人类开始大量制造工具，随后进入新石器时期。大部分语言学家认为，此阶段语言的发展进入了抽象和象征领域，带来了"八卦"的能力，也是晚期智人灭绝其他原始人种最为关键的因素。由此可见复杂语言似乎是在 10 万年前到 6.5 万年前的一段时间内出现的。一旦开始使用语言，人类社会一定开始出现剧变，无法再退回原点。语言的出现标志着人类意识的一大根本转变。6000 多年前的一次突变，则暗合了人类书面语言及农业与城市的发展。

原始语言具备五大特性：①有声语言发展成口耳相传；②意音结合体发展成音义结合的符号；③与人的抽象思维相连，伴随抽象思维；④具备语音、词汇、语法三要素；⑤是人类最重要的交流工具。

智人的语言并非世界上第 1 种语言，很多动物也有自己的语言。但动物的发音过于简单，几乎是一种"二进制编码"。人类的语言最灵活。虽只能发出有限的声音，但组合起来却能产生无限多的句子，各有不同含义。由此能吸收、储存和沟通惊人的信息量，并了解周围的世界。人类语言真正最独特的功能，不是传达确定的信息，而是传送根本不存在的事物的信息，即八卦。研究表明，各种媒体、互联网、电子邮件等，最主要的内容都是在八卦。八卦能力的出现，才让人出现认知的飞跃，可理解鬼神、宗教、哲学等抽象事物。

精密的语言给人类带来了很多优势，最重要的是：①语言具有传播知识、分享经验的作用，使人类的进化速度明显加快，从而发展出宗教、商业和社会阶层。有了语言，人才可以交流、传授、学习。获得抽象思维，才能在前人的基础上进一步创新。②提供强大的社会组织能力。语言使智人可一起讨论虚拟的事物，进而可大规模合作，最终统治了世界。

事实上，语言能力同样是人类为了应对食物匮乏压力演化出来的。只有长寿的人才能更好地发挥语言的能力。群体里最年长者通常也是阅历最丰富的人，去过更多的地方，遭遇过更多危险，参与过更多冲突，有更广泛的社会网络关系。直接证据是，数万年前旧时代末期，相对于更老的古人类，智人中老人的比例增加了5倍。长寿意味着知识的不断传播和各种生活网络的运用更好，其前提就是人类独特的语言系统。

能使用语言是人类的一个重大的本质特点。这个复杂的过程，涉及整个大脑功能。语言不仅有利于医药经验的积累流传，也有利于相互救助，且语言本身也是一种治疗措施。原始社会晚期，用咒语及其他以言语为治疗工具的巫术，持续存在了很长时间，语言的暗示也有治疗作用。

达尔文认为，如能追溯所有语言彼此的关联，就能追溯出人类的历史。他在《人种起源》（*The Descent of Man*）一书中说："假如我们发现两种语言在语词和建构点（points of construction）方面有许多相似的地方，那这两种语言可被普遍认定是同源的。"由此推断，世上语言的分布应与基因差别的分布是平行的。如语言是依循群组分化的方式而不同的话，世界语言的分布形态必定和 DNA 的分布形态吻合；如遗传记录有缺失，可用语言分析填补。于是语言学和遗传学就有助于解释考古发现。

人类历史上的大部分时期，语言都倾向地方化，在特定地方为特定群组使用。假如一个群体分裂，由此生成的次级群体所使用的语言将开始出现分歧，正如达尔文所言。从这个角度来看，语言的分化类似 DNA 的分化。但假如原来的群体维持不变，群体内的人（通过内部通婚）保存了群体的原来基因突变，也（通过交谈）保存了原来的语言。但一旦群体分裂，语言上的创新就很难从一个次级群体传到另一个。在每一个次级群体里，开始流行新的读音，新词替代旧词，新的词语结合和变化固定下来。语言学家认为：一条简单的规则是，假如两个使用同样语言的群体彼此分隔超过 1000 年，其语言就会发生很大变化，使两个群体无法听懂对方的语言。世界上只有汉字延续了 3000 余年未中断，只要有初中汉语水平者基本上可看懂古汉语文献。而数百年前莎士比亚的著作，非专业人士已无法看懂。

借助于 fMRI 比较汉语母语者和英语母语者在理解言语时的大脑活动发现，处理语言的大脑左半球 Broca 区及颞叶在处理不同语言时，其信息传递途径有显著差异：在处理英文时，大脑额叶的 Broca 区接受来自左侧颞叶皮质后部的信息，在处理中文时则接受来自左右双侧颞叶前部的信息。

与英文等印欧语系的语言相比，中文是一种"声调语言"，更有旋律性。这说明大脑在理解声调语言时，存在特殊的神经机制以整合来自大脑左右半球的包含音调信息的语言–音系信息，从而最终达成声音-语义映射。欣赏音乐是人类听觉的最高功能。汉语有四声（粤语有六声），是介于英语与音乐之间的一种语言。人脑处理语言的中枢有一定的文化差异，处理中文大约需 7 个子系统，英文需 4 个，故中国人需更多的脑区来加工处理汉语和中文。大脑功能性缺陷是造成阅读障碍的重要因素。研究表明，中文阅读障碍患者的结构性病变出现在左脑"额中回"，而英文阅读障碍者却出现在"颞顶回"。

怀孕的最后数周，胎儿可听到子宫外的声音，他们会学习模仿，故出生时，德国婴儿会哭的像德语口音的声调形态，即尾语音是下降的音调，而法国婴儿的哭声是上扬转弯的声调。

涉及汽车、名酒、豪宅的高端消费品广告，多采用嗓音低沉浑厚的男声；而化妆品和时尚消费品之类的广告，多用声音清澈明丽的女声。研究发现女人认为音调低的男声好听，男人认为音调高的女声好听。范伯格认为女人的好声音是她们生育力的线索，男人的好声音是其好基因的标志。女性在排卵期音调最高，此时怀孕的可能性最大。而在月经期，其音调最低。在更年期之前，女性音调同样随着年龄的增加不断降低（与生育力同步）。女性腰臀比通常介于 0.67 ～ 0.80，与生育力有关。研究发现女性声音吸引力与其腰臀比呈负相关；声音越吸引人，腰臀比越低，也暗示女性生育力越高。

音调低的男性更有吸引力，而声音越有吸引力的男性身体越对称。青春期，男性睾丸素迅速增加，出现变声，嗓音低沉。睾丸素水平较高的男性音调也较低，且年龄越大音调越低，也就拥有更多资源，拥有支配力和领导力。大块头的动物嗓音更低。国外研究发现男性 CEO 嗓音越低，收入越高。

　　Buss 提出"适应器理论"。男性长期负责狩猎，其脑中出现了"适应器"，使其注意力开始变得狭窄而集中，便于其锁定高速运动且善于隐蔽的猎物。而女性长期负责采集，使其注意力分配的更加宽广，有助于在采集过程中发现环境中各种难以察觉的细节。需筛选各种各样的果实，果实颜色的细微差别表示不同的成熟度。如果一个女性用眼睛能更好地分辨出颜色的细节和层次，自然就会有更好的效率和收获（女性对视觉刺激更敏感，偏头痛的病因之一）。在这种筛选压力下，女性眼睛演化出更多有助于分辨颜色的视锥细胞。而男性演化出更多的视杆细胞用以追踪运动物体。女性在商场里采用的还是采集的逻辑，注意力非常分散，可观察到男性不易察觉的细节；而男性购物则是单刀直入，全按需求。

　　早期男女分工的差异还表现在：男性主要负责狩猎，常远离居所，故定向能力优于女性；狩猎时需保持静默，故比女人话少。在采集和狩猎部落中，60% ~ 80% 的食物是女性提供的。父权社会极有可能在农业生产后才形成。男性话少的部分原因也可能与话语权不足有关。女性负责采摘（后来负责种植），收获较男性固定且多，由于常需交流采摘心得，且早期母系社会女性当家，掌握话语权，自然说话较男性多。女性活动范围较小，因此定向能力不如男性。

　　远古时期充满了各种危险，因此人类需要一些焦虑和紧张。没有这种心态的，往往不能提前预警，会被淘汰。一旦发现危险，肾上腺素分泌会明显增加，人类通过奔跑释放处理肾上腺素增加。而现代人遇到麻烦事，肾上腺素分泌也会增加，但无法再通过奔跑释放，久之易出现类似偏头痛、睡眠障碍、焦虑、抑郁、耳鸣等症状。

　　Science 上曾经刊登过一篇文章，讨论水稻和小麦等作物的种植对不同地区人类的思维习惯产生的影响。让研究对象将"汽车、火车、铁轨"进行分类。结果显示水稻地区的研究对象，更倾向于把火车和铁轨归成一组；而小麦种植区的研究对象则更倾向于把汽车和火车归成一组。产生不同的分类，可能是不同农作物的种植方式导致的。水稻对水量需求相对较大，要想更多的收获，需修缮水田和水利工程，常需多人大规模合作。这种社会需要使人们更看重人与人之间，或事物与事物之间的联系。因此水稻区的人们将火车和铁轨划分在一起，因火车只有在铁轨上才能行驶，看中的是事物之间的联系。小麦种植区的人不需大规模协作兴修水利设施，故人与人之间相对更独立，更看重人与事物本身独立的属性，而非相互间的联系。更倾向于把火车和汽车两种独立的车辆归为一类，这种思维方式更具有个人主义色彩。

　　1851 年德国医生 Wunderlich 收集了 25 000 人的腋下体温数据，首次确定人的正常体温为 37 ℃。美国生物学家卡萨德瓦利认为，保持 37 ℃恒温很可能是为了抵御致命的真菌病。-4 ～ 30 ℃是大多数真菌活动的温度，一旦超出这个范围，只有不到 1/3 的真菌能在 37 ℃以上的环境中存活，仅有 5% 的真菌能在 41 ℃存活。研究结果发现耗能成本最低、防御能力最佳的黄金温度是 36.7 ℃，与人类和多数哺乳动物的体温惊人一致。

　　Parsonnet 等研究发现自 19 世纪以来，成年人的体温在持续下降，不到 200 年间下降了 0.4 ℃，从 37 ℃降到 36.6 ℃。蝙蝠携带多种病毒而未发病的原因是其免疫系统强大，很大程度上是因为其体温保持在 40 ℃。研究显示体温每降低 1 ℃，免疫力就会下降 30%；体温每升高 1 ℃，免疫力会提升 5 ～ 6 倍。因基础代谢率与体温呈正相关，体温每升高 1 ℃，基础代谢会提高 13%。体温过低，则意味着代谢不好。即使是正常人，每天也会产生 5000 个癌细胞。良好的免疫系统可监测并杀死癌细胞。近年研究显示体温下降的主要原因是缺乏运动。热量消耗中，基础代谢率占 60%，食物热效应占 10%，其余 30% 需要靠活动热消耗。另外空调使体温调节中枢敏感度下降。现代人生活压力大，皮质醇过量分泌导致肌肉分解。人在静止状态下，一天之内也有变化，清晨 6～7 时体温最低，晚上 5～7 时最高，波动幅度一般不超过 1 ℃。运动、饮食及所处的环境都会对体温产生影响。42 ℃是人体体温的极限。如达到这个温度，人的器官会发生衰竭，危及生命。为了让身体有更多的能量，皮下血管会尽可能收缩，减少热量外散。肌肉也会用收缩的方式制造热量，故发热时人常感到发冷和肌肉酸痛。由于出现了疫苗和抗菌药物，现代人较少感染病菌，因此免疫系统的活跃程度下降。

在生命之初已有睡眠，而生物钟是一种比睡眠要老得多的现象。最初可能只是机体的一种休息机制。食肉动物的睡眠时间比食草动物长。

原始采集狩猎人睡眠很有规律，每天只睡 5.7～7.1 小时，平均在日落后 3.3 小时入眠，日出前醒。有明显季节变化，冬天睡眠时间比夏季长约 1 小时。而现代人，即使长期服用安眠药，最多不过增加 15 分钟。说明对睡眠时长而言，温度调控可能比药物更有效。可惜现代的空调、暖气几乎完全消灭了这个重要的睡眠调节器。美国人每晚平均在床上躺 7.5 小时，但睡眠时间只有 6.1 小时，比 1970 年少 1 小时，比 1900 年少 2～3 小时。仅 1/3 的美国人有午睡习惯，且睡眠质量越来越差。采集狩猎者很少失眠，而现代社会中 10%～30% 的人患有慢性失眠。

　　人的大脑从晚上 9 点开始分泌促进睡眠的褪黑素。黑暗环境中比光线亮时分泌的更多。下雨时，光线黑暗，褪黑素分泌增加，便于入睡。且下雨时的声音类似于白噪音 [即一段声音中的频率分量的功率在整个可听范围（0 ～ 20 kHz）内都是均匀的]。下雨时猛兽躲雨，更安全。如这时使用发光屏的电子设备，其发射的短波长光，即蓝光会抑制褪黑素，使褪黑素的分泌周期发生相位迁移，并增加人的警觉度。调查显示 93% 的中国人睡觉前看手机超过半小时，这显然不利于快速入睡。

　　深睡眠时，大脑淋巴系统启动，把每天大脑产生的大量代谢产物通过脑脊液、上腔静脉排出，比白天和浅睡眠时清除效率高 7 倍。睡眠时，不仅大脑，全身各脏器都在调整修复。英国的西蒙·阿特金斯在其《如何摆脱失眠困扰》一书中说：根据修复和复原理论，人在睡觉之后，身体和大脑得以恢复生机，从而保持发挥最佳效能，维持健康水平。如电脑，睡眠就像磁盘检查、病毒扫描，使硬盘进行碎片整理。睡眠还让免疫力得到恢复。睡眠障碍会抑制免疫系统对癌前病变的早期检测能力，也使其有更强的侵袭性。

　　技术、经济、科学和社会变革引领的工业革命，在不到 10 代人的时间内改变了我们的生活方式和工作方式，甚至睡眠方式。睡眠时间后延，现代社会的作息才最终完成了干扰睡眠的整个过程。晚睡时生物节律与社会节奏发生时差，久之影响睡眠质量，增加失眠的风险。能影响生物钟的外界信号被称作授时因子，包括运动、温度、饮食、光线等。其中光的干扰是最强的。失眠还会使肥胖的风险高 30%。因缺少睡眠会使胃饥饿素增加，同时使人感到饱的瘦蛋白减少。在传染性疾病和营养相关疾病大幅下降的同时，2 型糖尿病、阿尔茨海默病、高血压、焦虑、抑郁患病率迅速升高。人的体型更大，寿命更长，但失配性疾病却呈现出蔓延趋势。

工业时代使人每天付出的能量消耗下降。食品工业化转变使人类食用的食品越来越多被处理和修改，以增强其诱人性、便利性和储藏性。摄入的碳水化合物比例增高（尤其是糖和精制淀粉），蛋白质含量偏低，饱和脂肪酸含量较高，纤维含量极低，如人体接受不到自然选择给其匹配好的足够压力，许多失配性疾病就会发生。导致骨质疏松最重要的因素是年轻时运动不足，雌激素和钙摄入不足对骨质疏松也有影响，如不通过咀嚼食物给面部提供足够压力，颌骨就不会长的足够大，无法给智齿提供足够的空间。哮喘、变应性鼻炎等失配性疾病，则跟微生物接触过少有关。

3. 医学专业名词翻译的境界——信达雅

随着现代科技的不断发展，医学的发展也日新月异。很多新的认识、新的概念、新的名词不断出现。如何准确理解国际上较为公认的专业词汇，并做到"西学东渐"式的中文信达雅的翻译并不容易，这需要扎实的专业知识、外语能力，还需深厚的文学、历史功底，需各位同道做出更多努力。很多情况下首次翻译者使用的词汇可能并未真实表达原词的词义，后面如想更改，需付出巨大的努力。如"Meniere's disease"最初被译为"梅尼尔氏病"，采用的是英语发音直译，而 Meniere 是法国人，多年以后才按照法语发音译为"梅尼埃病"。

1911 年雅礼大学堂校长盖葆耐的妹妹妮娜·盖治（ND Gage）创建了湖南省首家护士学校——雅礼护病学校（后称为雅礼护校）。

起初 Gage 用"看护学生"一词来表达"护士"的意思。1914 年在上海召开中国首届规模较大的、程序规范的护士行业大会会议上，唯一的中国护士代表，时任天津北洋女医学堂校长的钟茂芸认为将英文"Nurse"译成"看护"不妥，建议将"Nurse"一词的含义译为"护"字，"士"则是受过相当教育的专业人士。"护士"一词不仅准确表达了其专业内容，也提高了社会的认知。成立于 1909 年的"中国看护组织联合会"同时被改成"中华护士会"。"护士"的翻译堪称信达雅翻译的典范。

第 1 次国外文化改变中国语言源于佛教进入中国，需翻译佛经。佛经进入中国存在很大的翻译难题，意译可能失真，音译可能难以理解其意。最早的佛典翻译不是太直就是太华，不能做到"达"。而中国的道家玄学与佛学有很多相通之处，两者都有厌世情怀，主张避世修行，通过远离凡尘而达到人生境界的提升。佛教经典译成汉语，不得不借用大量老庄名词，用老庄哲理解释佛学。故一开始佛教被认为是道教的一种而被接受。"格义"日久，佛道互借互促。在礼仪方面，道家的焚香礼拜，甚至后来道观的清规，多借自佛教；静坐思过之类反省行为，则兼采佛教与儒家的修养功夫。东晋时鸠摩罗什主持翻译，虽能"达"，但他不十分忠实原文，不能做到"信"。直到玄奘的翻译，方能"信""达"兼收，集佛典翻译的大成。这种新文体一面增扩了国语的词汇，也增扩了国语的句式。觉悟、五体投地、圆满、口头禅、劫难、智慧、神通、肉眼凡胎、慧眼识珠、神通广大、手眼通天、因果、因缘、缘起、报应、不二法门、执迷不悟、苦海无边回头是岸、放下屠刀立地成佛等，均是佛典的译语。句式如"所以者何""何以故"等也都是佛典的译语。外来语大量成为中国人的口头禅，汉唐之际是顶峰时期。语言学家 Sapir 有句名言：语言很少是自给自足的。汉唐两代是华夏民族语言大大丰富的时代。

最初的音译是找一些读音相近的汉字来对付。魔，是梵文 Mara 的音译，也译为魔罗，意为扰乱身心、破坏好事、障碍善法者。其最早写作"磨"，后来被梁武帝改为"魔"，由此衍生出魔王、魔鬼、魔怪等系列新词。这种办法，近代也常用，如咖啡（coffee）、可可（cocoa）、坦克（tank）、苏打（soda）、沙龙（salon）、逻辑（logic）等。Cocacola 译为可口可乐，vigra- 伟哥，radar- 雷达、model- 模特，Benz- 奔驰，译的非常传神，为神译。有些新词因此产生，如珀（凡松柏树脂的化石）、苜蓿等。最妙的是"佛"，既是人（有单人旁），又不是人（弗人）。

梵文经典是以多音节的语言撰写，印度文学有咏叹唱赞的口述传统。梵文辞句译为汉语，须用一个个单音节的汉字来代替拼音字母，传达一些专门名词只可意会的观念。这一需要，遂开启了中文的"翻语"，"翻语"也称作"语""反音""翻切"或"反切"，即用两个字来拼出第三个字的音。每个中文字的字音可分解为声母、韵母和声调。拼音时，取反切上字的声母和反切下字的韵母及声调。如"田"的字音，是由"徒"字的声母和"年"字的韵母及声调拼出来的。声母和韵母与现在所谓的子音和元音虽然都用来拼音，却是不同的概念。有了韵母的观念，方可出现更为妥切的押韵，而押韵是中国诗歌的重要成分。印欧语系拼音文字的佛教经典来华，中国人才知道用翻切拼音与汉字声调的特点，从而出现声韵学，为律诗奠定了平仄与押韵的基本特色。

另一方面，汉语是一种有声调的语言。大约正是因为汉语单字是单音节，须借声调的抑扬顿挫，增加其区分的功能。在南齐永明时，沈约订为平上去入四声，后来平声又分为阴平、阳平，南方方言还有多于四声者。有了这番对声调的认识，中国的诗句遂有平仄的对称，使上下两句发声交替，互为对称，增加音节的音乐性。

明代以后华音可以拉丁字拼音。方以智（1611—1671年）撰写的《旋韵图》及《四韵定本》，实为近代中国语音学的始祖。

明末清初，基督教传入中国，后来还有西方的科技、文学等。徐光启在引进西学方面发挥了重要作用。他著有《农政全书》，制定了新历法，先与利玛窦翻译了欧几里得的《几何原本》前6卷，后来由清代数学家李善兰和英国人伟烈亚力续译完成。几何、点、线、平面、平行（线）、对角线、钝角、锐角、三角形、四边形、斜方形、直径、外切等术语，都是徐光启翻译的。1054年东西部教会正式分家，西部叫罗马公教（中国叫天主教，是徐光启翻译的，上海的徐家汇就是为了纪念他而命名的）。

意大利耶稣会士 Michele Ruggieri，汉名罗明坚，首次将《四书》译成拉丁文。还与利玛窦共同编写了《葡华辞典》。意大利耶稣会士 Matteo Ricci 汉名利玛窦，与徐光启合作翻译了《几何原本》。与另外几位传教士拟订的汉语罗马字母注音，写成的《西字奇迹》，可谓第一部汉语罗马拼音方案。1605 年利玛窦用罗马（拉丁）字母给汉语注音。这是有系统地用字母给汉字注音的开始。他并无给中国创造拼音文字的想法，只是方便外国人学习中文。意大利耶稣会士 Sabbatino de Ursis，汉名熊三拔，与徐光启合译《泰西水法》。比利时人，耶稣会士 Nicolas Trigault，汉名金尼阁的《西儒耳目资》

进一步修改了利玛窦《西字奇迹》中的汉字拼音方案，至今为研究明代汉语发音的重要音韵史料。

日本的字母，其平假名，就是我国草书的汉字，片假名是楷书的汉字的半边，是唐代来我国的日本留学生、佛教徒空海回国后利用汉字创造的。日本人很善于学习，很多现代词汇，均是日本人创造的。最简单的方法是用现成的汉语词汇意译，如文化 culture，文明 civilization，革命 revolution，经济 economics 等。这些词，中国早有，但意思不同或不完全相同。如文化的意思是文治教化，文明的原意是文采光明，经济的原意是经世济民，革命的原意是变革天命，即改朝换代。

如无现成的词汇，日本人就用汉字造出新词，如历史 history、辩证法 dialectic、共产主义 communism 等。这些字都是中国原有，词却是日本人新造的。科学、美学（aesthetics）；文学（literature）；小说（novel）；原则、政策、单位、对象、条件、成分、关系、系统、意识、观念、概念、目的、意图、代表、前提、现象、背景、现实等均如此。日本人不仅造词，还造字，如"癌"和"腺"就是日本人造的，还有呎（英尺）、浬（海里）等。

这些方法，日本人在翻译中综合运用。如汉语中原本有"精神"这个词，意为精气和神明，就用来翻译 spirit，但与其相对的 matter 却没有现成的汉语可用，便发明一个"物质"。

日本人不光是用汉字做翻译，也用汉字搞创造。希望、场合、方针、权威、支部、宗教、派出所、处女作、化妆品等，还有取缔、引渡、见习、手续，也都是日本人的发明创造。

品、性、度这 3 个词尾是日本人的发明。其将 food 译为食品，

work 译为作品，production 译为产品，就有了"品"这个词尾。把 possibility 译为可能性，importance 译为重要性，impermeability 译为不渗透性，这样就有了"性"这个词尾。把 length 译为长度，strength 译为强度，height 译为高度，speed 译为速度，就有了"度"这个词尾。品，原本有"种类"的意思；性，原本有"性质"的意思，度原本有"度量"的意思，非常合适。

日本人的这些本事其实也是从中国人这里学去的。当年中国人翻译西域和佛教名词，用的就是这种办法。如过去、现在、未来，就是佛教用词，即前世、现世、来世，合称"三世"。

"科学"一词在戊戌变法之后，从日本传入中国。严复首先采用了"科学"的译名。

除直接引用日本来的外来词，我国学者在这个过程中也起了很大作用。"西学东渐"一词，始自于中国的第 1 个留学生容闳（1828—1912 年）的自传《西学东渐记》。

在《天演论》的译例言里，严复谈到"信达雅"，今天被作为翻译的最高境界。"物竞、天择、储能、效实"为严复创造。天演是 cosmic process 的直译。Ethical process 讨论人类道德的进化。赫胥黎的原著是《进化论与伦理学》。严复将英文 Totem 翻译为图腾。

日本的启蒙家西周创造了 2400 多个词，现在仍有约 10% 继续使用。而严复的译词只剩下 3 个：乌托邦、图腾、逻辑。尤其是"逻辑"一词能够普及，完全是章士钊的执着支持。

最难翻译的文学作品就是诗，达到信达雅是极为困难的，需很高的文学素养。拜伦、雪莱的诗，翻译的最好的是民国的一个大居士苏曼殊。朱生豪翻译的莎士比亚作品也很不错。

　　林语堂是语言大师，哈佛大学的硕士。林语堂将英文 humour 译为幽默。曾翻译了苏东坡的诗、《红楼梦》等。民国时期很多翻译家都是学贯中西的大师，翻译水平很高。

　　鲁迅、钱钟书、杨绛，这些大师们都精通数门外语，文学功底深厚，唯此方能达到翻译的最高境界：信、达、雅。我的前辈，魏能润教授曾有书画集出版，当代中国的士阶层的文化功底遗失的太多了，非常感慨，如今翻译能达到"信、达"已非常不易，雅可望而不可及。

　　要想做到准确的翻译，必须充分了解西方医学的历史文化，了解其交流习惯和最新研究进展，还需要有较为深厚的汉语功底。如 Acoustic neuroma（听神经瘤）其实不是真正的听神经上长的肿瘤，大多是前庭神经鞘膜瘤。但是西方已经习惯了这一称呼，所谓约定俗成。类似的还有 Glomustumor 等。

　　汉字讲究的是形声意的统一。一个词，若能让人一目了然，自然受欢迎，如引擎、民主、科学、资产阶级、无产阶级、总统、灵感等。资产阶级就是有钱人，无产阶级就是没钱的人。科学，分科的学问；民主，人民做主；总统，总而统之。灵感一词译的很好。因为在古希腊，灵感就是"为神灵所感"，当然是灵感。那时的诗人，都是能通神者。当其为神灵所感时，就会在近乎迷狂的状态下说出"神赐的真理"。

　　如 BPPV（benign paroxysmal positioning vertigo），我国直译为"良性阵发性位置性眩晕"，实际上国际上谈到 BPPV 就是耳石症。"良性阵发性位置性眩晕"过去对应的有"恶性阵发性位置性眩晕"，实际上就是指中枢性的、多为急性脑血管病变引起的位置性眩晕。

但并非所有的中枢性位置性眩晕都是恶性的，如前庭型偏头痛也可引起中枢性位置性眩晕，这种类型也是良性的。故将 BPPV 翻译成"良性阵发性位置性眩晕"，既在专业上不准确，又很难让中国的普通百姓理解，建议翻译成"耳石症"。

日本汉学家铃木修次在《汉字》中说："汉字有凝缩性（概括性）和含蓄性两大优点"。

中国很多表达，英文较为含糊。如中国各种亲属的称谓，可更清楚地提示其血缘关联，如叔叔、舅舅、伯伯、伯父等，而英文只用一个单词"uncle"。中译英问题不大，但英译中则有时会不准确。

Migrain 究竟应翻译为偏头疼还是偏头痛？疼痛的感觉，用声音表达，就知其区别。汉语音调，平、上、去、入四声，平声为阳、不平为阴。对应现代四声分类，一声、二声为阳，三声、四声为阴。言为心声，发音的阴阳与内心感觉的阴阳是一致的。疼是二声，声调属阳。痛是四声，降调属阴。阳性的疼痛就是急性发作的、持续时间短的、表浅的、烧灼感的、开放发散的、尖锐刺激的疼痛。一般用平声来表达，这就是疼。相反，阴性的疼痛感觉，一般用仄声来表达，也就是痛。所谓阴性的疼痛一般指慢性的、长久持续的、深入的、冷凝的、憋胀的、顿挫的疼痛。因此头部外伤引起的应为头疼，migrain 应译为偏头痛。古人把治疗疼的方法也说明了，治疗阳性的疼，需要冰敷凉遏，故疼字里面是冬天的冬；而治疗阴性凝滞的痛就需要温暖开通，痛字里面是甬，即道路。痛则不通，通则不痛。

目前国内习惯把 Vestibular Migrain 翻译为"前庭性偏头痛"。"性"表示有因果关系，如"耳源性颅内并发症"，是耳部的炎症引起的颅内并发症。但 Vestibular Migrain 并不一定是前庭引起的偏头痛，很多情况下，只是偏头痛的一种类型，其他类型还有耳蜗型偏头痛、胃肠敏感型偏头痛、温差敏感型偏头痛、嗅觉敏感型偏头痛、皮肤敏感型偏头痛等。所以建议将 Vestibular Migrain 翻译为"前庭型偏头痛"更能准确地表达原词的含义。

WHO 对听力 – 听觉有 5 个不同层次的定义：Hearing（听力），被动地感知声音，用测听法测定（如 hearing loss，hearing test）。Listening（聆听），是通过大脑进行有目的、有主动意向的听觉过程。Comprehending（理解，领悟），是对信息、含义和意图的单向感知，即听觉能力。Communication（交流），是人群中间对听觉言语信息和含义的双向转换。"auditory"（听觉），国内有些不同的翻译表达，如听力学（audiology）；听力师（audiologist）。而"Auditory adaption"则译为"听觉适应"，因为谈到"听觉"则必须有听觉中枢的参与。因此听觉通路的外周部分，"auditory"应译为"听力"，涉及中枢部分，应译为"听觉"。参考国际上对前庭外周和中枢的界定标准，前庭核以下为外周前庭部分，属于耳鼻咽喉头颈外科专业部分；前庭核以上为中枢前庭部分，属于神经内科管辖范围。听觉通路则以听神经核为界，以下部分为外周部分，应译为"听力"，听神经核以上部分为中枢部分，应译为"听觉"。故听力检查技术也分为外周听力功能检查（包括纯音测听、耳声发射、耳蜗电图、听性脑干反应等）和中枢听觉功能检查（如言语测听、P300、失匹配负波等）。严格意义上来讲，助听器和人工耳蜗都属于听力辅助装置，而非听觉辅助装置。

"Bothersome tinnitus" 首次被译为 "恼人性耳鸣"。"恼" 的含义是：①发怒；②烦闷，苦闷。"恼人" 的含义则首先是恼恨他人。五代十国后蜀的欧阳炯《菩萨蛮•晓来中酒和春睡》词曰："斜卧脸波春，玉郎休恼人。" 其次才有令人焦急烦恼之意。宋柳永《尉迟杯•宠佳丽》词曰："困极欢余，芙蓉帐暖，别是恼人情味。" 而 "烦"，则表示苦闷、急躁。"烦人的"：使人心烦或厌烦。故仅从字面上来翻译，"烦人的耳鸣" 应比 "恼人的耳鸣" 更为准确。再看其后附加的解释说明：Distressed patient，affected quality of life and/or functional health status；patient is seeking active therapy and management strategies to alleviate tinnitus. 就是说耳鸣已影响患者的生活质量和功能健康情况，需进行医学治疗。从专业角度上来讲，就是所谓的 "失代偿性耳鸣"。

是颅神经还是脑神经？颅脑有别。颅即颅骨，为外周，脑为中枢。前庭神经核以下为外周。耳鼻咽喉科涉及的应该是颅神经，为外周。

再谈 "分泌性中耳炎" 这个概念。国外使用的名称是 "otitis media with effution" 而非 "secretory otitis media"。准确的翻译建议用 "积液性中耳炎"。因渗出、漏出、分泌、胶耳、化脓都是中耳炎病程中的某一阶段，并不能反映疾病的全貌。大量研究显示，既往诊断所谓的 "分泌性中耳炎" 中，很多中耳积液是脓液，且由于生物膜的存在，细菌培养阴性，并不能说中耳腔中没有致病菌，因此用 "分泌性中耳炎" 这个概念是不准确的，且易造成混淆。

参考文献

1. 周立明. 会"说话"的动物. 北京：中国少年儿童出版社，1984.

2. 周国勇，张鹤. 非洲动物列传. 石家庄：河北人民出版社，1884.

3. 彭韬. 解密中国. 上海：上海科学技术文献出版社，2011：77-88.

4. 河森堡. 进击的智人. 北京：中信出版集团，2019.

5. 丹尼尔·利伯曼. 人体的故事：进化、健康与疾病. 蔡晓峰，译. 杭州：浙江人民出版社，2017.

6. 史蒂夫·奥尔森. 人类基因的历史地图. 霍达文，译. 北京：三联书店，2006.

7. Jorde L. Mapping human history：discovering the past through our genes. Am J Hum Genet，2002，71（6）：1484-1485，2002.

8. 史钧. 疯狂人体进化史. 重庆：重庆出版社，2018.

9. 夏洛特·罗伯茨，基思·曼彻斯特. 疾病考古学. 3版. 张桦，译. 济南：山东画报出版社，2010.

10. 尤瓦尔·赫拉利. 人类简史. 林俊宏，译. 北京：中信出版社，2014.

11. STOLL W. Die menschlichen sinne. Berlin：Springer Verlag，2008.

12. 费正清，赖肖尔. 中国：传统与变革. 陈仲丹，潘兴明，庞朝阳，译. 南京：江苏人民出版社，1992.

13. 孔子. 中国文化经典. 杭州：浙江古籍出版社，2006.

14. 高景成. 中国的汉字. 北京：人民出版社，1986.

15. 周有光. 语文风云. 北京：文字改革出版社，1981.

16. 易中天. 南朝，北朝. 杭州：浙江文艺出版社，2016.

17. 易中天. 禅宗兴起. 杭州：浙江文艺出版社，2016.

18. 易中天. 大话方言. 上海：上海文艺出版社，2018.

耳外科相关知识及进展

4. 中耳炎与中耳通气系统

中耳炎是耳科最常见的炎性疾病。美国儿童就医最常见的病因即中耳炎。美国每年儿童就诊约 3000 万人次，其中有超过 500 万是急性中耳炎。几乎所有儿童在 3 岁之前都得过 1 次中耳炎，半数以上得过 3 次以上。Helms 认为成人的慢性化脓性中耳炎和后天性胆脂瘤大多数是从儿童时期开始的。中耳炎手术是儿童接受全麻最常见的原因，美国每年用于儿童中耳炎的治疗费用超过 500 万美元。中耳炎是导致儿童后天性聋最常见的病因。中耳炎在冬季高发，夏季少见。一些研究表明，男性发病率高于女性。美国白色人种和非裔儿童中耳炎的发病率无显著差异。但美洲土著人和阿拉斯加土著人（因纽特人）的中耳炎发病率较高。工业化国家（如美国、英国）慢性化脓性中耳炎的发病率不足 1%。说明社会卫生条件对慢性中耳炎的影响很大。中耳炎患儿中约 1/3 为双侧患病。

2004 年中国中耳炎诊疗指南将慢性化脓性中耳炎分为三型：单纯型（病变限于黏膜）、骨疡型（侵犯骨质）、胆脂瘤型。由于部分中耳胆脂瘤与炎症无明显关联，因此，2012 年中国中耳炎诊疗指南将中耳胆脂瘤单独列出。国际上，没有骨疡型中耳炎这个名称，而是称为慢性乳突炎。

　　长期以来，学界都认为咽鼓管功能障碍是非化脓性中耳炎（分泌性中耳炎）的主要病因，感染是化脓性中耳炎的主要病因。因分泌性中耳炎的积液标本进行细菌培养（流感嗜血杆菌、肺炎链球菌和卡他莫拉菌）只有 30% ～ 40% 的阳性率，但在慢性中耳炎积液中发现大量的炎症介质。大量中耳炎颞骨病理研究显示早期中耳炎（包括急性中耳炎）和慢性中耳炎中，化脓性中耳积液分别为 75% 和 56.3%，但绝大多数并无明显中耳炎症状，且鼓膜完整。故分泌性中耳炎与无明显症状的化脓性中耳炎仅凭临床症状很难鉴别。

　　Post 1995 年用聚合酶链反应（polymerase chain reaction，PCR）技术对 97 例分泌性中耳炎的标本进行研究发现，只有 28 例（28.9%）流感嗜血杆菌、肺炎链球菌、卡他莫拉菌细菌培养和 PCR 三种方法均呈阳性；而 75 例（77.3%）的标本，有一种或多种细菌 PCR 检测呈阳性，三种细菌培养均阴性。Rayner 等 1998 年用反转录酶 PCR 检测流感嗜血杆菌，发现中耳积液中的细菌，活跃地合成 mRNA，表明细菌为活菌，其功能正常，代谢活跃。Dingman 等 1998 年研究发现慢性中耳积液中内毒素与流感嗜血杆菌和卡他莫拉菌高度相关，这些细菌能被 PCR 检测出来，培养却无细菌生长。50 例儿童分泌性中耳炎鼓膜切开置管后，用细菌培养、PCR、原位杂交、免疫荧光染色、激光共聚焦显微镜联合细菌活 – 死染色法进行检查，46 例检测出生物膜。全部 27 例积液进行 PCR 检测至少有一种可导致中耳炎病原菌阳性（流感嗜血杆菌、肺炎链球菌、卡他莫拉菌），而 27 例中只有 6 例（22%）其中任何一种细菌培养为阳性，说明根据细菌培养结果判定中耳细菌环境有很大的局限性，且提示生物膜可见于儿童复发性中耳炎的缓解期，这表明细菌在急性发作的间歇期并未被清除。疾病过程并非由炎症介质推动，而是细菌持续存在的结果。用激光扫描式共轭焦显微镜已证实在中耳积液及反复发生的中耳炎的中耳黏膜切片中，确有生物膜的存在，正常中耳腔的对照组没有。这种情况下细菌培养的阳性率很低。由于有生物膜的存在，对抗菌药物高度耐药，因此单用抗菌药物治疗，疗效多不佳。

Gibson（1994 年）、Tasker（2002 年）、Velepic（2000 年）的研究认为，中耳炎与胃食管疾病有关。Tasker 2002 年用酶联免疫吸附试验和酶活性试验测量儿童中耳积液中胃蛋白酶浓度，发现83%阳性（45 例/54 例）。Tasker 2002 年的另一项研究测定 65 例中耳积液儿童的胃蛋白酶和胃蛋白酶原水平，其中 59 例水平高于血清1000 倍，认为是胃食管反流所致。Poelmans 等 2002 年对成人积液性中耳炎或咽鼓管功能障碍者的研究发现中耳炎与胃食管反流有关，用抗反流药物治疗有效，但非随机的临床试验结果。

Bluestone 认为中耳积液（middel-ear effusion）是中耳炎产生的液体，可能是浆液性（serous）、黏液（mucoid）或脓性的（purulent）。持续的中耳积液是急性中耳炎发作后持久的中耳内积液。慢性中耳炎和慢性化脓性中耳炎是同义词。2012 年我国制定的中耳炎诊疗指南中，将中耳炎分为分泌性中耳炎和化脓性中耳炎。由上面的研究结果可见，实际上临床很难界定分泌性（非化脓性）中耳炎与化脓性中耳炎。细菌培养阴性并不意味着没有致病菌的存在，只是既往的检测手段落后所致。漏出、渗出、分泌、胶耳、化脓只是中耳炎性病变中不同的病理过程，任何一个单一环节都不能反映疾病的全貌。国外使用的名称是"otitis media with effution"而非"secretory otitis media"。因此准确的翻译建议用"积液性中耳炎"。继续使用"分泌性中耳炎"这个概念既不准确，也易误解。

因此，中耳炎治疗的基本原则除应用抗菌药物治疗外（很多情况下因为生物膜的存在效果不佳），最主要的就是要通畅引流。慢性化脓性中耳炎的基本手术原则就是改善通气引流，保留或重建功能（听力功能、外耳道后壁的处理等）。重点在于引流！因此必须了解中耳的通气引流系统，首先需了解咽鼓管的结构和功能。

4.1 咽鼓管的历史与结构

意大利人 Bartolomeus Eustachius 于 1562 年在其学位论文 *Epistola de auditus organis* 中首次描述了听通道（咽鼓管）：在颞骨岩部骨腔中有一个被称为甲（concha）的听通道（auditory passage），该通道朝向鼻腔穿孔。Eustachius 不仅叙述了解剖结构，还介绍了其生理和治疗的重要性。直到 19 世纪以前，他的发现并未受到重视。Antonio Maria Valsalva（1666—1723 年）在其著作 *Treatise on the Human Ear* 中对咽鼓管进行了经典的描述，详细介绍了咽鼓管的软骨、膜和骨部。发现了腭帆张肌并将之称为管扩张肌。他认为咽鼓管有听功能（acoustic function of the eustachian tube），支持脓性物质从中耳引流的观点，且发明了 Valsalva 法治疗中耳积液和负压，也用作咽鼓管开放的吹张试验（inflation test）。英国医生 Joseph Toynbee（1815—1866 年）发明了 Toynbee test。Adam Politzer（1835—1920 年）是 19 世纪最著名的耳科学家，世界公认的现代耳科学之父，他发明的咽鼓管吹张法至今仍在运用。关于咽鼓管在中耳积液发病机制中的作用，其补空性积水理论（hydrops ex vacuo of serous fluid）仍被认为是正确的解释："毫无疑问，有时咽鼓管黏膜的过分肿胀和不透气使鼓室内气体过于稀疏，发生浆液漏出（transdution of serous fluid）。"

咽鼓管是连接中耳与鼻咽的通道，成人咽鼓管长 31～38 mm，外 1/3 为骨部，内 2/3 为软骨部，两者之间的连接部分称为峡部，是咽鼓管最狭窄的部分，峡部的面积在不同个体中基本相同，咽口及鼓室口面积有变异，咽口（7.37±5.65）mm^2，峡部（0.65±20.19）mm^2，鼓口（18.63±5.48）mm^2，峡部口径减小，婴儿期咽鼓管长度仅为成人的一半，平均为 18 mm，7 岁基本达到成人的大小，主要是骨部的发育。咽鼓管的走行并非呈一条直线，而是稍微弯曲的反向"S"形走向。

咽鼓管主要的生理功能有：①通气功能，每分钟约开放 1.4 次，持续 0.4～0.5 秒；②引流和清除中耳产生的分泌物至鼻咽；③保护功能，防止胃食管反流进入中耳，阻止发声时声音进入中耳腔。

咽鼓管对于中耳通气系统的主要作用在于开放通气和廓清作用。

中耳通气系统由咽鼓管（肌肉的主动开放机制、咽鼓管鼓室口的黏排机制）、鼓膜压力感受器、鼓岬化学感受器、第二阀门（砧骨周围）、上鼓室前后峡、中耳气压调节系统等组成。

4.2 咽鼓管的开放功能

20 世纪上半叶，Johns Hopkins 医学院的教授 Arnold Rice Rich 进行了咽鼓管相关肌肉（腭帆张肌、鼓膜张肌、腭帆提肌和咽鼓管咽肌）和周围结构生理的研究，认为腭帆张肌是咽鼓管主动扩张作用最主要的因素。20 世纪中叶，芝加哥大学的 Perlman 发现腭帆张肌失去神经支配可导致咽鼓管异常开放。Bluestone 在前人研究的基础上，首次提出"咽鼓管不是一个简单的通道，而是一个独立器官"的观点，认为咽鼓管是由管腔黏膜、软骨、周围软组织、管周围肌（腭帆张肌、腭帆提肌、鼓膜张肌、咽鼓管咽肌）和骨支撑组成的一个器官。腭帆张肌、鼓膜张肌、腭帆提肌和咽鼓管咽肌，其中每个肌肉总有一个时间与咽鼓管的功能有关。在静息状态时咽鼓管被动关闭，在吞咽、打哈欠、打喷嚏时开放。腭帆张肌仅附着在咽鼓管软骨部，大多数解剖和生理研究证据支持咽鼓管的主动扩张是腭帆张肌的作用，或在腭帆提肌协助下进行。咽鼓管的闭合主要依赖管壁周围变形组织的压力，在管软骨内弹性纤维反弹的共同作用下，管壁被动关闭。一般情况下，只要咽鼓管骨部处于健康状态，其在任何时间都是开放的。软骨部在静息时闭合，仅在吞咽、打哈欠时由于腭帆张肌的收缩而被动开放，开放频率1000次/日，这种间歇性开放对于维持正常的中耳功能意义很大。据估计正常咽鼓管开放时间约400毫秒，人清醒时约每分钟吞咽1次，睡眠时约5分钟吞咽1次。正常咽鼓管在静息时关闭，吞咽时腭帆张肌收缩，软骨部近端先开放，接着管的远端扩张；在主动扩张之后，管被动萎缩回复到静息位置（关闭）时，顺序相反，从远端开始，然后达到近端。这对于咽鼓管的廓清作用非常重要。

（1）咽鼓管功能障碍（紊乱）

2014年6月咽鼓管功能研究领域的医学专家及科学家对咽鼓管功能紊乱的定义达成共识，指出咽鼓管功能紊乱是由中耳压力调节功能紊乱引起的，分为急性和慢性两类，病程小于3个月为急性，病程大于3个月为慢性。按功能紊乱的形式可分为三个亚型：①延迟开放型咽鼓管功能障碍；②气压型咽鼓管功能障碍；③咽鼓管异常开放。因目前国内外临床研究的重点多为延迟开放型，又将该型细分为功能性梗阻、动力性梗阻、解剖性梗阻三种类型。

不管是延迟开放型咽鼓管功能障碍还是咽鼓管异常开放，都是多病因导致的最终结果，寻找背后的病因，是治疗的关键。急性延迟开放型咽鼓管功能紊乱多由过敏性疾病、上呼吸道感染引发咽鼓管咽口及管道狭窄甚至阻塞，从而导致咽鼓管通气不良。该型病程较短，随着急性炎症和过敏性疾病病因的消除，上述症状也会消失。慢性延迟开放型咽鼓管功能紊乱病理机制目前尚未完全明确。

（2）咽鼓管异常开放

见客观性耳鸣一节中的"呼吸源性客观性耳鸣"。

4.3 咽鼓管的廓清作用（黏排机制）

咽鼓管咽口由耳神经节（otic ganglion）的分支、蝶腭神经和咽丛支配。咽鼓管其余部分的感觉神经来自鼓室丛和咽丛。舌咽神经也许在咽鼓管的神经支配中起主要作用。腭帆张肌和鼓膜张肌的神经支配来自三叉神经（下颌支）。腭帆提肌并不主要参与咽鼓管的扩张，但有辅助作用。更多可能与泵廓清（引流）功能有关，帮助泵出中耳排泄物。

典型的中耳黏膜上皮，尤其是靠近咽鼓管鼓口的部位，由3层细胞组成。最表层是黏液细胞和纤毛细胞，混杂在一起，也是中耳黏膜上皮的功能基础。正常情况下，黏液细胞只出现在咽鼓管鼓口周围。纤毛细胞的纤毛有规律地摆动，黏液细胞的黏液在黏膜细胞表面形成黏液毯，构成中耳腔的黏-纤清除系统。

Leclerc 等1987年的研究发现咽鼓管黏膜可自主调节周期性波动，类似鼻黏膜周期。Sando 等1994年通过颞骨标本研究提出假设：咽鼓管腔上部与中耳的压力调节有关，下部负责廓清，两部分都与中耳的保护功能有关。Sade 等1987年将试剂滴入鼓膜穿孔的患者鼓室，发现中耳腔前半至2/3部分廓清功能最活跃。大多研究显示，廓清功能与中耳积液清除障碍有关，但并非主要原因。不过，Shikowitz 等1988年发现当上呼吸道黏膜存在纤毛运动障碍时，其中存在中耳积液。

上鼓室区域和鼓窦入口、乳突区域常无这种黏-纤清除系统帮助清除堆积的角质，也无法像开放的皮肤、脱落的角质可被动清除。中耳腔大部分时间是封闭的，只偶尔开放（如吞咽时），故排出脱落细胞较困难。Honjo 等研究发现当中耳液体的容量小时，用黏液纤毛系统廓清；当液体量大、黏度低时，用肌肉活动廓清；高黏度的液体用纤毛和肌肉双机制廓清。且廓清时间受乳突内而非鼓室内液体黏度的影响，鼓室腔较乳突廓清更容易。

胆脂瘤一般都是咽鼓管功能性阻塞而非机械性（解剖性）阻塞，近年研究普遍认为，病理机械性阻塞咽鼓管而引起中耳炎的可能性极小。Sade 对中耳炎颞骨与正常颞骨咽鼓管腔横截面的测量比较表明，两者无明显差别，且全部中耳炎颞骨咽鼓管腔均通畅，未见病理机械性阻塞。这些研究提示咽鼓管在中耳炎病理过程中不易被炎性病变阻塞。

张全安等对 32 例中耳炎颞骨标本切片检查发现，咽鼓管峡部管腔全部通畅，无病理性阻塞。炎性细胞浸润和血管改变非常轻微，接近正常。黏-软骨膜厚度与正常组相比无明显差异。鼓岬处黏骨膜厚度是正常组的 6.51 倍，炎性细胞浸润和血管病变都十分显著。咽鼓管的黏-软骨膜与中耳黏骨膜对感染有截然不同的炎症反应，其明确界线恰好在咽鼓管骨与软骨交界处。炎性病变一般不累及咽鼓管黏-软骨膜，提示咽鼓管软骨部黏-软骨膜对炎症浸润有很强的屏障作用。咽鼓管功能障碍并非是中耳炎的主要病因。相反，在中耳炎病程中它始终不被炎性病变阻塞，且保持通风引流通道的通畅，对引流中耳渗出物、促进中耳炎的恢复非常有利。鼓膜严重内陷的原因可能是与中耳积液相关的高负压。

4.4 咽鼓管功能与表面活性物质

咽鼓管的正常开闭功能，除了和周围肌肉运动有关，还与咽鼓管表面活性物质有关。咽鼓管表面活性物质由 Fliesberg 首次提出，杨伟炎等观察了咽鼓管咽口黏膜细胞，从形态学证实了咽鼓管咽口表面活性物质的存在。咽鼓管顶部皱襞以无纤毛细胞为主，可分泌表面活性物质，主要由磷脂、多糖和蛋白质组成，成分和肺泡表面活性物质类似。

咽鼓管表面活性物质可帮助维持咽鼓管的通气和清除功能。近年研究表明，咽鼓管内表面活性物质缺乏是引起咽鼓管功能障碍的重要原因之一。Fornadley 等建立了沙鼠分泌性中耳炎模型，发现其咽鼓管开放压增高，外源性表面活性物质注入后，其咽鼓管开放压明显降低，提示分泌性中耳炎与表面活性物质减少有关。Nemechech 和 Chandrekhar 通过精确控制剂量的方法进行动物实验，发现表面活性物质可以有效降低实验动物的咽鼓管开放压，而给予表面活性物质治疗，可加速分泌性中耳炎的好转。朱正华等证明，肺表面活性物质滴鼻给药能够进入咽鼓管，发挥其对分泌性中耳炎咽鼓管黏膜纤毛系统的抗炎、保护纤毛结构的作用。

（1）咽喉反流对咽鼓管表面活性物质的影响

动物实验中，White 用胃液反复冲洗鼠的鼻咽部，成功引起咽鼓管功能障碍。不同的研究均提到咽鼓管功能障碍可能和反流有关，但均表示机制不明。急性肺损伤会引起表面活性物质的缺乏，这也是导致急性呼吸窘迫综合征的原因之一，而急性肺损伤很重要的原因就是胃内容物误吸和（或）呼吸系统感染。类似地，反流到鼻咽部的酸性气液体，经咽鼓管口通过虹吸等作用进入咽鼓管，可能损伤鼻咽部及咽鼓管的表面活性物质，显著影响咽鼓管的廓清开放功能。由于成人和儿童咽鼓管解剖存在差异，导致成人反流液相对不易进入咽鼓管，故引起分泌性中耳炎的比例降低。但表面活性物质减少，会影响咽鼓管开闭的频率和效能，患者往往出现耳闷，也可导致耳鸣信号的放大，从而更易被上传至听觉皮层，产生耳鸣感觉。

从解剖学角度看，胃与鼻咽部存在一定距离，胃液如何到达鼻咽部来影响咽鼓管功能呢？食道上括约肌松弛是导致气体反酸的主要原因，因为相同胚胎起源的食管和支气管树都受迷走神经支配，当远端食管部位的胃酸刺激迷走神经时，通过反射引起支气管收缩，引起患者反复刺激性咳嗽和清嗓动作，这个动作是促进反流液体喷射进入鼻咽部的主要原因。

（2）雌激素和咽鼓管功能

雌激素对咽鼓管功能的影响体现在多个方面，首先雌激素和孕酮对鼻黏膜的影响包括局部水肿、腺体增生、细胞浸润、血管分布增多以致鼻黏膜出现症状性充血，咽鼓管内衬的黏膜和鼻 - 鼻窦一样均为假复层柱状纤毛呼吸上皮，雌激素可使咽鼓管黏膜充血导致功能障碍；其次，雌激素对咽鼓管表面活性物质有一定影响，妊娠、口服雌激素、口服避孕药时体内雌激素水平增高，使咽鼓管表面活性物质生成增多，是咽鼓管异常开放的原因之一，而更年期女性雌激素水平下降，可能导致咽鼓管表面活性物质分泌减少，从而出现开放不良。

4.5 鼓膜的作用

在鼓膜紧张部发现有施万细胞和轴索，被认为是压力感受器（pressure receptors）或牵张感受器（stretch receptors）。正常被试者的研究证实了此理论，即其为咽鼓管功能的力学感受器。鼓膜麻醉后可出现鼓室压力下降，故咽鼓管功能下降的原因部分是因为此压力感受器的功能下降。鼓膜完全性穿孔，重建鼓膜有可能失去这种压力感受器而出现咽鼓管功能障碍。此压力感受器只见于鼓膜紧张部，其对调整咽鼓管的功能有重要作用。鼓膜张肌看似不涉及咽鼓管的主动开放，但可借助鼓膜的压力感受器影响咽鼓管的腭帆张肌开放功能。鼓膜完整无损对咽鼓管功能很重要，不完整的鼓膜可损伤咽鼓管的保护功能，引起鼻咽分泌物反流。同样咽鼓管功能异常也可对鼓膜产生不利影响，如鼓膜－中耳不张。生理性中耳－乳突气垫可帮助咽鼓管防止反流、吸入和吹入鼻咽分泌物。当分泌物柱（column of secretions）进入咽鼓管朝向中耳时，中耳乳突内的压力变为更高的正压，起气垫（气体反压力）作用。但鼓膜穿孔或有鼓膜置管时，气垫作用丧失，鼻咽部分泌物可反流入中耳。

4.6 鼓岬的化学感受器

鼓室腔内结构的神经支配来自鼓室丛分支。舌咽神经的分支：Jacobson 神经（鼓室神经）。Eden 和 Ganon 发现鼓室丛与脑干内同侧孤束核的腹部亚核有神经联系，推测此神经联系提供来自中耳化学感受器，或压力感受器，或两者的感觉输入，与中耳通气有关。Shupak 等报道当中耳气体成分改变时，咽鼓管通气功能有差异，提示中耳存在压力感受器和（或）化学感受器。有人推测，中耳的压力感受器可能受来自外耳道压力变化控制的鼓膜的牵张感受器的信号刺激。由此鼓岬有可能存在可影响中耳通气功能的神经－气体调节反射弧。

4.7 乳突与上鼓室的通气（第二阀门与第三阀门）

中耳通气系统是一个复杂的系统，咽鼓管只是其中一个，当然是重要的一个组成部分。Wullstein 早就提出砧骨附近是中耳的第二阀门，此处决定鼓窦和大部分乳突的通气引流情况。上鼓室前后峡决定上鼓室的引流情况，是中耳的第三阀门。张全安把前半中耳腔到鼻咽腔的通风引流称为外通风引流，乳突气房经鼓窦口、鼓峡和脐 – 岬峡（鼓膜脐部与鼓岬之间的狭窄区）到前半中耳腔的通风引流称为内通风引流。结果，在 290 个有炎性渗出液（包括浆液、黏液、脓液）的中耳炎颞骨标本中，渗出液积存在前半中耳腔发生率最低（47%），后半中耳腔、上鼓室和鼓窦区很高（88.6% ～ 96.2%）。前半中耳腔肉芽组织最少见（11.3%），后三个区域肉芽组织形成率很高（86.4% ～ 90.7%）。Takahashi 发现无论是中耳炎的活动期还是消退期，咽鼓管的开放压都可正常通过咽鼓管。Miura 等 2002 年报道 6 例儿童中耳胆固醇肉芽肿的组织病理学发现病变主要发生在乳突气房和鼓室上隐窝。结合 Sade 等的研究，提示潴留在这些阻塞部位的渗出液主要是内通风引流通道阻塞所致，而非咽鼓管功能不良引起。Paparella 在 229 耳乳突颞骨病理研究中发现 44 耳（19.7%）鼓窦完全被顽固性病变阻塞，其中主要是肉芽组织。44 耳中，22 耳的乳突区比中鼓室病变更严重（主要是肉芽组织）。张全安等发现在中耳炎病理过程中，中耳腔系统不同区域的黏膜炎性病变程度并不相同，较有规律地呈现后部区域病变明显重于前部区域，且听骨链区（上鼓室和后上鼓室区域）病变最严重，称之为"中耳炎区域性病理差异现象"。

鼓膜完整时，CT 检查发现乳突内有炎症，常提示砧骨附近，即第二阀门处引流不佳。

以上提示中耳通气系统由咽鼓管（肌肉的主动开放机制、咽鼓管鼓室口的黏排机制）、鼓膜压力感受器、鼓岬化学感受器、第二阀门（砧骨周围）、第三阀门（上鼓室前后峡）等组成。咽鼓管是中耳通气系统中重要的主动排放通道（相当于一个小的负压吸引器），通常其病变是暂时的（如感冒、乘坐飞机、变应性鼻炎、胃食管反流等）。出现较长时间的病变时，如腺样体肥大、鼻咽癌、先天性解剖变异等，咽鼓管不能主动转运，而乳突、上鼓室没有主动转运机制，被动转运受阻后，一旦日久，出现生物膜、肉芽形成，病变就不可逆转。即使咽鼓管此后恢复了功能，但乳突、上鼓室的病变会遗留下来持续存在，多需手术治疗。

4.8 中耳的气压调节系统

中耳的主要功能是将声音传导到内耳，因此只有维持中耳腔压力平衡才能保证鼓膜的正常震动和听骨链的传导功能。中耳的气压调节系统（regulation of middle ear pressure，MEP）不仅需要咽鼓管的调节，还需乳突黏膜与血管的气体交换。乳突黏膜是单层扁平立方上皮，具备气体交换的能力，而且黏膜下有丰富的血管结构，黏膜基底层与血管的距离短，更有利于气体的快速交换，故乳突气房不仅能储存气体，也是中耳气体交换的重要部位。中耳气压维持动态平衡需要依靠咽鼓管的开放和乳突黏膜气体交换两个机制的相互协调。Belyea等研究发现有些乳突被完全切除的患者，只依靠咽鼓管的调节也能维持残存中耳腔的通气。但当中耳气压波动幅度较大时，没有乳突气房作为压力缓冲区，同样难以维持中耳气压平衡。Gaihede等提出了更详尽的研究结果，即当中耳气压与大气压差异大时，由咽鼓管开放和乳突黏膜气体交换共同调节以维持气压平衡，但咽鼓管的开放起主要作用；当中耳气压与大气压差异小时，只由乳突黏膜单独进行气体交换维持气压平衡。此观点既往一直存在争论，这是2019年发表的一篇综述，还是强调了乳突气房在维持中耳气压中的作用。乳突气房系统的不完全发育与婴儿和低龄儿童频繁的中耳炎发作有关。在 5～10 岁以前，大部分乳突气化过程完成。

导致中耳不张和慢性中耳炎的另一重要因素是乳突气化程度。乳突是与中耳相通的含气腔，慢性中耳炎时常处于负压状态。与中耳相似，乳突有压力缓冲的作用，能抵抗中耳内压力变化（即 Boyle 定律）。Sade 等对乳突这一封闭系统的研究证实，乳突含气腔越小，其缓冲压力的能力越弱，从而增加了鼓膜对中耳负压的敏感度。

4.9 鼻功能对咽鼓管的影响

鼻的生理功能也是咽鼓管系统重要的部分，因供给咽鼓管及中耳－乳突的空气必须经过湿化、温暖和过滤。鼻腔通畅也很重要，因鼻阻塞能引起吞咽时鼻咽压力异常，即 Toynbee 现象。

4.10 咽鼓管与鼓膜相关手术

曾长期将咽鼓管试验不通者列为鼓室成形术的禁忌证，但国外大量研究显示对咽鼓管检查通畅与不通畅者行鼓室成形术后疗效进行比较，发现两者并无差异。欧美早已取消这一手术禁忌。

研究表明多数急性中耳炎和分泌性中耳炎可自愈，且无后遗症。80% 以上的化脓性中耳炎，即使有鼓膜穿孔，也可自愈。基于以上对中耳炎致病病因的认识，治疗基本原则应以抗感染、消除炎症为基本治疗方法，而针对咽鼓管功能障碍的治疗则很难奏效，临床实践也证实了这一点。如 3 个月仍有中耳积液存在，可考虑鼓膜切开或置管。但反复切开置管有诸多弊端：①可能损伤鼓膜上的压力感受器，有损中耳通气系统；②长期置管会导致遗留鼓膜穿孔不愈；③置管绝大多数会产生生物膜；④可能诱发霉菌生长；⑤导致鼓室硬化。一项随访 5

年的研究，用鼓膜置管治疗复发性急性中耳炎或慢性分泌性中耳炎的婴儿，需多个通气管，反复鼓膜置管和紧张部内陷的婴儿，最终导致乳突发育不良，各气房系统相应缩小。

Post（2001 年）和 Bothwell 等（2003 年）的研究表明，鼓膜通气管内的生物膜常使已存在的感染迁延和难治。Jaisingghani 等 1999 年研究发现取自慢性中耳炎患者的 150 个颞骨中，有 53 个（35%）存在鼓膜硬化。Tos 和 Stangerup 对 146 例患有双侧分泌性中耳炎的患儿行腺样体切除术、右侧鼓膜置管、左侧鼓膜切开，结果发现有 59% 的患儿鼓膜置管的右侧出现鼓室硬化表现，仅 13% 的患儿左耳出现同样改变。且继发于置管的鼓膜硬化，听力下降不足 0.5 dB，影响不大。

鼓膜穿孔不能愈合的主要原因是：①致病菌毒力强（如绿脓杆菌、耐药金葡菌、结核杆菌等），生物膜形成，患者自身的免疫力相对较弱。中耳炎主要致病菌为产气链球菌和流感嗜血杆菌。②乳突炎症重（出现不可逆转的肉芽）。③中耳通气系统功能障碍（咽鼓管、鼓窦、上鼓室三个阀门），导致引流不畅。有中耳炎一定有乳突炎，就像鼻炎一定同时伴有鼻窦炎一样，只是程度轻重不同而已。因此炎症轻的中耳炎，鼓膜穿孔多可自愈（80% 以上），不能愈合的鼓膜穿孔，往往乳突内的病变曾经较重，乳突内引流不畅，存在隐匿性炎症的可能性较大。颞骨 CT，即使是薄层 CT，由于层厚过宽，往往不能清晰准确地显示乳突内的病变，真实的情况往往更重。

单纯的鼓膜修补（即使还进行了咽鼓管球囊扩张）也并没有解决乳突和上鼓室通畅引流的问题。鼓膜穿孔有时起到了自然通气管的作用。如盲目行鼓膜修补，不检查中耳通气情况，术后患者可能会感到患耳闷堵。耳闷是患者术后除面瘫以外，第二大的感觉不适。国内已有不少行单纯鼓膜修补术后，患者因为耳闷诱发的医疗纠纷，应引起同道重视。如乳突隐匿性炎症不去除，还可能影响术后鼓膜愈合，并有继发出现胆固醇肉芽肿的可能。因此建议除了外伤性鼓膜穿孔外，所有鼓膜穿孔（即过去的单纯型中耳炎）在进行鼓膜修补时，要进行乳突探查，如引流通畅（乳突注射盐水，通过观察从鼓膜穿孔处出水情况，判断乳突－鼓室的引流情况），直接行简单的鼓膜修补即可，如引流不畅，处理原则见下面的中耳胆固醇肉芽肿的处理。这种处理原则还同时解决了过去曾经要求干耳至少1个月才能进行鼓膜修补的限制。不管是否干耳，只要彻底清除不可逆的病变，通畅引流，均可行一期鼓膜重建。且大量中耳乳突炎的患者，是根本无法干耳的。

目前还没有特别准确的咽鼓管功能检查。声导抗、鼓室压图、通过穿孔的鼓膜滴注药水、Valsalva动作等，都是间接检查方法。Elner等1971年发现101例正常成人耳Valsalva试验阳性率仅85%。79%的正常成人Toynbee试验阳性。Wullstein甚至认为检查咽鼓管最好的方法就是鼓室成形术。Helms教授在90%以上的中耳炎及中耳胆脂瘤术中观察到患者咽鼓管功能基本正常。由此推断，慢性化脓性中耳炎和中耳胆脂瘤都是儿童时期，曾有一段时间存在咽鼓管功能障碍（最常见的原因是腺样体肥大），此后咽鼓管功能恢复，但中耳病变已成为不可逆的病变遗留下来。鼻咽镜、喉镜、耳镜检查结合CT检查，可大致判断中耳引流不畅的部位（见围术期处理耳镜检查部分）。咽鼓管异常开放时，耳镜检查应能看到与呼吸同步的鼓膜的轻微运动。检查必须在坐位进行，因卧位（睡眠）时由于头颈部静脉没有静脉瓣，咽鼓管充血，异常开放的咽鼓管通常无症状。

乳突的气房系统由来自第一咽囊的中耳含气腔扩展而来，此过程发生在颞骨的发育过程中，且导致不同程度的乳突腔气化。中耳和乳突的反复感染是制约乳突气房气化程度的因素。相反，无感染则有利于气房系统的充分气化。中耳的气化在近 1 岁时完成。中耳和鼓窦在婴儿时期就和成人大小一样，但乳突还会长大。一般情况下，儿童的头颅在 6 岁以后接近成人。随着胸锁乳突肌的发育牵拉，乳突也随之扩大。因此，小乳突提示患者在婴幼儿时期曾得过中耳炎。

归纳总结，中耳通气系统包括咽鼓管（第一阀门）、砧骨周围（第二阀门）、上鼓室前后峡（第三阀门）、完整的鼓膜及其压力感受器、鼓岬的化学及压力感受器、咽鼓管鼓室附近黏 - 纤清除系统、鼻腔功能状态等。结合耳镜检查 +CT 检查可大致判断通气系统情况。

若鼓膜完整，鼓室内有气体存在，常提示咽鼓管功能尚可。鼓膜内陷、愈合性穿孔，常提示鼓膜表面的压力感受器受损。

乳突内软组织影提示砧骨周围第二阀门功能障碍。

锤骨柄内收、鼓膜内陷、松弛部内陷 / 穿孔 / 胆脂瘤 / 息肉，提示上鼓室前后峡第三阀门功能障碍。

目前临床上有一些容易混淆的观点，除"分泌性中耳炎"与"慢性（化脓性）中耳炎"以外，认为只有鼓膜穿孔才有手术适应证。当中耳通气系统障碍，乳突或上鼓室内存在不可逆的病变（肉芽、胆脂瘤）时，即使鼓膜完整，也需手术治疗，当然要严格把控手术适应证。笔者个人观点：①当患者自己主诉耳闷胀感明显，伴听力下降；病程在 1 年以上，多次鼓膜切开置管无效；②显微镜下可见鼓膜老化内陷，呈黄褐色（颜色越深，病程越久，病情越重）、锤骨柄内收；③纯音测听显示传导性聋；④CT 检查可见乳突、上鼓室大量软组织影时，应考虑手术治疗。MRI 可帮助确定乳突软组织影的性质。

5. 化脓性中耳炎围术期的处理

慢性化脓性中耳炎是一种可以危及生命的疾病。临床上常遇到高龄慢性化脓性患者，全身状态差，已不能耐受手术治疗，此时的处理就会非常棘手。所以一定要告知患者需尽早手术治疗。一方面可避免发生颅内外严重并发症，保证生命安全；另一方面可改善生活质量，降低医疗费用。但医生只有解释建议权，除非危及生命时刻，否则没有决定权。告知内容包括该病的危险、手术的风险及收益、各种症状改善及复发可能的概率（如听力改善率 80% 左右，耳鸣改善率为 1/3 左右，胆脂瘤复发率低于 10%）等。

5.1 术前谈话

术前谈话注意事项：①交代慢性化脓性中耳炎和中耳胆脂瘤均为可危及生命的疾病，因此手术的第一原则就是保命，彻底清除病变，避免出现危及生命的并发症。不少患者会问手术是否有风险？其实很多情况下不是手术本身的危险，而是疾病本身危险。走在街上也有危险，但是没人会因此不上街。②尽力保护重要的功能结构，如面神经、大血管（颈内动脉、颈静脉球、乙状窦）、脑膜等。③尽力保护（或重建）听力传导结构，即使是世界上最优秀的耳科专家，术后听力提高的有效率也仅为 80% 左右。④强调术后复查的重要性。⑤特殊情况有再次手术的可能，如先天性胆脂瘤。若患者的期望值过高，要求借此治疗耳鸣，要充分解释告知；若患者坚持，则可放弃手术。沿用哈佛医学院著名外科教授葛文德在《医生的修炼》中的一句话：医生永恒的困惑就在于不确定性的前提与对完美结局的希冀。

德国术前谈话，一般在门诊进行，由给专家配诊的医生负责。患者如有疑问，可直接与手术医生本人沟通。每种疾病都有固定的术前谈话表格，以免遗漏。术前谈话是一门艺术，谈得好，能避免很多不必要的纠纷。如每次谈话，谈得患者都要放弃手术，那么医生的谈话某种程度上是失败的。但也不能因为要劝患者手术，夸大医生的能力和疗效。

5.2 术前检查准备

（1）病史采集

很多患者实际上都是从儿童时期开始发病，因此很难提供准确的病程情况。询问要点包括：①慢性化脓性中耳炎主要的症状，包括流脓、听力下降、耳鸣、耳闷胀感等；相关治疗史，包括手术史。②颅内外并发症的情况，如有无眩晕、面瘫、耳周红肿、头痛、高热等。③有助于鉴别诊断的病史：结核、艾滋病、中耳癌、面神经肿瘤等。④全身疾病情况，可能对手术造成影响的用药等情况。女性患者要问月经史。高龄患者、有全身疾病的患者要去麻醉科及相应科室进行术前评估和治疗。⑤了解患者的期望值。

（2）耳镜检查非常重要

其重要性远超声导抗提供的信息。耳科医生一定要养成良好的习惯，仔细清理耳道内的耵聍、分泌物、痂皮等。看清耳道及鼓膜的每一个细节。必要时使用显微镜和（或）内镜。锤骨柄内陷和鼓膜松弛部内陷，常提示上鼓室引流不佳。鼓膜松弛部、外耳道骨部慢性充血水肿，常提示存在胃食管反流和（或）隐匿性中耳乳突炎。松弛部鼓膜苍白水肿，常提示变应性鼻炎诱发的变应性中耳炎。基底在松弛部的肉芽，是信号息肉（signal polyp），常提示上鼓室胆脂瘤。鼓膜后方呈现黄色，常提示砧骨引流欠佳，乳突存在胆固醇肉芽肿。鼓膜后面隐有白色，一定要注意除外先天性胆脂瘤。若前期存在手术史，要注意除外胆脂瘤复发的可能。若鼓膜后发红，需结合 CT 检查结果判断。无占位病变的要考虑 Schwartze 征（耳硬化症），如有占位病变则要考虑鼓室球瘤。蓝鼓膜最常见的原因是中耳胆固醇肉芽肿、积血（外伤后、血液病等）、高位颈静脉球等。出现在外耳道底壁的肉芽组织，提示恶性外耳道炎，即颅底骨髓炎。

（3）听力检查

传导性聋或混合性聋的特点是患者说话声音偏小，因其能通过骨导作用很好地听到自己的声音，且噪声的干扰作用对其影响不大，故在噪声环境中，他们的说话声音正常人听起来往往偏低。而正常人在噪声环境中会提高音量来克服周围噪声的影响。所以在接诊时说话声音音量正常，甚至偏低的患者，进行鼓室成形术改善听力的可能性较大。相反，如果患者大声说话，多意味着已有重度以上感音神经性聋，这种患者较大可能已无法通过鼓室成形术改善听力。电测听检查：可通过听力图简单判定听骨链的状态。在鼓膜完整的情况下（鼓膜穿孔可进行贴补后检查），骨气导差 < 20 dB 提示积液性中耳炎、胃食管反流等。骨气导差 20 ～ 40 dB，提示听骨链活动受限，常见于听骨链附近有黏膜水肿或肉芽。骨气导差 50 ～ 60 dB，提示听骨链中断。并非只有中耳病变才会出现传导性聋的表现，部分内耳病变也可出现骨气导分离的现象（传导性感音性聋），包括大前庭水管综合征、梅尼埃病（Meniere's disease，MD）、部分突发性聋、上半规管裂综合征、X- 连锁镫骨井喷综合征等。部分中耳病变也可出现骨导下降，包括分泌性中耳炎（胶耳）、耳硬化症、慢性化脓性中耳炎、中耳胆脂瘤、中耳肿瘤等。部分中耳病变也可引起感音神经性聋，如特殊类型中耳炎

（变应性中耳炎、结核性中耳炎）对内耳的影响、胃食管反流耳硬化症成骨不全和 Paget 病中耳肿瘤影响内耳功能。作为一个好的耳科医生，一定要学会音叉检查！因为即使是很准确的纯音测听检查，对结果判定，很多情况下也要结合病史，更重要的是，音叉检查对于鉴别诊断感音神经性聋与传导性聋，优于纯音测听检查！

（4）如何判定咽鼓管功能？（见中耳炎与中耳通气系统）

（5）纤维鼻咽镜、喉镜的检查

不仅可用于除外鼻咽部占位性病变（如鼻咽癌）、慢性鼻 – 鼻窦炎、腺样体增生（残留）、变应性鼻炎、胃食管反流等情况，而且对于指导围术期治疗（包括用药）很重要。

（6）影像学检查

一般来说，CT 检查是最重要的。对于判定病变的范围、性质、决定手术切口、径路是十分重要的。CT 还能帮助判断病程。中耳和乳突的反复感染是制约乳突气房气化的因素。相反，无感染则有利于气房系统的充分气化。中耳的气化在近 1 岁时完成。中耳和鼓窦在婴儿时期就和成人大小一样，但乳突还会长大。一般情况下，儿童头颅的大小在 6 岁以后接近成人。随着胸锁乳突肌的发育牵拉，乳突也随之扩大。因此，小乳突提示患者在婴幼儿时期曾得过中耳炎。个别情况下，需做 MRI 检查除外颈静脉球体瘤、桥小脑角占位性病变、内淋巴囊肿瘤、岩尖病变等。CT 主要观察乳突大小，气化情况，乙状窦与外耳道之间的距离，天盖是否下垂，面神经的位置、表面是否有骨质覆盖，听骨链周围的情况等。诊断迷路炎的主要依据为典型的临床表现，同时强化 MRI 的 T1 像显示出迷路的感染表现。术前读片非常重要，Draf 教授有个良好的习惯，每天早 7～8 点与放射科一起读片，对双方都有很好的帮助。而且，为了防止手术侧别的错误，建议术者在术前一定要再看一次影像学检查。

（7）细菌培养

将术前分泌物进行细菌培养，指导手术及选用敏感抗菌药物。对于毒力很强的细菌，如绿脓杆菌、结核杆菌、耐药金葡菌，尽量采用开放术式。

（8）全身检查准备

除常规术前准备外，可能对手术产生影响的全身疾病要特别注意。如有高危因素，术前应到麻醉科进行术前评估，确定能否耐受手术。耳鼻咽喉头颈外科除少数出血、异物、呼吸困难等急诊手术和癌症、颅内占位性病变会危及生命以外，大部分的手术都是择期手术，应尽量准备好再手术。围术期的危险很多是由全身疾病引起的，而非手术本身。

5.3 术前术后用药

3% 双氧水和氧氟沙星滴耳液都是耳科常用的局部用药。我的老师 Helms 教授曾经很惊讶我们使用双氧水滴耳液，他很严肃地告诉我，这是很危险的。因为不知道中耳是否存在先天（如畸形）或后天（炎症、胆脂瘤的破坏）的与颅内相通的通路。一次会诊遇到一个病例，慢性化脓性中耳炎患者，鼓膜小穿孔，有脓液。接诊医生用注射器通过穿孔往鼓室内注射了 3% 的双氧水，患者立即倒地、抽搐、昏迷。经抢救恢复生命，但患侧全聋，同侧眼睛失明。这很可能是如 Helms 教授所言，中耳与颅内存在某种潜在的通路，双氧水入颅后造成颅内高压，严重时可发生脑疝死亡。所以，对于慢性化脓性中耳炎和中耳胆脂瘤患者要慎用双氧水。另外局部使用抗菌药物个人认为要禁用，因中耳腔内存在脓液、肉芽、胆脂瘤、硬化灶等，局部使用抗菌药物，完全不可能到达全部中耳乳突，易发生耐药及并发真菌感染。

5.4 术后复查换药

（1）术后1周拆线。做耳内切口拆线时要注意，如填塞过紧，一旦拆线可能造成伤口开裂。故在拆线前两天，首先要松动并去除部分外耳道口的填塞纱条，使其减张，避免拆线时伤口开裂。

（2）2～3周后抽出术腔填塞的碘仿纱条。乳突手术后，术腔会有三种组织生长，上皮、黏膜和肉芽。一般来说呼吸道黏膜上皮更新换代比皮肤上皮快。大剂量X线照射及使用抗肿瘤药物时，黏膜的反应要比皮肤反应出现得早，且严重得多。这就是黏膜和表面皮肤更新速度不同的缘故。上皮生长的最慢，肉芽最快。早期中耳炎术后1周即取出术腔填塞物，结果术后换药非常麻烦，常需住院换药1个月左右。Helms教授的老师，著名耳科专家Plester有一次发现患者忘记复诊，3周后才来，结果却出奇的好，抽出术腔填塞的纱条后，很快就干耳了。说明术腔存在一些压力作用时可有效抑制肉芽的生长。故要尽量晚地去除耳道内填塞的碘仿纱条。每次换药时注意观察纱条的颜色，如是黄色，则说明还可再放一段时间，如分泌物较多，变成白色了，说明要取出纱条了。如术后2周以内取出纱条，可再次用碘仿纱条填塞。个别患者对碘仿过敏，可用抗菌药物＋激素软膏制成的纱条填塞，但每隔3～5天需更换一次填塞纱条。外耳道先天闭锁患者碘仿纱条需要填塞更长时间，即5～6周。

首次取出碘仿纱条时，不要动最里面的纳吸棉，让其再保留1周左右，可缩短干耳时间。抽出所有填塞物后，要告知患者尽量保证术腔通气，不要随便用棉球堵塞外耳道。

（3）术后复查换药非常重要，每次均需仔细清理术腔分泌物，去除小的肉芽，根部用50%的三氯醋酸点灼。

（4）初次乳突根治术失败率为3%～26%，鼓窦入口堵塞是失败的主要病因之一。对于术后不干耳的特殊病例，现在发现除了手术本身的原因（如未充分切除气房、面神经嵴过高、病变残留、引流不畅、换药不及时导致肉芽生长等）外，过敏、胃食管反流和偏头痛也是重要原因。胃食管反流（主要是酸性气体）首先通过咽鼓管影响上鼓室处，多可见鼓膜松弛部充血水肿，渗出增多。偏头痛的主要机制是三叉神经过度兴奋，血管充血，同样也容易造成术腔分泌物过多，导致不干耳。需进行针对性的处理。如术腔裸露的骨质面积较大，可用耳用纳吸棉覆盖，每天用皮质类固醇鼻喷剂喷2次。

（5）耳后伤口出现感染或拆线后伤口裂开时，仔细用碘伏、酒精消毒后，用刮勺刮除所有坏死组织，再用碘伏、酒精清洁伤口后，用食用白糖覆盖填满整个伤口，如此换药数天。白糖浓度高，杀菌作用很强，且可促进肉芽生长。数天后伤口就不会再有分泌物，直接缝合即可。类似换药方法可用于咽漏、耳前瘘管感染。

（6）术后1周可使用一线抗菌药物，如头孢类。之后，如术腔分泌物不多，可使用二线抗菌药物1～2周，如克拉霉素。根据情况，还可使用胃食管反流抑制剂、黏膜促排剂等。如术腔黏膜水肿，可用皮质类固醇鼻喷剂，每天喷2次。

（7）术后外耳道口若出现狭窄，可考虑用鼻用高膨胀海绵扩张1～2周，每周更换1次。每天用皮质类固醇鼻喷剂喷2次，防止干燥。扩开后，可请助听器公司制作硅胶耳模，注意气孔要做的尽量大一些，保证外耳道的通气。但高膨胀海绵不宜长期使用。

（8）以前术后 1 天建议患者做 Valsalva 动作（捏鼻鼓气），以使鼓室尽早通气。近期发现，慢性化脓性中耳炎及中耳胆脂瘤患者伴发胃食管反流的概率很高，因此建议用 Toybee 动作替代，即含着一口水，捏鼻吞水的动作，以减少胃食管反流对咽鼓管功能的影响。必要时可口服抗酸药物。

5.5 术后一些症状的解释与处理

（1）听力不佳

术后听力不佳的原因很多，若骨气导差在 30 dB 以内，可保守治疗，口服黏液促排剂、抗酸药物等，无效者可配戴助听器；若骨气导差 > 40 dB，可考虑再次手术，也可进行骨桥植入。虽然二次手术听力重建，术后听力改善的可能更大，但建议首先在第 1 次手术时就尽可能行听力重建。因为这种情况下，听力提高的概率也在 80% 左右，且第 1 次手术的最大目的是解除对生命的威胁，患者基本上都能接受。而再次手术的目的是改善听力的话，即使成功率也在 80%，这也同时意味着有 20% 左右的患者术后听力恢复不满意。按照目前的医疗环境，还是少做不确定的事情为好。轻中度感音神经性聋，可保守治疗，口服倍他司汀、银杏叶制剂等药物，配戴助听器；重度以上可考虑人工耳蜗植入（cochlear implant，CI）。

（2）耳鸣

Helms 等的研究发现中耳炎术后，1/3 的患者耳鸣减轻或消失，1/3 不变，1/3 加重。耳鸣与中耳手术的因果关系复杂，不能告知患者通过中耳手术就能改善耳鸣。耳硬化症术后，90% 的患者耳鸣减轻或消失，其机制是自声过响。德国曾经做过一项研究，将 20 位听力正常、没有耳鸣的大学生，放在完全封闭的隔音室 2 小时。之后所有人都说在

2 小时中出现了耳鸣。每个健康人其实都有耳鸣，但因有环境噪声的存在，自体的声音被环境噪声掩蔽了，故察觉不到。而传导性聋患者，听力下降，环境噪声对自体声音的掩蔽作用消失，就会觉得自己有耳鸣。部分偏头痛患者耳鸣的机制类似，是听觉过敏，即是由听觉敏感度增加造成的。

（3）耳闷

咽鼓管功能障碍、内耳病变（如膜迷路积水）、偏头痛等疾病均可引起耳闷胀感。发作的时间特性有一定鉴别意义。如咽鼓管功能障碍（多由胃食管反流引起），卧位时减轻，因此患者耳闷的症状往往晨起时轻，然后逐渐加重。而膜迷路积水因卧位时静脉回流更差，患者在晨起时症状较重。当然如术前松弛部内陷，锤骨柄内收紧贴鼓岬时会影响上鼓室通气，鼓窦乳突引流不好时不切除砧骨，术后也会引起耳闷症状。

（4）面瘫

面瘫分为速发型面瘫和迟发型面瘫。当然局麻药物、面神经暴露、填塞过紧等情况也可引起速发性面瘫，但一般程度较轻，且是一过性的。速发型面瘫意味着术中有损伤，轻度损伤多见于过度牵拉鼓索神经、分离面神经表面的肉芽、胆脂瘤时的刺激，以及电钻使用不当、双极电凝的能量过大等情况。若程度较轻，可保守治疗；若程度重，损伤在 90% 以上，需行面神经修复手术。

（5）眩晕

中耳炎术后出现眩晕的症状，原因较多，需分别甄别处理。原因可能如下：①长时间固定头位及使用电钻导致耳石脱落，引起耳石症，体位检查可明确诊断，手法复位即可；②耳道填塞过紧，刺激前庭，处理很简单，松解耳道填塞物即可；③球囊/卵圆囊积水，可口服倍他司汀；④有迷路瘘管或术中长时间用冷盐水冲洗刺激；⑤既往有眩晕疾病，如前庭型偏头痛、梅尼埃病等。

（6）一些无法用现有的检查解释的症状

曾有1例中耳炎患者术后出现严重耳痛，检查局部术腔已干耳，复查CT基本正常。用现有的检查及医学知识无法解释时，一定要想到精神心理疾病。该患者后来确诊为精神分裂症。

6. 慢性化脓性中耳炎手术原则

6.1 手术切口及径路的选择

根据年龄、乳突气化情况、病变范围、能否复诊等情况决定手术切口与径路。

（1）对于单纯的鼓膜修补术，从耳道内如果能够看清鼓膜穿孔的前缘，一般可以采用耳内切口。有时外耳道前壁后凸，外耳道狭窄，从耳道内无法看清鼓膜穿孔的前缘，此时宜采用耳后切口。

（2）对于儿童患者和年轻患者，尽量采用完壁术式，尤其是儿童，即使术后换药不便，也要尽量采用完壁术式。老年患者优先考虑开放术式，因这种患者的咽鼓管功能多不佳，病程较长，乳突多发育不佳或呈硬化型。

（3）乳突气化情况：气化不佳、乙状窦前移（乙状窦距离外耳道后壁的距离小于1.5 cm）、硬化型乳突、天盖下垂，多采用耳内切口，开放术式。气化良好甚至过度气化，则采用耳后切口，完壁术式。如果炎症严重，无法采用完壁术式，则需在彻底清除病变后，缩窄乳突腔，可以用软骨、骨粉、皮瓣等材料。

（4）有并发症时，多采用开放术式。严重的细菌感染，如绿脓杆菌、结核杆菌、耐药金葡菌感染，也尽量采用开放术式。

（5）对于复发的手术、二期期望改善听力的手术，应该交由资深的、有经验的医生进行。胆脂瘤复发的手术，尽量采用开放术式。

6.2 术中准备注意事项

（1）体位

耳鼻咽喉科的手术最好上身抬高 15°，可减少术中出血。头尽量与肩膀伸展开，不会挡住术者的操作。头倾斜 45°，使术者坐位时能很容易地看清外耳道和鼓膜。

（2）消毒

碘有耳毒性，可能导致个别患者出现全聋，因此在消毒时不能直接用碘酒或碘伏浸泡外耳道。要在外耳道口放置一个棉球，将棉球浸湿即可。外耳道深部用酒精棉球消毒。当鼓膜完整时，外耳道深部是无菌的。而对于化脓性中耳炎或中耳胆脂瘤，用碘伏浸泡不能起到彻底杀菌的作用。碘酒的作用是杀菌，酒精是抑菌。明胶海绵也有耳毒性，放置在鼓室内还有刺激肉芽生长的可能，不建议使用。

（3）麻醉

即使是在全麻下进行手术，也建议局部进行阻滞麻醉。成人患者采用 2% 利多卡因 10 mL+ 肾上腺素 8 ～ 10 滴。这样能减少术中出血和术中全麻用药量，且患者术后疼痛较轻。儿童患者采用 1% 利多卡因 10 mL+ 肾上腺素 3 ～ 6 滴。也可采用作用时间较长的药物，如布比卡因，特别是儿童患者，术后疼痛可明显减轻。

（4）器械准备

手术用显微镜、电钻、双极电凝、电刀、耳显微手术器械等。德国耳部手术，通常准备两个刀柄，一个 10 号，一个 15 号的圆刀片。切口用大一点的刀片，切外耳道皮瓣时用小刀片。

6.3 不同切口的手术注意事项及流程

（1）耳内切口

第 1 刀的前面要切到骨面，再往外切的时候要浅一点，保证切在颞肌外，因为在颞肌内有一条血管，切深了会出血。

若鼓膜有穿孔，要先制作新鲜创缘。在切开外耳道皮瓣之前，要用钩刀环切部分穿孔边缘的鼓膜，以制作新鲜创缘。只要切开前、下面的部分，然后用显微钳钳夹切开的鼓膜边缘即可。如先切开了外耳道皮瓣，鼓膜就会变软，不易制作新鲜创缘。钙化斑也要去除，因钙化斑会阻挡新生血管，影响修补材料的愈合。因此，有时术前看起来是个小穿孔，制作新鲜创缘并切除钙化斑后，就变成了大穿孔。

然后制作外耳道蛇形皮瓣。若只做鼓室探查，蛇形皮瓣可做的小一些，上面从 1 ~ 2 点处开始即可，这样卷起的皮瓣较小，方便操作。如还要行上鼓室、乳突开放，则皮瓣要制作的大一些，上面要做到 12 点处。用铲刀掀起蛇形皮瓣，向前推，直到鼓环处，然后用钩刀挑开暴露鼓室。外耳道在声音向鼓膜的传递过程中起重要作用。鼓膜与外耳道在前面形成的锐性夹角，有助于高频区域声压和阻抗在鼓膜的不同区域形成显著的声压变化，因此在手术时最好不要掀起外耳道前壁皮瓣。

用骨刮勺去除部分外耳道后壁骨质，直到可看清砧骨长脚及镫骨底板为止。用骨刮匙刮除外耳道后壁时要注意有一个向外的力量，这样不会向内滑脱。准备一个小碗放上盐水，用于刮勺清洗。

若要开放乳突，或骨质太硬，用骨刮勺去除外耳道后壁骨质时很困难，需用电钻时，德国的习惯是直接取下外耳道皮瓣，用 0.9% 生理盐水纱布保存，术后再放回原位，这样能更好地暴露，不会担心使用电钻时卷到皮瓣，造成皮瓣撕脱。我们现在进行了改良，用一个小棉球压住皮瓣，只要双手小心配合好，是不会使皮瓣撕脱的，手术结束时再铺回原位。越近外耳道口处，皮瓣越厚，可用眼科剪剪去部分过厚的皮下组织，削薄皮瓣。

完整地判断听骨链的情况，必须看清砧镫关节、镫骨底板、锤骨前上方的锤骨前韧带。

一种扩大的耳内切口，可看到锤骨的功能。特别是锤骨柄的前侧和锤骨短突的功能对锤骨运动的影响较大。锤骨前韧带决定锤骨柄、锤骨的运动，因此要想看到锤骨的运动，必须看到锤骨短突的上方和锤骨前韧带。用金刚砂钻头磨去前方的骨质，直到可看清鼓环。锤骨固定实际上有时是半固定。30% 镫骨手术术后听力疗效差的原因是锤骨运动障碍。若锤骨头固定，需剪断锤骨头，以改善锤骨运动；若锤骨柄存在，使锤骨柄直接与镫骨连接，术后听力骨气导差可在 20 dB 以内。如锤骨、砧骨以及镫骨上层结构缺如，术后骨气导差可能在 30 dB 以上。

听骨链探查的顺序：用钩刀或显微钩针先向上外提动锤骨柄，观察砧骨长脚的运动。然后再向内上，轻轻提拉砧骨长脚，观察镫骨的运动。最后在拨动镫骨两足，观察镫骨底板的活动情况，以此来确定哪个部位出了问题。

检查听骨链的运动情况时要注意用探针检查韧带的情况。锤骨前韧带硬化固定可出现明显听力下降。用激光多普勒干涉仪进行的研究发现，人为固定锤骨前韧带可造成 0 ~ 12 dB 的传导性聋。推测镫骨成形术后仍有传导性聋的患者 38% 的原因是锤骨前韧带固定。用钩刀或激光切断固定的韧带，可使锤骨前突上方的间隙扩大。鼓膜张肌硬化的处理不难，用钩刀切断即可，不会影响鼓膜的振动。切断鼓膜张肌常还能松解锤骨柄与鼓岬的接触。

特发性锤骨头固定的诊断需要在 Siegle 耳镜下观察运动情况来确定，但费时费事，更为生理的方法是通过乳突开放术去除上鼓室和锤骨头之间的骨桥。进行乳突开放术时要避免电钻研磨时直接碰到锤骨头，应在低钻速下削薄上鼓室外侧壁，去除骨桥最好用骨刮匙或激光，以避免内耳的噪声性损伤，电钻接触到锤骨可产生 120 dB 以上的噪声。

（2）耳后切口

皮肤切口根据不同的手术选择有所不同。若是中耳炎、梅尼埃病，距离耳郭软骨要稍微近一些好，一般在耳后沟后 0.5～1 cm 处。若是人工耳蜗植入术或听神经瘤手术，稍靠后一些，则距离 1～1.5 cm 为好。新生儿和婴儿的面神经行走表浅，产钳助产和乳突手术时易损伤，应特别注意。

对下面肌骨膜瓣做 T 形切口的原因是正好可以避开前面（颞浅动静脉）、下面（耳后血管）和枕部的血管，从而使血管可以免受损伤。这样，切口与皮瓣的切口不是同一个，某种程度上可减少因血管损伤造成的伤口愈合困难。同样，不同的手术也有所不同。如梅尼埃病，或准备做完壁式鼓膜修补，手术的重点在于鼓窦附近，因此下面的切口不宜过于靠下，因乳突尖不是重点。而对于面神经减压、范围较大的慢性化脓性中耳炎、中耳胆脂瘤等情况，则需把下面的切口做的大一些。切的时候不全是锐性切开，在皮下很多时候是用刀身压开，这样能避免层次上的错误，充分止血。

儿童的天盖常出现低垂，因此在开放乳突时一定要从下往上进行开放，以免损伤硬脑膜。打开乳突，逐渐去除乳突骨质后，一般就可看到鼓窦。鼓窦一般位于筛区的内上方。鼓窦的开放一定要从制备乳突天盖开始。找到天盖后，再向前上扩展。快接近砧骨短突时，冲洗的盐水会折射出砧骨短突，此时应改用金刚砂钻头，以免触碰损伤砧骨。越靠近锤骨头，骨板距离锤砧骨的距离就越大，就越安全。

6.4 如何扩大外耳道入口

耳后切口时，将剥离子从耳道内，顺着外耳道切口往后伸出去，标记外耳道上缘，用小圆刀顺着剥离子切开皮瓣，外耳道口的大小以成人食指能进入为宜。将切开的皮瓣用 3-0 可吸收线与乳突肌骨膜瓣缝合在一起，这样外耳道口就被拉开扩大了。

耳内切口时，①尽量削低面神经嵴；②将外耳道口皮肤下方的软组织（连同部分软骨）一并切除，削薄外耳道皮瓣，就能扩大外耳道入口。

在填塞时一定要注意，皮瓣下没有明胶海绵和碘仿纱条。用吸引器仔细清理，用剥离子试探一定是骨面才放心。

6.5 术中出血的处理

乳突内的出血，可在不冲水的状态下，用小的金刚砂钻头点磨出血处（注意，距离面神经较近时不宜采用此方法，以免对面神经产生热灼伤），用高温止血。天盖处骨质或硬脑膜出血，可用双极电凝止血。注意此时，电凝的能量要调低，为正常的一半以下，防止出现脑脊液漏。乙状窦出血，不建议用电凝，建议用可吸收止血纱布压迫止血。对于乳突内血窦的出血，可用骨蜡止血。在做人工耳蜗植入时，乳突骨面（没有硬脑膜暴露的情况下）可用电刀止血。如果有硬脑膜暴露，严禁用电刀止血，很容易发生脑膜损伤，造成脑脊液漏。

6.6 手术的并发症

术中最危险的可能致死的并发症：麻醉意外、大出血、脑干损伤。

术后最危险的可能致死的并发症：感染（特别是炎症风暴）、脑脊液漏等各种颅内并发症。

乙状窦栓塞症状可以是非特异性头痛、脑膜炎，眩晕有提示作用。要暴露乙状窦，检查其血流情况，有时要切开乙状窦取出血栓，以及引流硬膜外脓肿。同时静脉使用抗菌药物和肝素。

6.7 一些手术技巧

（1）有些情况下鼓膜张肌收缩的很严重，锤骨柄紧贴在鼓岬上，需要切断鼓膜张肌腱，可能需先切除砧骨才能暴露鼓膜张肌腱。

（2）如何保留鼓索神经？先用锤骨剪剪去锤骨头，钩刀切断鼓膜张肌腱，再用钩刀将鼓索神经从锤骨分离下来，将锤骨柄前推并去除。当鼓索神经附近的病变不易清除时，反复牵拉可能导致面瘫，因此最好用中耳剪锐性切断。

（3）如何去除镫骨上层结构而不发生底板骨折？此时不能使用剪刀类的器械，一旦出现剪刀力，很容易出现镫骨底板骨折。在进行该操作时需要有良好的颞骨解剖训练基础。本人曾经用了6个新鲜颞骨标本，才找到横断镫骨两足的力度。

（4）如何在没有明显解剖标志，没有面神经监测仪的情况下识别面神经？尤其是再次手术时，没有砧骨，可能也找不到锤骨。此时要首先定位乙状窦，界定手术的后缘。再向上确定天盖（包括乳突天盖和上鼓室天盖)。一般可在前下方找到残留的鼓膜张肌腱。其后外侧即面神经。找到鼓岬，一般可发现圆窗，圆窗的后上方就是卵圆窗。鼓膜张肌腱向后下到卵圆窗的距离基本上等于向后上膝状神经节的距离，这样可大致定位面神经。然后从上往下，顺着骨面向下纵向清理（与面神经的走向一致）。不要垂直于面神经的方向进行操作，这样易损伤面神经。面神经的表面常有血管（纹）。水平半规管不是非常确定的定位标志，尤其是再次手术时。

（5）如何快速干耳？首先要保证彻底清除病变，通畅引流。开放术腔，面神经嵴应尽量削低，外耳道口的大小要与术腔大小相匹配。如乳突气化良好甚至过度气化，则要用软骨、骨粉、皮瓣等材料缩窄术腔。

乳突根治术后，骨质表面不可能有血管再生，需一些软组织如筋膜、软骨膜或薄层皮片等来加快上皮化的速度。尽量减少骨面裸露。

尽量不要让碘仿纱条直接接触软组织面，因其可刺激肉芽生长。明胶海绵有耳毒性，耳用纳吸棉较明胶海绵效果好，用之覆盖术腔，可减少干耳时间。有条件也可使用医用硅胶片。

最后再用碘仿纱条填塞术腔。用力适度，不要过紧，以免过度压迫引起眩晕、耳鸣，甚至面瘫（当面神经裸露时）。

（6）哪些因素影响术后听力？鼓室成形术后影响听力效果的因素很多，包括术后中耳的状态（重建鼓膜的声学特性）、中耳黏膜的状态（有无肉芽、分泌物）、手术技术、外耳道共振情况、鼓室体积、瘢痕形成、炎症引起的环韧带硬化、术者的经验、患者个体差异、伴随疾病（如糖尿病、腭裂等）、术后随访时间、耳蜗功能改变（骨导听阈）、人工听骨的愈合情况及声音传送情况（形状、材料等）等。目前中耳力学研究的结果，对于指导临床工作有很大帮助。对于听骨的重量、植入的角度等，都有明确的数据。耳甲腔的共振作用使 4～5 kHz 的声音增加 10 dB。外耳道的几何参数（半径、长度、体积）决定共振频率的大小。根据物理学原理，一端封闭的管子与波长是其长度 4 倍的声波能够产生共振作用。外耳道长约 2.5 cm，其共振频率为 2～3 kHz。乳突根治术后，共振频率改变。耳郭声压加强作用与其形状及声音传入的角度有关，对于辨别声音的方向有重要作用。最近研究发现，外耳道的共振频率为 2800～3100 Hz。声压在 2～4 kHz 频率大约增强了 10 dB。

术后外耳道形状的改变也会影响外耳道的共振频率。乳突根治术后，外耳道后壁去除后，由于体积扩大从而降低了共振频率。研究发现：外耳道入口越大，共振频率越高；术腔的体积越大，共振频率越低。乳突根治术腔的共振频率从正常人的 2942 Hz 下降到 1939 Hz，主要原因是体积从 0.9 mL 增加到 2.3 mL；而外耳道入口的宽度、术腔覆盖组织的特性（拐角或光滑）影响很小。由于术腔扩大，外耳道在 3～4 kHz 的声压加强作用减少了约 10 dB。2800～3200 Hz 的基音区域对整个言语频谱意义重大。

根治术腔鼓膜后体积的下降，是声学特征改变的另外一个原因。正常的中耳乳突的体积大约为 6 cm^3，根治术腔，鼓膜后的体积下降到大约 1 cm^3。平坦形的鼓室体积下降的更多（0.5 cm^3），根据试验和计算，在低频区域会出现 10 dB，甚至更大的传导性聋。

目前研究发现术中人工听骨的放置是影响术后听力效果的最主要因素之一。如镫骨完整，放置部分人工听骨（partial ossicular replacement prosthesis，PORP）的术后听力疗效优于镫骨上层结构缺如后放置的全人工听骨（total ossicular replacement prosthesis，TORP）。因 PORP 的稳定性优于 TORP。听骨选择的过短，术后瘢痕收缩后会影响听力传导；选择的过长，易被排出，且对镫骨环韧带的压迫过大，也会影响听力效果。TORP 与鼓膜最佳的角度不是 90°，而是 45°；顶部带有少许顶尖的钛钢人工听骨能更好地与软骨结合，增加了稳定性；如 TORP 是柱状的，可在其与镫骨底板接触的足部，加一个小软骨片。用小的吸引器管在软骨上打个孔，套接在听骨上，可增加稳定性。

薄厚软骨板的声学传递特征：薄板声音传导功能好，但稳定性不足；厚板反射声波，但足够稳定。

颞肌筋膜和软骨膜的振幅频率曲线显示出其具有较薄的软性膜特点，即其共振峰位在低频。正常鼓膜的曲线较为平滑，在很宽的频率范围内都有很好的传递能力。厚度小于 500 μm 的软骨的频率曲线与正常鼓膜很接近，在 500 ~ 1500 Hz 振幅上没有明显下降。更厚的软骨的振幅会有不同程度下降，耳郭软骨层厚约 1 mm，在 1 kHz 处会有 25 ~ 30 dB 的听力下降。

为保证通气良好的中耳腔有良好的声音传递，应尽可能削薄软骨片。层厚为 500 μm 的软骨片在通气障碍时不会降低鼓膜的抗张力。这种厚度能最大限度地保证声学敏感度和稳定性。

劲度增加（粘连、硬化）影响低频听力，重量增加影响高频听力。

研究发现耳蜗内的声压水平的频率过渡相对平滑。与频率相关的锤骨旋转轴的移动，可能将鼓膜接收的频率变得平滑以后再传至内耳。这种频率的平滑处理最关键的是鼓膜必须完全附着在锤骨柄上，而不是只有脐部。为了保留这种声学特性，术者要注意这个耦合区域，尽可能不要无故松解它。

6.8 相关病损的处理原则

（1）中耳胆固醇肉芽肿

中耳胆固醇肉芽肿主要是中耳（乳突）通气系统功能障碍引起的。颞骨胆固醇肉芽肿是一种黄褐色、黏液样损害，最早由 Manasse（1894年）描述，最常见的部位是岩尖，也是最常见的原发部位。MRI 能准确诊断，特点是 T1 和 T2 加权像均呈高信号，应用 Gd-DTPA 后无增强。如病变仅 T1 加权像呈高信号，则表示可能存在胆固醇结晶、蛋白成分和出血。MRI 可区分与胆脂瘤共存的胆固醇肉芽肿，因胆脂瘤仅在 T2 加权像中呈高信号。

中耳通气系统有咽鼓管、砧骨周围（决定乳突的通气）、上鼓室 3个阀门结构。薄层 CT 及耳镜检查对于提示通气障碍的部位有很大帮助。

1）如何判定咽鼓管的功能。中耳通气系统是一个复杂的系统，咽鼓管只是其中的一个，当然是很重要的一个组成部分。Wullstein 早就提出，砧骨附近是中耳的第二阀门处。此处决定鼓窦和大部分乳突的通气引流情况。上鼓室前后峡决定上鼓室的引流情况。目前还没有特别准确的咽鼓管功能检查。声导抗、鼓室压图、通过穿孔的鼓膜滴注药水、Valsalva 动作等，都是间接检查方法。Wullstein 甚至说，检查咽鼓管最好的方法就是鼓室成形术。Helms 教授在 90% 以上的中耳炎及中耳胆脂瘤术中发现，咽鼓管功能基本正常。由此推断，慢性化脓性中耳炎和中耳胆脂瘤都是儿童时期，有一个阶段咽鼓管功能障碍（最常见的原因是腺样体肥大），此后咽鼓管功能恢复，但中耳病变已成为不可逆的病变遗留下来。耳镜检查结合 CT 检查，可以大致判断中耳引流不畅的部位（见耳镜检查部分）。在鼓膜完整情况下，CT 检查如果发现鼓膜后含气，提示咽鼓管功能尚可。下列情况都提示咽鼓管功能可能存在障碍：腭裂、鼻咽癌及放疗后、半面发育畸形、变应性鼻炎、Samter 三联征、肥胖、吸烟、妊娠、颌面外伤骨折、囊性纤维变和 Kartagener 综合征、胃食管反流等。

2）如何判定乳突的通气（第二阀门）。在鼓膜完整的情况下：若 CT 检查发现鼓膜后含气，而乳突内有阴影，提示咽鼓管功能尚可，主要是砧骨周围引流不好。若是小乳突，于耳内切口，直接开放乳突，保留部分骨桥和砧骨。取小块耳屏软骨封闭鼓窦，乳突直接引流到外耳道即可。若乳突气化良好，甚至过度气化，则采取耳后切口，尽量清除乳突内的气房及病变。开放面隐窝，去除砧骨和锤骨头，彻底开放鼓窦和上鼓室。取 PORP 重建听骨链即可。若外耳道宽大，可参考耳硬化症的手术方法，从外耳道一侧去除部分外耳道后下壁骨质，暴露砧镫关节后，取下砧骨。若耳道狭窄，可开放乳突、面隐窝，然后取下砧骨。

3）如何判定上鼓室的通气情况。若耳镜检查发现松弛部内陷、锤骨柄过度内收，紧贴鼓岬，提示上鼓室通气障碍，最好的处理方式是切断鼓膜张肌（其对上鼓室引流常有负面作用），切除锤骨头（很多情况下需要首先去除砧骨）。若顾忌听力，不去除砧骨，复发概率高。鼓膜张肌硬化的处理不难，用钩刀切断即可，不会影响鼓膜的振动。切断鼓膜张肌后常还能松解锤骨柄与鼓岬的接触。

需要注意的是，咽鼓管球囊扩张和鼓膜切开置管，解决的都是中鼓室通气的问题，不能改善乳突和上鼓室的通气。Post（2001）和 Bothwell 等（2003）的研究表明鼓膜通气管内的生物膜常使已存在的感染迁延和难治。

（2）粘连性中耳炎

一些作者将中耳不张和粘连性中耳炎纳入鼓膜内陷程度分期系统，分别代表鼓膜纤维层渐进性消失的两个阶段：Ⅰ期，鼓膜内陷；Ⅱ期，鼓膜内陷与砧骨接触；Ⅲ期，中耳不张；Ⅳ期，粘连性中耳炎。听骨与内陷的鼓膜接触将导致骨质破坏。

导致中耳不张和慢性中耳炎的另一重要因素是乳突气化程度。乳突是与中耳相通的含气腔，慢性中耳炎时常处于负压状态。与中耳相似，乳突有压力缓冲的作用，能抵抗中耳内压力变化（即 Boyle 定律）。Sade 等对乳突这一封闭系统的研究证实，乳突含气腔越小，其缓冲压力的能力越弱，从而增加了鼓膜对中耳负压的敏感度。

一项随访 5 年的研究，用鼓膜置管治疗复发性急性中耳炎或慢性分泌性中耳炎的婴儿，需要多个通气管，反复鼓膜置管和紧张部内陷的婴儿，最终导致乳突发育不良，各气房系统相应缩小。

粘连性中耳炎的形成原因除了咽鼓管功能障碍外，另一个重要原因是鼓膜损伤，失去固有的网状结构和弹性，老化松弛，抗张力下降，不能抵抗吸引力而发生内陷。这种原因也是造成鼓室成形术疗效欠佳的重要原因。

已发现鼓膜复杂的微结构，特别是中部，损伤后不能完全修复。组织学研究发现，即使是自愈性鼓膜，纤维结构的排列也不能恢复正常。缺乏正常固有层的结构和弹性，就会在气压波动时失去声学的传送特性和稳定性。提示尽量减少鼓膜的有创治疗，如反复切开、置管，以减少鼓膜压力感受器的损伤。

重建鼓膜的特性取决于移植物的特性（大小、质量、硬度）及手术技术（移植物的位置，移植物与听骨链、锤骨柄的连接情况等）。在相同的层厚情况下比较不同材料的硬度，颞肌筋膜和软骨膜明显比鼓膜软。如穿孔面积较大，必须考虑到用这些材料修补的鼓膜对抗静态压力变化的能力不足，缺乏稳定性，在咽鼓管功能障碍时可能发生内陷。软骨肯定比鼓膜厚，因此其硬度更大。其抗压能力与其厚度有关。层厚为 500 ~ 600 μm 的软骨在大气压力变化范围内与正常鼓膜的振动曲线类似，就是说其硬度一样。比较薄的 420 μm 的软骨，曲线变化比鼓膜陡，就是说其硬度较小。在中耳通气正常或有部分通气时，应使用较薄的软骨以达到足够的稳定性。如咽鼓管长期功能障碍，中耳有负压存在，则要使用 500 μm 的软骨片（耳屏软骨厚度大约为 500 μm）进行更稳定的重建。

要想使鼓膜重新具有足够的张力，须切除已与鼓室发生粘连的鼓膜。用抗张力强的材料，如软骨进行鼓膜重建。虽软骨较厚，会减少鼓室腔的体积，但 Merchant 等的研究证明整个乳突腔的体积约为 6 cm³，只要鼓室腔的体积不小于 0.5 cm³，就不会对听力产生很大的影响。长期随访发现 10 年以后，植入中耳的软骨会发生不同程度的软化，但仍然约有 50% 的软骨细胞得以保留，而且将朝向鼓室的一侧软骨膜去除，也有利于减少粘连的发生。

（3）鼓室硬化

鼓室硬化是由复发性中耳炎、慢性中耳炎或留置鼓膜通气管所致。Jaisingghani 等 1999 年研究发现取自慢性中耳炎患者的 150 个颞骨中，有 53 个（35%）存在鼓膜硬化。德国耳鼻咽喉头颈外科学会对鼓室硬化的定义是：①有慢性化脓性中耳炎的病史；②在听骨链周围存在硬化灶并影响听力，才能诊断鼓室硬化。单纯的鼓膜钙化斑，或鼓岬表面、乳突内的钙化，只要不在听骨链附近，不影响听力，就不能称为鼓室硬化症。研究发现，粘连性中耳炎的瘢痕粘连组织内及鼓室硬化症的硬化灶内含有细菌。因此这类疾病手术要注意避免在术中开放内耳。基本原则就是：①手术最后不再使用电钻进行冲洗后，再清理镫骨区。手术过程中，一旦出现内耳暴露情况，应马上用激素浸泡术腔，同时停止使用电钻及冲洗，尽快结束手术。②根据术者的能力来处理镫骨区的肉芽及钙化灶。不是力求完美，而是力求安全。

Smyth 建议对于鼓室硬化的患者手术封闭鼓膜穿孔即可，术后通过配戴助听器来改善听力。Marquet 也认为不能把耳硬化症的镫骨手术技术直接搬到中耳炎的手术中来，手术直接致聋率高于 4%。Gormley 1987 年证明镫骨切除术可导致全聋，长期随访发现仅 7% 患者的骨气导间距在 21 dB 以内，这被认为系病变复发所致。术后如听力改善不满意，可配戴助听器，或进行骨桥手术。

（4）术中出现并发症及再次手术

1）再次手术的适应证。①第 1 次手术出现严重并发症，如面瘫、脑脊液漏、乙状窦破裂出血等情况；②术后不干耳；③要求进一步改善听力。

2）镫骨脱位。立即给予氢化可的松 1000 mg 静脉滴注。部分脱位，立即停止手术，6 个月后再次手术；完全脱位，用筋膜或软骨修补，6 个月后再次手术。

3）术野出现黑血。要迅速做出判断，往往为静脉血，提示乙状窦或其他静脉血管损伤。处理：迅速用手指压迫，若有时间，用一块肌肉压迫，然后用筋膜＋纤维蛋白原凝胶适度加压。最后充分吸引、暴露下开放血管，加压 6 分钟以上。

4）面神经损伤。若仅是热灼伤，则去掉损伤的骨质，暴露面神经，必要时切开面神经鞘膜。

5）迷路开放。立即给予氢化可的松 1000 mg 静脉滴注。

6）脑膜开放。仅是脑膜暴露，可不处理；若暴露范围较大可用颞肌筋膜或软骨膜覆盖；若开放面积＞ 5 mm²，使用软骨修补，立即给予氢化可的松 1000 mg 静脉滴注。

7）耳科医生如何在术中处理耳源性脑脓肿。颞叶脑脓肿约有半数与中耳炎症有关，而小脑脓肿几乎全是耳源性的。如何准确寻找穿刺点非常重要，一般靠近硬脑膜有肉芽处是一个判定点。小脑脓肿多在乙状窦下方肉芽处进行穿刺，穿刺针既不要太细，也不要太粗。太细脓液不易流出，太粗脓液流出过快可能导致脑疝，都要注意。一般选择 5 mL 空针的针头进行穿刺放脓。

8）术中发现脑组织疝出到乳突腔内时，千万不要还纳，可能引起颅内高压。此时要设法切除突出的脑组织，防止脑脊液漏，用软骨片加固骨质缺损处，防止再次疝出。

9）脑脊液耳漏是非常凶险的疾病，需慎重尽快处理。其病因主要为先天发育畸形，最常见的是内听道底缺如，脑脊液反复冲击镫骨区，从镫骨区穿破进入中耳。此时需取大块颞肌，填塞前庭。在人工耳蜗植入术中发生井喷也应如此处理。罕见的耳蜗蜗轴缺损则情况更复杂，面神经常暴露，填塞物需要量大，填的太少压不住，填的太多可能出现面瘫，此时最好在术中进行面神经监测。填塞物可能接触到面神经（术后可能出现一过性轻度面瘫），但又不至于压迫过大。罕见的是儿童颅骨发育障碍，这种情况是最凶险的，整个颞骨都因长期在脑脊液中浸泡变得酥软，轻轻一动就会大块掉下来，往往多次手术仍然无法控制脑脊液漏。在这种情况下，一定要用大块脂肪、肌肉封闭中耳腔，即使可能出现面瘫，相对于生命而言，此时的面神经已经不是首要考虑内容。等到完全控制脑脊液漏，再想办法处理面瘫。

7. 中耳胆脂瘤手术原则

胆脂瘤手术原则有不同的学派和观点，下面主要介绍德国学派（D. Plester、J. Helms、H.Hildmann、H. Sudhoff、K. Jahnke）的观点和自己的一些认知。Plester 于 1979 年详细介绍了中耳胆脂瘤的手术细节，并对胆脂瘤手术进行了长期随访研究，细化了开放和封闭术式的适应证。胆脂瘤有不同的发病机制和表现，对治疗方式和预后都有影响。

7.1 定义

胆脂瘤一词由 Johannes Muller 于 1838 年最先提出。鳞状上皮包含胆脂瘤"基质"，该基质周围由炎性纤维组织包绕。与其字义不符，胆脂瘤基质内并不含有脂肪或胆固醇。胆脂瘤是上皮组织进入中耳，生长破坏中耳及其邻近结构，表现为粘连、内陷、内陷袋等。Da Costa（1992 年）和 Sade（1976 年）发现约 10% 的慢性中耳炎并发胆脂瘤。

7.2 分类

胆脂瘤的分类主要依据不同的产生机制学说。

（1）先天性胆脂瘤

先天性胆脂瘤由胚胎期就已经存在的所谓的"上皮结构"发展而来。以前的诊断标准：与鼓膜上皮无关的、发生在中耳腔或岩骨其他部位的胆脂瘤。Derlacki 的定义：胆脂瘤在鼓膜完整的中耳、乳突生长，无中耳手术史或外伤史；无中耳黏膜炎症及中耳炎病史。但先天性胆脂瘤可伴有反复发生的中耳炎。因此 Levenson 将诊断标准扩大为可伴有中耳炎。鼓膜穿孔、耳流脓和耳手术史（包括鼓膜置管）为先天性胆脂瘤的排除标准。

先天性胆脂瘤的发病机制有不同学说，除上皮细胞通过完整的鼓膜发生移行学说外，还有羊膜反流学说、化生学说及胚胎发育期间上皮异位学说等。

从形态学上来看，先天性胆脂瘤有两种，一种是泥沙样，几乎每个乳突气房都可能存在，多为羊水中混入上皮导致，手术很难保证彻底清除；另一种是大块胆脂瘤组织，相对容易清理，复发率低。先天性胆脂瘤 CT 表现很特殊，为油画样，无法用积液或肉芽解释。

（2）后天性胆脂瘤

后天性胆脂瘤一般是由于自我清除能力丧失形成内陷袋或通过鼓膜穿孔形成。后天性胆脂瘤有 4 种经典的发生机制理论。①上皮移行学说：上皮通过边缘性鼓膜穿孔进入中耳。②内陷袋学说：咽鼓管功能持续障碍造成鼓膜内陷引起的回缩袋形成。③基底细胞层过度增生学说：基底层生角质细胞乳头样深部生长形成胆脂瘤。④化生理论：中耳黏膜上皮可转化为胆脂瘤基质支持化生理论。临床上或组织学检查上多可用前三种理论解释，化生理论只是一种假说，即使用现在先进的分子生物学研究也未能得到证实或排除。

7.3 手术分类

Ernst 早就提出根据胆脂瘤发生机制对手术进行分类，也要考虑术中变化情况。他把胆脂瘤手术分为上鼓室、中鼓室和全鼓室手术。Tos 对这种分类进行了改进，具体如下。

（1）松弛部胆脂瘤

鼓膜松弛部内陷（耳镜下能看清囊袋底）或穿孔（看不见囊袋底，早期常有痂皮附着）在上鼓室形成胆脂瘤，因此也叫上鼓室胆脂瘤。向鼓窦和乳突方向发展，然后转向进入中鼓室。内陷袋形成的主要原因是上鼓室通气障碍（咽鼓管功能障碍：腺样体肥大、胃食管反流等与化脓性炎症无关，这种患者流脓多是继发性的。很多患者可多年保持这种没有感染的状态。这也是为什么过去慢性化脓性中耳炎原来分为单纯型、骨疡型和胆脂瘤型，而新的慢性中耳炎的诊疗指南把中耳胆脂瘤单独列出的原因。有众多研究探讨中耳胆脂瘤的侵袭性，主流观点认为，侵袭性主要取决于炎症程度（包括致病菌、患者本身的免疫力等），而非胆脂瘤本身。上鼓室胆脂瘤如不继发炎症，本身进展相较于鼓室窦胆脂瘤缓慢，多顺着砧骨的外侧发展进入乳突，听骨链的破坏出现的较晚，听力下降出现的也较晚，并发症相对较为少见。手术一期清除胆脂瘤＋听力重建的可能性较大。预后多较好。

（2）鼓室窦胆脂瘤

发生在鼓膜紧张部后上部分，由边缘性穿孔或内陷袋发展而来，逐渐向镫骨区域发展，进入鼓室窦和中鼓室。通气障碍多发生于锤骨柄。前鼓室和乳突一般不受侵犯。与感染炎症有关，侵袭性强，顺着镫砧骨向乳突发展。听骨链的破坏出现的较早，听力下降可能在早期出现。这种类型出现并发症的风险更大。预后较差。

（3）紧张部回缩袋胆脂瘤

原因是紧张部鼓膜发生粘连或紧张部出现大穿孔，病变常向咽鼓管鼓室口和上鼓室扩展。

（4）平面生长的胆脂瘤

"表皮病（epidermosis）"是一种特殊类型胆脂瘤，上皮在鼓膜下面平面生长，TB Huy 认为其是锤骨柄表面的穿孔造成的。跟边缘性穿孔一样，胆脂瘤直接贴着骨面生长。此处胆脂瘤较易剥离。此时即使穿孔很小也要切除大部分鼓膜，以防止鼓膜内侧有上皮生成。

（5）外伤后胆脂瘤

医源性或外伤后（鼓膜穿刺、切开、置管等），上皮进入中耳形成胆脂瘤。

（6）术后胆脂瘤

要想评价手术疗效，区分是前次手术未彻底清除病变（中耳腔有上皮残留）还是复发很重要。后者是因为中耳术后致病因素没有消失，新形成的胆脂瘤。

（7）外耳道胆脂瘤和无菌性骨坏死

常发生在外耳道底，其下骨质常坏死。可能与机械刺激有关，如常用硬物挖耳等，引起骨膜炎和骨质坏死。外耳道胆脂瘤通过慢性炎症、活动性上皮增生及角质碎屑的堆积使底部骨质发生坏死。这种情况下外耳道上皮的自洁能力多丧失，需要定期到医院清理。

7.4 流行病学

胆脂瘤的流行病学资料不多。Nager 1925 年对 12 000 例慢性中耳炎患者的研究发现其中 1/3 为胆脂瘤。Harker 1977 年报道美国艾奥瓦每年新增胆脂瘤为 6 例 /10 万人，发病率为 0.01%。Tos 发现在丹麦每年的发病率为 3 例儿童和 12.6 例成人 /10 万人。芬兰（1999 年）每年胆脂瘤新增病例为 9.2 例 /10 万人，没有发现低收入人群的发病率更高，72.4% 的胆脂瘤患者有反复发生的中耳炎。Jensen 等对丹麦 1979—1983

年的流行病学研究发现，每年胆脂瘤新增病例为 10.9 例 /10 万人，累积危险男性（1.1%）明显高于女性（0.7%）。伴有慢性咽鼓管功能障碍者更为好发，腭裂患者的发病率比正常人高 20 倍。Kim 报道韩国的胆脂瘤发病率相对较高，为 0.5%；而大不列颠格陵兰岛的因纽特人发病率特别低，仅为 0.005%；阿拉斯加爱斯基摩儿童的发病率明显较高，为 1.1%；澳大利亚土著居民的后代发病率为 0.1%，明显较高。

Hildmann 研究双侧胆脂瘤发病率结果为 14%，非裔美国人的发生率很低。1978 年美国国家健康统计中心报道的发病率相对较低，为 4.2 例 /10 万人。胆脂瘤流行病学特点和发病率可能与居民结构、人种和耳科医生水平有关。

7.5 组织病理学特性

胆脂瘤常伴有慢性炎症，其特点是持续生长并进行性破坏中耳上皮和骨性结构。现在还不完全清楚哪些机制和因子在胆脂瘤上皮过度增生过程中起主要作用。研究发现可能与胆脂瘤基质的生角质细胞的增殖、分化、化生情况发生了变化及基质周围成纤维细胞的活性变化有关。这些病理改变是侵入中耳腔的上皮出现细胞碎屑的堆积和破坏造成的。这些碎屑会产生和释放各种不同因子，造成胆脂瘤不断生长，因此清除这些碎屑很重要。胆脂瘤上皮与正常外耳道上皮无法区分。彻底清除病变，通畅引流，改善通气后，病变会失去侵袭性。如能确定没有其他上皮残留，胆脂瘤上皮也可用于覆盖乳突腔。增殖过快时，被视为是"侵袭性"生长的胆脂瘤。

（1）内陷袋处理

内陷袋可逐渐形成胆脂瘤，扩展到上鼓室、鼓室窦或进入中鼓室形成紧张部胆脂瘤。只有少部分回缩袋会发展成胆脂瘤。受内、外炎症刺激（如中耳炎、慢性外耳道炎、上皮脱屑堆积）影响，在内陷袋基底出现乳头状深部生长，形成胆脂瘤。只要自我清除机制存在，上皮能自行脱落，就不会形成胆脂瘤。因此要定期清洁内陷袋，并观察是否能完全看清内陷袋底。

（2）开放乳突腔上皮

开放乳突腔的上皮没有胆脂瘤上皮的破坏性。主要原因是引流通畅时，脱落上皮可自行排出。但较大术腔易发生排出障碍。

（3）听小骨

Steinbach 等研究发现胆脂瘤术中取下的用于听骨链重建的听小骨中约有 50% 有潜在炎症，并非胆脂瘤上皮破坏造成，而是因为上皮下骨质和骨小管的炎性分解。因此这种听骨缺乏稳定性，若使用自体听骨会造成胆脂瘤复发。Helms 等建议，原则上自体听骨不用于胆脂瘤的治疗，包括慢性中耳乳突炎患者自体听骨重建听骨链。

7.6 病史及术前检查

（1）病史

病史常无特异性。可有偶尔或持续耳流脓，可伴有腐臭，耳痛罕见。胆脂瘤可长期无耳流脓，只是在耳科门诊偶然发现。如平衡、听觉器官或面神经受侵，可出现眩晕、传导性聋 / 感音神经性聋、耳鸣及面瘫。无前驱症状的颅内并发症很罕见。

（2）耳镜检查

显微镜下检查对诊断很重要，显微镜下可看到典型松弛部内陷袋 / 上鼓室胆脂瘤及边缘性穿孔形成的鼓室窦胆脂瘤，有时可看到息肉，特别是在鼓膜后上部分或上鼓室处发现有息肉，常提示此病，此时不一定能看到胆脂瘤上皮。鼓室窦胆脂瘤也可看到砧镫关节处鼓膜内陷。完整鼓膜呈白色提示鼓膜后可能有胆脂瘤。若有中耳炎手术史提示胆脂瘤残留或复发。鼓膜下方出现的新生物要特别小心，需除外颈静脉球体瘤。盲目活检或手术很容易造成大出血！

未侵犯鼓室的先天性胆脂瘤，鼓膜无特殊表现。部分侵犯迷路周围的先天性胆脂瘤只有不确定的眩晕表现。儿童分泌性中耳炎鼓室积液可掩盖胆脂瘤。模糊不清的乳突可掩藏着范围较大的胆脂瘤。

在个别情况下术前耳内镜检查对诊断有一定补充作用。鼓膜中央型穿孔只有在非常好的情况下才能用内镜检查听骨链情况。通过咽鼓管用内镜检查中耳情况至今仍不满意。如将来分辨率达到更好水平，对确定胆脂瘤术后残留或复发有重要意义。术中也可在特定情况下使用内镜。

（3）微生物学

胆脂瘤合并感染最常见的致病菌常是绿脓杆菌、金黄色葡萄球菌、变形杆菌或厌氧菌，以及革兰氏阴性葡萄球菌。胆脂瘤包囊周围常有包括厌氧菌在内2～3种细菌的混合感染。用棉签擦拭取样培养时要注意不要与外耳道本身菌群混淆。

胆脂瘤患者的治疗原则是手术治疗。抗菌药物无意义，但可用于治疗并发症或术后炎症。胆脂瘤引起的耳源性脑脓肿常有厌氧菌感染，如脆弱拟杆菌。

（4）瘘管症状

胆脂瘤侵蚀半规管，90%是水平半规管，用波氏球在外耳道升减压，可观察到眼震出现，患者自感眩晕。但这种症状并不稳定，瘘管征阴性不能除外半规管破坏。Kleinsasser报道的56例术中证实有半规管瘘管形成的患者只有61%瘘管征阳性。其中10例术前已有内耳侵犯。即使水平半规管被完全侵犯，也可能瘘管征阴性，且听力无明显下降。此时可能是半规管发生骨化，对内耳有保护作用。如病变范围很大，或前期手术造成外耳道后壁严重破坏，用器械探压瘘管区可诱发瘘管征。

（5）听力学检查

音叉试验验证纯音检查结果很重要。如双侧听力相差较大，特别是患侧有严重感音神经性聋，听力计掩蔽常不完全。了解患侧听力真实情况，决定手术是否能改善听力，在健侧噪声掩蔽下行言语识别检查很重要。如对高声分辨差，手术可能不会明显改善听力。如术前骨气导差较小，术前与患者谈话时要说明，声音可能是通过胆脂瘤进行传导（假性听力）的，即使术前听骨链完整，胆脂瘤侵犯听骨时可能不得不取下部分听骨。言语测听能提供更好证据。听性脑干反应（auditory brainstem response，ABR）检查可用于儿童或残疾人。耳声发射在此没有价值。

（6）咽鼓管功能检查

现在还没有可靠的方法可以在鼓室成形术前了解咽鼓管功能。咽鼓管功能障碍常见于颅面发育畸形，特别是腭裂。口面肌肉功能障碍也可出现类似症状，如 Down 病，可出现颅面畸形和口面肌肉功能障碍影响咽鼓管功能。面中部轻度畸形也可影响鼻咽部通气从而造成咽鼓管功能障碍。已证实面中部狭窄的人两个前磨牙之间的距离与咽鼓管宽度有关，硬腭较高的人鼻中隔较短，鼻腔较窄。Koch 观察到 2/3 粘连性中耳炎的患者，咽鼓管功能下降，这也是造成中耳通气障碍、鼓膜弹性及回位能力下降的原因。还不完全清楚咽鼓管功能障碍在胆脂瘤形成过程中所起的作用。对 123 例胆脂瘤手术患者术后半年随访发现再次鼓膜穿孔的发生率为 3.2%。伴有乳突炎的患者术后再次穿孔的发生率更高。术后再次穿孔不是胆脂瘤残留或复发引起的，后者引起的鼓膜再次穿孔的发生时间应该更长一些。此现象提示在胆脂瘤引起的中耳病变中，咽鼓管功能异常者罕见。Fisch、Helms 等很多著名耳科大家认为，慢性化脓性中耳炎、中耳胆脂瘤术中发现咽鼓管功能障碍的比例并不高，一般不超过 5%，提示这些疾病可能是儿童时期某个阶段存在咽鼓管功能障碍（如腺样体肥大），成人后咽鼓管功能恢复，但中耳病变遗留下来。鼓室窦胆脂瘤通气障碍常发生在锤骨柄与鼓岬之间，而中鼓室通气很好。最新观点认为，胃食管反流是造成咽鼓管功能障碍、积液性中耳炎最重要的因素。值得注意的是胃食管反流也是儿童腺样体肥大、反复出现鼻及鼻窦炎最重要的因素之一。

（7）影像学检查

术前应常规进行 CT 检查。CT 能看清病变范围、迷路瘘管及骨质破坏情况。精细技术能发现听骨链的破坏情况。乙状窦前移一般需要采用耳内切口。席氏位 X 线片能反映中颅窝和乙状窦的位置及乳突气化情况，有助于手术计划制定。乳突气化明显不好时采用封闭术式没有意义。X 线片很难判断病变范围。胆脂瘤的 MRI 影像表现缺乏特异性，T1 显示为低信号，T2 显示为高信号。使用造影剂后 T1 像可显示病变范围边缘，与胆脂瘤周边的肉芽组织有关。怀疑颅内并发症或病变范围很大时，MRI 检查有助于胆脂瘤与肿瘤的鉴别诊断。

7.7 手术技术

（1）麻醉

成人多可在局麻加强化（镇静）或全麻下进行。

（2）手术基本原则与技术

手术最基本的原则是：①彻底清除胆脂瘤，防止残留复发；②通畅引流；③保留或重建功能（听力功能、外耳道后壁的处理等）。如胆脂瘤侵犯听骨链，有时需牺牲听骨链以确保安全。迷路瘘管或胆脂瘤侵犯迷路，有时须牺牲内耳功能。

（3）手术径路

1）上鼓室胆脂瘤：局限性上鼓室胆脂瘤，可以采用耳内切口，按照 Helms 教授的话说，following the pathology，如乳突气化不好，从前往后开放；如气化适中，可用一个小钻头在鼓窦区域开一个小孔，探查胆脂瘤的病变范围；如鼓窦已有侵犯，则继续扩大。个别情况下可用耳内镜检查胆脂瘤是否已彻底清除，特别是鼓室窦、鼓窦及其他用显微镜很难直视的区域。这样不用磨除过多骨质，便于术后重建。可用耳屏软骨＋软骨膜重建盾板。值得注意的是，被胆脂瘤上皮或肉芽接触（包裹）的听骨内，已有研究证实有破骨细胞存在，原则上是不安全的。且之所以发生上鼓室内陷袋，即因上鼓室通气引流障碍。因此现在不主张保留锤骨。但想去除锤骨，须首先切除砧骨，然后切除锤骨头，尽量保留锤骨柄。常需切断鼓膜张肌，这时才能把紧贴在鼓岬上的鼓膜提起来。如锤骨柄下方还有胆脂瘤，则需一并切除锤骨柄。仔细分离，尽量保留鼓索神经，尤其是双侧都有病变时。然后用钛钢PORP 听骨重建听骨链。首次胆脂瘤手术，用耳屏软骨重建较小的盾板缺损，用软骨条或削薄的软骨片加强鼓膜后部，保留外耳道侧的软骨膜，此技术可保证鼓窦有稳定通气。

2）鼓室窦胆脂瘤：鼓室窦的病变往往最重。耳内切口暴露鼓室窦的视野优于耳后切口。此处的病变往往导致镫骨底板上层结构被破坏，乳突的病变也较重。多需用 TORP 钛钢人工听骨进行听力重建。而 TORP 的效果一般不如 PORP。若底板也有问题，如过薄，则需用软骨膜或颞肌筋膜加固。若有损伤，此时一定要看周围炎症的轻重程度了。若仅是胆脂瘤上皮，可在尽量保证不开放内耳的情况下仔细清理胆脂瘤上皮。若炎症很重，内耳（水平半规管、鼓岬、镫骨底板）已有破坏，则考虑分期手术，以免出现迷路炎导致全聋。二期手术彻底清除胆脂瘤后，用带有软骨膜的小块软骨，重新覆盖前庭窗（新的镫骨），然后再放 TORP。

（4）开放与封闭术式

首先，这个概念的提出，不是针对胆脂瘤切除的，而是针对术后换药定出的。有些术者错误理解了这个概念，在胆脂瘤还没有切除前就考虑完壁还是开放是错误的，容易引起胆脂瘤残留。须考虑胆脂瘤的发生机制，且要掌握致病因素是否持续存在。乳突气化情况、咽鼓管功能情况、患者年龄及能否随访、对侧耳情况对术式的选择很重要。原则上术式的选择还要考虑病变的部位和范围。实际上手术医生的经验，偏爱某种术式对手术方式的选择也有很大影响。开放与封闭的基本原则：当乳突气化正常、咽鼓管功能正常、儿童患者、便于随访观察、病变范围较局限时最好采用封闭术式；当乳突气化不良（硬化型小乳突）、乙状窦前移、天盖下垂、咽鼓管功能障碍、老年患者、不能随访及病变范围广泛时最好采用开放术式。长期随访观察发现，只有对不同类型和范围的胆脂瘤采用不同的方式才能取得更好的远期疗效。初学者及完壁术式复发率很高，须严格掌握手术适应证，须由特别有经验的医生完成。

Hildmann 对封闭术式的定义：只有保留或重建外耳道后壁，且有通气的鼓窦存在，才称为封闭术式。这样能保证鼓室深度基本正常，保留或重建听骨链的振动性能良好。把外耳道后壁骨质取下，乳突开放后，把后壁放在乳突腔做部分填塞；或用耳软骨做类似处理的技术不是完壁术式，因没有含气鼓窦存在。

封闭技术主要的手术适应证是中鼓室的外伤骨折及先天性胆脂瘤，此时中耳通气多正常。当骨折线正好穿过咽鼓管时则不能采用封闭术式。

封闭术式能基本保留或重建正常功能。前提是患者解剖及病变情况较好，术者技术良好，咽鼓管有良好功能，并能保证彻底清除胆脂瘤上皮。常用耳屏或耳郭软骨重建外耳道后壁。

开放术式绝对适应证是小乳突、乳突气化不良及乙状窦前移。当咽鼓管功能出现障碍时不宜行保留听力手术。如不能彻底清除乳突内胆脂瘤，也要采用开放术式。老年患者也应尽量采用开放术式。如不能保证随访，开放术式更安全。在所有上述情况下要尽量缩窄术腔，提高术腔自我清除力。现已不再进行传统的乳突根治术。原则上应对中鼓室进行完全封闭。如要保留或重建外耳道后壁，则须二期手术翻查，儿童一般在术后 1 年进行，成人患者至少在 2 年后进行，因残留胆脂瘤生长较为缓慢，短时间内翻查很难识别。

术前就应考虑是采用封闭还是开放术式。从外耳道顺着胆脂瘤的扩展方向逐步去除外耳道后壁和（或）上壁，直到能完全看清整个病变范围。此技术适用于乳突气化不良或基本正常的患者。后者在术后既能够保证术腔有自我清除能力，又能降低复发率。而乳突过度气化时，手术难度大、费时且术后不易干耳。

想达到小的能够自我清理的开放乳突腔最主要的方法是让外耳道

口足够宽大。可切除部分耳甲腔软骨，其背面的软骨膜还可用于覆盖乳突腔和缩窄术腔。当然首先要尽量去除外耳道口处的骨质。彻底清除胆脂瘤后，削低面神经嵴，向下扩展，用金刚砂钻头刨光术腔，使术腔没有突出的骨嵴。对气化不良的乳突这样做就足够了。

当乳突过度气化时，要向下去除皮质骨直到乙状窦，这样能明显降低术腔高度。未与胆脂瘤接触的骨质，可在研磨过程中有意识地保留，并用于缩窄术腔。另外还要开放乳突尖，直到最下面保留薄薄的可松动的骨片，其上有胸锁乳突肌附着，它可进一步缩窄术腔。用这种方法治疗过度气化的乳突，开放术后也能保证术腔有自我清除能力。

为使术腔快速上皮化，也可保留或把取下的胆脂瘤上皮重新放回术腔，但前提是胆脂瘤上皮没有炎症反应，且放在光滑的骨面，骨面下没有未开放的气房。

（5）填塞技术

填塞或部分填塞的前提是保证所有胆脂瘤已完全清除。如稍有怀疑胆脂瘤未完全去除，则应只用带有软骨膜的软骨覆盖术腔。缩窄术腔的术式多用于再次手术，很少用于初次手术。再次手术能更加确定胆脂瘤上皮已完全去除，清除术腔炎性组织，然后再用上述方法缩窄术腔。填塞乳突腔的常用材料有 Palva 肌骨膜瓣、骨粉、软骨、骨性替代材料（三磷酸钙生物陶瓷、BMP 等）。可用上述方法完全或部分填塞乳突腔。Palva 肌骨膜瓣由 Leland 早在 20 世纪初就进行了报道，再次手术发现这种转瓣常瘢痕化。这并不完全是缺点，瘢痕化使其大小相对保持稳定。可用与吸引器连接的玻璃连接管或 Freer 设计的解剖器收集骨粉。可用骨粉填塞外半规管、上鼓室及迷路周围不能直视的骨沟。小的骨沟也可用带有软骨膜的软骨块修补。

生物陶瓷，如三磷酸钙生物陶瓷作为骨替代材料可用于完全或部分填塞乳突腔。如大范围使用这种材料，其表面必须覆盖带有软骨膜的软骨或肌骨膜瓣。如前期手术术后遗留大的乳突腔，再次手术时需缩窄乳突腔。不用过低削低面神经嵴，可用生物陶瓷填平过深的骨沟。如硬脑膜大范围暴露，也用人工硬脑膜加生物陶瓷处理。

（6）听骨链重建

胆脂瘤手术中的听骨链重建原则与鼓室成形术的一般原则没有太大区别。大多数情况下患者自体听骨不能用于听力重建。欧洲现在普遍使用的是金属和生物陶瓷人工听骨。

胆脂瘤手术听骨重建要考虑的是，患者自体或同种异体听骨可能与镫骨发生粘连甚至骨融合，再次手术很难分离。人工听骨则容易分离。原则上去除胆脂瘤与听力重建应在一期手术完成。特殊情况下才考虑分期手术治疗，如个别情况下不能把位于卵圆窗和镫骨两足之间的胆脂瘤上皮可靠地完全清除时，可分期手术治疗。再次手术时，上皮会形成上皮珠，易分离。有时可能由于营养缺乏，少量胆脂瘤上皮也会自行消失。如考虑一期手术后很难达到满意的听力疗效，二期手术改善听力更有意义。

人工听骨与鼓膜之间常规使用软骨片可避免排出反应，还可减少回缩袋形成，减少复发。传统的Ⅲ型鼓室成形术，常规在镫骨头上加软骨片，可加强鼓膜抗张力，可靠改善卵圆窗通气。此技术主要用于开放乳突腔。传统的Ⅳ型鼓室成形术，用带有软骨膜的耳屏软骨覆盖，能保证圆窗最理想的声音传递，使圆窗得到可靠的良好通气。手术处理不仅与术侧情况有关，也要考虑对侧情况。

下列情况应放弃听骨链重建：①卵圆窗有肉芽的大多数情况下；②镫骨底板被破坏。

（7）鼓膜修补

目前只用自体组织修补鼓膜穿孔，如颞肌筋膜、软骨膜、软骨等。①颞肌筋膜：优点是便于取材，可能导致瘢痕化的纤维层很少；且操作简便，与鼓膜下缘能很好附着。缺点是颞肌筋膜比软骨膜薄，且有萎缩倾向。②软骨膜：软骨膜可取自耳屏软骨或耳郭软骨。其韧性较好，但与鼓膜的吸附性不如颞肌筋膜，须仔细操作。缺点是从耳屏软骨取下的软骨膜大小有限，且需另做一个切口。③软骨：现在有多种软骨技术。朝向鼓室一侧的软骨不带软骨膜，能减少中耳粘连。软骨修补鼓膜穿孔的优点是抗张性很好，能减少回缩袋的形成，且基本上不萎缩。特别适用于大的鼓膜穿孔、咽鼓管功能障碍及粘连性中耳炎。使用人工听骨时加用软骨片能减少人工听骨的排出反应。岛状技术软骨的振动性能最好。根据需要可将软骨削薄，现有专门的软骨削薄装置。

条栅状软骨技术是另一种既能保证良好振动又能提供较好抗张性的方法，把软骨切成 5 条，每条 1.5 ～ 2 mm 宽，朝向外耳道的一面带有软骨膜。这种材料不用再使用薄层皮片或筋膜。缺点是操作难度比筋膜或软骨膜大，特别是鼓膜内陷明显时。软骨比其他鼓膜修补材料厚，故用软骨修补鼓膜穿孔会减少鼓室容积，再次手术掀起外耳道鼓膜瓣时也较困难，常需去除前次手术放置的软骨材料，重新进行更换。使用条栅状软骨技术时，在条栅之间有上皮侵入，因此要注意软骨条应排放严密。使用软骨的另外一个缺点是不易发现胆脂瘤残存或复发。

7.8 再次手术

首次手术采用封闭术式,再次手术翻查非常重要。二期手术另外一个适应证是改善听力,但原则上第 1 次手术都应尽可能改善听力。

再次手术的主要手术适应证:胆脂瘤复发、鼓膜穿孔、改善听力、术后一直不能干耳、出现早期或晚期并发症(如脑膜脑膨出)等。

再次手术首先要考虑胆脂瘤发生机制及前次手术情况,特别要注意咽鼓管功能。鼓膜再次穿孔和严重粘连提示咽鼓管功能障碍,即使再次手术,乳突也很难获得良好通气。此时多采用开放技术或乳突填塞技术。胆脂瘤重新生长有时很难区分是残留还是复发。

(1)胆脂瘤残留

唯一主动的在第 1 次手术中少量保留少量胆脂瘤上皮的情况是:术中炎症明显,耳蜗或半规管瘘管处有胆脂瘤上皮,为避免开放内耳引起全聋,此时可暂时保留胆脂瘤上皮,于二期手术时清理。

非主动的主要原因是未能彻底去除中耳上皮。视野受限是主要原因。因此术中必须扩大手术视野,能看清每个角落。对乳突气化良好、范围较大的胆脂瘤,采用扩大乳突开放 + 面隐窝开放、保留外耳道后壁的技术(即所谓的 IBM 手术)很难彻底清除鼓室窦胆脂瘤,这种手术现已基本放弃。

残留胆脂瘤常在二期手术翻查发现。胆脂瘤术后再次出现面瘫、眩晕或听力下降可能提示胆脂瘤残留。影像学检查有助于早期发现胆脂瘤。很小的或平面生长的胆脂瘤由于术后解剖发生了改变,所以很难被发现。也可通过一个小手术,在乳突或鼓窦开放一个小孔进行探查。

胆脂瘤残留的手术原则无特殊性,但只要前次手术是胆脂瘤手术,就必须在二期手术翻查时检查中耳所有部位。胆脂瘤残留好发部位见于上鼓室（多在前部），中鼓室有时可见上皮珠。下鼓室和乳突较为少见。这些部位如有胆脂瘤残留较麻烦，会侵犯迷路上、迷路后和迷路下。由于部位深在，且范围较大，需要花费很长时间彻底开放，且术后多需功能重建。个别情况下可能需要暴露中或颅后窝脑膜以更好看清迷路周围胆脂瘤。

若前次手术胆脂瘤仅限于中鼓室，术中怀疑卵圆窗可能有胆脂瘤残留，再次手术可经外耳道，直接暴露卵圆窗，检查有无胆脂瘤残留。

（2）胆脂瘤复发

胆脂瘤复发的主要原因是咽鼓管功能障碍和（或）上鼓室胆脂瘤术后未加强或重建外耳道后上壁、使用的软骨条脱位、上皮移行进入中耳。彻底清除上皮内陷袋后，采取封闭术式或开放术式取决于咽鼓管功能情况。如疑咽鼓管功能障碍，最好采用开放术式。长期随访发现，术后多年还可出现胆脂瘤复发。故胆脂瘤术后要长期随访，特别是对于儿童和年轻人。

如胆脂瘤再次在鼓室以鼓室窦胆脂瘤或紧张部胆脂瘤形式复发，再次手术彻底清除胆脂瘤上皮后，用软骨重建鼓膜非常重要。但要注意软骨与鼓岬之间的距离。采用条栅状软骨技术时，要注意软骨条之间缝隙要足够紧密，以防上皮从软骨之间进入中耳，造成胆脂瘤复发。

（3）术后不干耳

胆脂瘤术后需要再次手术的适应证是术后术腔视野差，不能直视全部术腔；胆脂瘤残留或复发；反复或持续耳流脓不能干耳。不能干耳的主要原因是鼓膜复发性穿孔，术腔黏膜始终发炎，上皮化不完全，未能彻底开放所有病变气房，导致术腔引流不畅等。再次手术之前一定要仔细清洁术腔，分析术后不能干耳的原因，再次手术一定要达到以下结果：①外耳道口足够宽大；②保证鼓膜和外耳道彻底上皮化；③面神经嵴不能过高；④乳突腔能够达到自洁，能看清全部术野没有胆脂瘤残留。

显微镜下不能完全直视区域，可用内镜检查。再次手术最好选用耳后切口，因其手术视野更好。小心避免损伤已暴露的乙状窦。仔细开放未开放的气房，削低面神经嵴，让乳突至外耳道的引流保持通畅。尽量采用开放术式。若采用封闭术式或填塞术式，就不用将面神经嵴削的过低。此时要保证完全清除所有胆脂瘤上皮，使用的封闭材料如骨粉和生物陶瓷中也有可能混入胆脂瘤上皮。

（4）二期听力重建

一期未进行听力重建的患者及一期听力重建失败的患者，须进行二期听力重建。

（5）儿童先天性胆脂瘤

以往推荐术后1～2年进行手术翻查。但随着影像学技术的进步，目前可通过 DWI 等技术判断有无胆脂瘤，从而避免二次手术。

7.9 常见失误和并发症

应告知患者胆脂瘤是一种可危及生命的疾病，第1次手术主要目的是彻底清除病变。功能重建要根据术中情况，尽可能一期手术。但某些情况下，不能一期手术重建听力，需行二期手术。特别是儿童和年轻人要向家长交代上述情况。术前检查应除外内耳病变。

良好的手术视野能减轻手术难度。首先应扩大外耳道口。取下外耳道后壁皮肤有助于使用电钻研磨。取下的外耳道皮瓣可在手术结束时作为游离移植物放回，覆盖骨面，不会影响术后愈合。对于范围很大的胆脂瘤要尽早识别解剖标志。应在卵圆窗外侧识别面神经，并确定面神经在乳突内的走行。削低面神经嵴，直到透过薄薄的骨质能隐隐看到面神经，这样能保证手术快速安全进行。

（1）脑膜暴露和脑疝

小片脑膜暴露没有危险，大片脑膜暴露有引起脑疝的危险。如天盖骨质缺损超过1 cm，需用软骨或骨片加固硬脑膜。如脑膜有损伤，需常规使用抗菌药物。如发生脑组织疝出，且不能将疝出的脑组织复回颅内，有引起脑疝的危险。应将疝出的脑组织切除，再用筋膜或其他材料修补，然后用软骨或骨片加固。

（2）迷路瘘管

不是所有的迷路瘘管患者术前都有阳性迷路瘘管征。90%以上的迷路瘘管见于水平半规管，如胆脂瘤范围很大也可同时侵犯其他半规管。轻压镫骨可在暴露的瘘管处见到波动。有必要对迷路瘘管进行分度。胆脂瘤上皮侵入半规管内罕见。上半规管腹侧和迷路周围的胆脂瘤很难被发现。原则上应去除瘘管处的胆脂瘤上皮。可用"水下技术"处理迷路瘘管处的胆脂瘤上皮。即往术腔加注盐水，在水中操作，即使瘘管较大，也有望保留内耳功能。彻底清除瘘管处胆脂瘤上皮后，用骨粉填塞瘘管，然后用带有软骨膜的软骨封闭瘘管，填塞的半规管多在半年后骨化。原则上对迷路瘘管不采用开放技术。值得注意的是，即使半规管破坏严重，仍有部分患者有听力。

（3）面神经暴露

范围很大的胆脂瘤术中可见面神经裸露，但术前没有面瘫，这种情况50%以上伴有迷路瘘管。复杂情况下，可通过鼓岬卵圆窗和圆窗的位置识别面神经。术中不是必须使用面神经监护仪。

如面神经有损伤须立即重建。如面神经出现部分损伤，过去处理方法是切断面神经，取耳大神经进行神经移植。对面神经痉挛进行面神经梳理术后发现，有意识地切断部分神经后，部分损伤的神经功能可以很好恢复。如完全离断，做断端的端端吻合效果比神经移植好。

（4）乙状窦血栓和耳源性败血症

如乙状窦不慎暴露，建议仔细地削薄暴露处骨质，用带有软骨膜的软骨进行修补。乙状窦小损伤，如穿刺造成的出血，用纤维海绵或小块肌肉填塞即可。只有较大损伤才用填塞法。

乙状窦血栓主要是由炎症扩散到乙状窦周围引起的。诊断靠使用造影剂后进行 MRI 检查。MRI 还能发现颅内其他病变，如明显水肿。原则上应首先清除中耳病变。感染严重时行乙状窦穿刺。如证实有血栓形成，需使用小剂量肝素。只有血栓同时伴有感染才考虑结扎颈静脉，以防带有细菌的血栓脱落造成败血症。术后要考虑到有可能出现的耳源性脑水肿。

（5）脑膜炎和脑脓肿

耳源性脑膜炎是持续中耳炎症通过破坏的骨质、血管、神经或迷路引起的。耳源性脑膜炎或脑脓肿当然要去除病因，即胆脂瘤。彻底清除乳突和上鼓室的胆脂瘤后，用金刚砂钻头刨光鼓室和乳突天盖，识别可能引起颅内病变的天盖缺损处，首先要确定有无硬膜外脓肿，使用能穿透血脑屏障的大剂量抗菌药物。如有脑脓肿形成，需神经外科治疗，治疗主要依据患者的全身和局部情况，脓肿的部位、大小、成熟度。现在首选在影像导航下行脓肿穿刺。试验性穿刺由于有引起感染扩散以及增加脑损伤的可能，现在不主张进行。

（6）硬膜外脓肿

硬膜外脓肿需一直暴露到正常脑膜，然后引流。在这种情况下与其他颅内并发症一样不宜去除外耳道后壁，否则颅骨内板直接与感染的乳突腔相邻。

（7）残余听力耳

胆脂瘤手术有全聋可能。残余听力耳的手术要特别小心。范围很大的胆脂瘤要尽早分离砧镫关节。要放弃为改善听力在镫骨周围的操作。如进行听骨链重建，应选择特别可靠的技术，如经典Ⅲ型鼓室成形术，在人工听骨上加软骨片。人工听骨应选择稳定性好的听骨材料。原则上残余耳胆脂瘤手术应在经常进行中耳手术的医院，由经验丰富的医生进行。

7.10 老年胆脂瘤

从麻醉安全角度看，老年胆脂瘤患者手术的最大年龄没有限制。有感知障碍的老年患者胆脂瘤发生并发症的概率明显增加，因这种患者无法早期发现症状，与外界沟通能力也很差，听力下降多归结于老年性聋，很少想到中耳炎胆脂瘤。这些老年群体很难经常进行正规体检，明确诊断需很长时间。老年患者应首选开放术式，绝大多数老人都有明显乳突气化不良。60岁以上老年患者胆脂瘤术后，复发概率很低，这种患者可用助听器改善听力。

7.11 儿童胆脂瘤

很多学者认为儿童胆脂瘤的侵袭性比成人更大，且生长速度更快。Sheehy等研究了181例儿童胆脂瘤，其中8例有迷路瘘管，1例面瘫。未发现颅内并发症。相反843例成人胆脂瘤并发症的比例更高。对胆脂瘤炎性包膜内EGF、TGF-α和FGF-2等生长因子的研究发现其与炎性反应的程度有关，与年龄无关。乳突气化程度一方面可能与遗传有关；另一方面可能与乳突炎引起的乳突硬化有关。儿童乳突常有较多气房，胆脂瘤上皮可侵入，这也是儿童侵袭性胆脂瘤的比例更大的解剖学原因。结论是成人与儿童胆脂瘤的并发症如听骨链破坏、生物学环境没有差异，侵袭性取决于乳突气化情况、病程长短及胆脂瘤包膜炎性反应程度。儿童乳突气化更好是儿童胆脂瘤残留、多发的原因。儿童持续性咽鼓管功能障碍可能也是一个重要原因。儿童另外一个特点是术前诊断更困难，如术后不能马上痊愈，术后儿童换药也很困难，特别是年龄小的儿童。儿童胆脂瘤手术采用开放术式还是封闭术式也要考虑。原则上对所有儿童患者均采用封闭术式，术后 1 ～ 2 年进行再次手术翻查。这样能使之正常生活，大大减少了换药麻烦。即使采用开放术式，由于范围较小，中鼓室胆脂瘤复发率较高，常需二次手术。开放术式由于儿童骨新生作用促进术腔自洁，术腔会逐渐缩小，很难直视清楚。

真正的复发性胆脂瘤向鼓窦方向发展，建议二期手术行开放术式，若能确定彻底清除了所有胆脂瘤上皮则可用 Palva 肌骨膜瓣缩窄术腔。

原发性胆脂瘤毫无疑问是一种特殊类型。Michael 报道儿童先天性胆脂瘤最典型的部位见于前上鼓室，首发症状经常是鼓室积液，随后在锤骨柄后面隐隐可见到白色。如能早期发现这种类型的胆脂瘤，手术一般不用开放乳突。有时胆脂瘤起自匙突前面，术中需切除锤骨柄，需行听骨链重建。先天性胆脂瘤建议采用封闭术式，且多需二期手术翻查。只有咽鼓管顽固性功能障碍才采用开放术式。

儿童和青少年胆脂瘤须由专科医生，最好是术者本人长期随访，以尽早发现胆脂瘤复发。二期手术的目的主要是探查有无胆脂瘤残留或复发及听力重建。不能随访的患者有不安全因素，应在术前反复强调复查的重要性。

8. 中耳手术各国不同风格的学派

自 19 世纪耳科学得到承认，在 19 世纪初欧洲形成 3 个学派：法、英、德奥，德奥学派在耳科学的发展中起了关键作用。

8.1 法国学派

1774 年 Petid 施行乳突切开术引流中耳脓液。1860 年 Amedee Forget 使用圆凿、锤子开放乳突。法国的耳科学最早源自里昂的 Saissy（1756—1822 年），他在 1819 年出版了一本中耳及内耳的教科书。但法国学派真正的创始人是 Jear Marc Gaspar Itard（1775—1838 年），他从 1800 年成为巴黎聋哑国际基金会的医生，1821 年发表了有关耳疾病及听力的论文，提出了鼓膜穿刺的适应证，并发明了咽鼓管吹张用的探头，这种探头至今仍在应用。他还对年轻聋哑患者进行了耳的生理教育。许多著名的法国耳科学者均出自 Itard 门下，如 Nicolas Deleau（1797—1862 年，出版了一部耳科学著作），Pierre Bonnafon（用音叉检查听力），最著名的当属 Bonnert（1809—1858 年）和 Prosper Meniere，后者发现了以其名字命名的梅尼埃病。Meniere 的学生 M. Lermoez 于 1898 年在 Saint-Antoine 医院创办了第 1 个耳鼻咽喉专科，并扩展成一个著名的教学中心。其学生 H. Bourgeois、A. Hautant、J. Ramadier 及 CH. Eyries 一起首次提出保留听力的中耳炎病变清除方法，成为现代鼓室成形术的雏形。M. Saurdille 首次进行水平半规管开窗治疗耳硬化症。

提到法国的耳科学，就不能不提 Portmann 这个名字。其家族数代人均为耳科学的发展做出了贡献。1880 年 Moure 教授在法国波尔多首先创建了耳鼻咽喉科，并在同年创刊了法国第 1 本耳鼻咽喉科专业杂志。其外孙 G. Portmann 继承了他的职位，认为梅尼埃病是内淋巴液过度扩张引起的，并于 1926 年完成了首例内淋巴囊减压术。第二次世界大战以后，建立了法国第 1 个语音 – 听力学中心。Portmann 提出的中耳手术分型，被很多地方采用，他还在外耳道口成形方面做出了改进。G. Portmann 教授退休后，由其子 M. Potrmann 继位。子孙三代均从事耳科专业，在耳科学界传为佳话。

8.2 英国学派

创始人是 19 世纪上半叶的 John Cunningham Saunders。他于 1806 年出版了一本关于耳解剖和病理的著作。在其努力下，1805 年在伦敦开办了第一家医院。其继承人是 Buchanan。Saunders 首次提出急性中耳炎时应行鼓膜切开术。其后，Joseph Toynbee（1815—1866 年）为英国学派的发展做出了卓越贡献。他是位优秀的解剖学家，在 2000 多具尸体解剖的基础上，出版了一本解剖和病理解剖的书籍，发明了现在还在使用的圆柱 – 锥形耳镜，很快就替代了 Itard 发明的双叶状耳镜，研究了开放咽鼓管的肌肉，并发明了 Toynbee 试验。其子 Arnold Toynbee 是著名的经济学家，被认为是"工业革命"术语的创始人。William Wilde（1815—1876 年）来自都柏林，也是著名的耳科医生，他是著名作家 Oscar Wilde 的父亲。1863 年 Hinton 提出耳息肉不是来自外耳道，而是从鼓膜穿孔处长出的，他是英国第一位完成了单纯乳突开放术的医生。1893 年英国 William MacEwen 使用牙科机械钻完成了乳突切除术；1896 年英国 Thomas Barr 使用电钻完成了乳突切除术。19 世纪末著名的耳科医生 J.P. Cassels，他把 Politzer 的著作译成了英语。20 世纪初有两位著名的学者，用手术治疗耳聋的 T.E. Hawthorne 和研究迷路的 C.S. Hallpike，后者提出的手法检查至今仍在应用。

8.3 德国－奥地利学派

来自柏林的 Wilhelm Kramer（1801—1875 年）是德国学派的代表之一。当时认为中耳炎一次治疗就能够治愈。Kramer 纠正了这个错误观点，提出中耳炎是一种慢性炎症。而且他还提出慢性化脓性中耳炎可以引起颅内并发症，还写了《耳病的知识与治疗》一书。维尔茨堡的 Schwartze 于 1873 年提出了单纯乳突凿开术的适应证及方法，首次提出经乳突皮质骨进行乳突开放术。Schwartze 还观察到耳硬化症患者透过鼓膜可见鼓岬隐隐发红的征象 –Schwartze 征。Schwartze 被认为是最早科学性行鼓膜切开者，他对鼓膜切开的适应证做了明确规定。同样来自维尔茨堡的 Friedrich von Tröltsch（1829—1890 年）写了《耳疾病，其知识与治疗》（ *Ohrkrankheiten，Erkentnissen und Therapie* ）一书，7 次再版，1870 年被译成法语，他观察到鼓窦的病理解剖特征，他还观察到耳硬化症，并在以后以其名命名。他还对 Schwartze 的单纯乳突开放术进行了改良，已有现代乳突根治术的特点。Schrapnell 于1832 年提出鼓室的概念，松弛部鼓膜就以其名字命名。Salmon Moos（1831—1895 年）为推广 Friedrich von Tröltsch 的理论做出了巨大贡献。Helmholtz 于 1862 年提出了著名的声波在耳蜗内感知的理论。维也纳的 Zuckerkandl 写了一篇名叫《鼓膜张肌的形态学》的文章。1842 年生于慕尼黑的 Bezold 用音叉诊断耳疾病，他发现中耳病变可引起低频听力下降，高频听力波动与迷路病变有关，慢性化脓性中耳炎耳后脓肿以其名字命名。他于 1877 年首次清楚地描述了乳突炎。Bezold、Wolf、Lucae 等对听力学检查做出了很大贡献。1869 年 Helmholtz 发表了关于鼓膜及听骨功能的研究。Lucae 于 1870 年首次评价了声音通过颅骨传导对诊断耳疾病的价值。1877 年德国 L. Stacke 施行锤骨、砧骨切除术。

1878 年 Kessel 首次采用耳内切口，1885 年首次报道采用耳内径路行乳突根治术，同年他还报道将鼓膜与镫骨头直接连接可改善听力。但令人遗憾的是他的想法并未引起重视。柏林的 Küster 和 Trautmann、布拉格的 Zaufal 和 Joseph Gruber 及维也纳的 Adam Politzer 等在 1888—1895 年研究了急、慢性中耳炎的发病规律，提出了手术适应证，并详细确定了手术方法，为乳突根治术奠定了基础。特别是 Küster 提出要彻底清除病灶，广泛地去除乳突骨质，开放引流，能直视术腔，对当时的耳科医生影响很大。Zaufal 和 Stacke 对乳突根治术都做出了巨大贡献，但两人的术式有所不同，Zaufal 是先凿除了外耳道后壁，再开放鼓窦和上鼓室，而 Stacke 则相反，他采用耳后切口，先开放鼓窦。Stacke 的另一个贡献是针对乳突根治术后出现的大的术腔，行外耳道口成形术，可加速乳突术腔的上皮化。

Adam Politzer 有匈牙利血统，是当时德奥学派乃至国际耳科学的代表人物。1865 年他在维也纳建立了世界上第 1 个耳科临床医院。他写了很多著作，其中《耳科学教科书》是当时近 1/4 个世纪最主要的耳科学教材，其学生 Barany 还获得了诺贝尔奖。

针对上鼓室胆脂瘤紧张部鼓膜完整、听骨链正常的情况，Jansen 提出开放上鼓室和鼓窦，尽量保留鼓膜和听骨链，并于 1891 年报道了 12 例采用这种方式进行的手术。1910 年 Bondy 将这种手术方式称为"保守的乳突根治术"，即现在还在应用的乳突根治术，英美国家将之称为"Bondy 术式"。1930 年 Heermann 首次采用了软骨外耳内切口。

1949—1953 年维尔茨堡的 Wullstein 和慕尼黑的 Zöllner 对听力重建做出了巨大贡献。Wullstein 提出"鼓室成形术"概念并进行了详细分型，对于指导现在的工作仍然有很大的意义。此后，Wullstein 和图宾根的 Plester 教授在 20 世纪 60 年代初到美国许多地方进行了手术示范，极大地推动了听力重建手术的发展。Wullstein 还是最早采用面隐窝开放、处理鼓室窦胆脂瘤的先驱之一。1961 年埃森的 Heermann 提出用耳屏软骨进行鼓膜修补，他把软骨切成条栅状，现在也称为"条栅状软骨技术"，这种技术对于处理较为复杂的中耳情况如鼓膜大穿孔、粘连性中耳炎、鼓室硬化、咽鼓管功能障碍等取得了较好的疗效，此后也得到了推广应用，并出现了"岛状软骨技术""马蹄铁状软骨技术"等新的技术改进。Wigand 提出的"Tympanomeatoplasty"，实际上是一种留桥式的封闭术式。维尔茨堡的 Wullstein 教授和图宾根的 Plester 教授还培养出很多优秀的专家，如 Helms、Hildmann、Janker、Zenner、Draf 等都已成为国际著名的耳科专家，德国的耳科中心也是维尔茨堡和图宾根最为有名。

8.4 美国学派

1862 年 Turnball 首次在美国进行了乳突开放术。

1929 年 Lempert 采用耳内径路进行乳突根治术。

1930 年 Lempert 对 M. Saurdille 的技术进行了简化创新，提出了"二层楼技术"进行镫骨底板开窗，使得开窗术得到普遍的推广应用。他还提出了以他的名字命名的耳内切口。1942 年 Shambaugh 进一步改进了 Lempert 的方法，加用了负压吸引并用双目手术显微镜进行手术。

1956 年 John Joseph Shea 完成第 1 例全镫骨切除＋人工镫骨置换术。他将泰氟隆制作的人工镫骨放在卵圆窗上。此后，这项技术在全世界范围内得到推广，并取得了很好的疗效。

1964 年 W. House 首先采用经颞（颅中窝）径路切除听神经瘤，这使其在国际上赢得了很高的声誉，成为侧颅底手术的名家。他创办的 House 研究所培养了很多耳鼻咽喉头颈外科人才。

1965 年美国制定了中耳炎手术的分型。

1983 年 M. Paparella 等对留桥术式进行了改良，实际上是一种开放式的术式。M. Paparella 的主要贡献是他和 D. A. Shumrick 主编的 *Otolaryngology* 丛书其每 10 年更新 1 次，是耳鼻咽喉头颈外科专业人员主要阅读的专业书籍。

9. 人工耳蜗植入围术期相关问题

目前全世界已有超过 80 万重度听力障碍人群因接受了人工耳蜗植入而重返有声世界。自人工耳蜗问世以来，随着人们对听觉生理病理的认知不断深入，以及精密工艺水平的提高，人工耳蜗软硬件技术得以不断突破，使得人工耳蜗植入手术对内耳组织结构的保护及声音精细结构的重建水平显著提高。植入理念不断更新，适应人群不断扩大，声音重建日臻完善。伴随大量植入手术的开展，由此带来的植入相关检测检查手段的更新、人工耳蜗植入的适应证选择以及植入手术径路、手术技巧等相关问题也受到了广泛关注。

9.1 耳蜗植入的术前检查

目前，90% 以上的重度感音神经性聋患者可行人工耳蜗植入。随着技术水平的提高，手术适应证也在逐渐放宽，如美国人工耳蜗植入的听力标准已经从过去的裸耳 75 dB 放宽到现在的 70 dB；部分听神经病的患者植入人工耳蜗后也取得了令人满意的疗效。但仍有少数患者不适合行耳蜗植入，术前须尽可能查清。术前检查包括很多内容，其中最主要的是听力学和影像学检查。

（1）听力学检查

最主要的目的是了解患者有无听觉反应。如有听觉反应，说明患者的听觉通路常是完整的，一般可行人工耳蜗植入（除极少数中枢病变）。如完全没有听觉反应，则需进一步检查，如 40 Hz 相关电位、多频稳态、鼓岬电刺激、E-ABR 检查等。可让患者配戴大功率助听器后，观察其对强声刺激的反应。无残余听力的患者，纯音测听、声场测听、40 Hz 相关电位、多频稳态等不能真实反映患者的听神经残存功能，通过鼓岬电刺激可于术前预测听觉通路完整性，为耳蜗植入提供依据。1974 年 House 等首次使用鼓岬电刺激在术前评估感音神经性聋患者，筛选人工耳蜗植入者，认为鼓岬电刺激可评估拟行人工耳蜗植入者存活的螺旋神经节神经纤维的电反应，在术前预测术后的听觉感知能力。Bento 等在完成 2 型听神经瘤切除后，使用鼓岬电刺激评估听觉通路的完整性。Silverstein 等研究认为鼓岬电刺激结果反映了耳蜗残余螺旋神经节的数量。Kuo 等分析了 290 例术前鼓岬电刺激的患者，其中有电刺激反应的患者中 89% 术后获得听力（言语识别率为 70% ～ 95%），研究结果认为人工耳蜗术后言语识别率与术前鼓岬电刺激结果明显相关，尤其是鼓岬电刺激中频率辨别能力较好的患者（约 80%）术后开放式言语识别率明显好于较差者（约 70%）。

（2）影像学检查

目前，对内耳畸形的影像诊断主要依靠高分辨率 CT 及 MRI，CT 可清晰显示骨迷路结构，了解颞骨内耳蜗的发育情况（是否正常，有无畸形）、内听道的情况（有无内听道狭窄、内听道底的缺损）、解剖变异情况（乙状窦是否前移，颈静脉球是否高位，面神经的走行情况）

以及乳突气化情况，是否存在潜在的中耳炎或胆脂瘤。随着影像学检查技术的提高，MRI 在人工耳蜗植入术前检查中的使用越来越广泛。与 HRCT 比较，MRI，尤其是内耳水成像的应用不仅可清晰观察内耳膜迷路结构，且可显示听神经的发育情况，为先天性内耳发育畸形儿童人工耳蜗植入术前的评估提供了丰富而可靠的影像学信息。研究表明，MRI 的水成像序列可通过显示骨迷路系统包含的内、外淋巴液的综合影像的形态分布及信号特点，从而直观地观察膜迷路结构；通过内听道及桥小脑角区脑脊液的高信号背景与其内神经等、低信号的明显对比，了解听神经的发育情况，对判断内耳迷路畸形及其分类、程度有着不可替代的优势。同时基于 MRI 的内耳畸形患者人工耳蜗植入术前影像学分类诊断可以为手术方案的制定、相应人工耳蜗装置及电极类型的选择、术中可能发生情况的预测提供可靠的依据。MRI 主要用于疑有迷路骨化（有脑膜炎、耳硬化症病史）、各种听力检查完全没有反应以及除外蜗后病变的患者。成人耳蜗术前均建议行 MRI 检查。

9.2 人工耳蜗植入的适应证选择

（1）低龄儿童人工耳蜗植入

由于存在语言可塑期，低龄重度耳聋患儿始终是人工耳蜗植入收益最大的人群。目前植入年龄不断降低。见于报道的最小植入年龄甚至达到 3 ~ 4 月龄。研究显示 3 岁以内是儿童听觉言语发育的关键时期，早期植入人工耳蜗可使儿童尽早暴露于听觉语言环境下，增强语言技巧、言语质量，扩展表达和接受的词汇量。大量研究表明年龄在 2 岁以前，最好是 1 岁以前，植入人工耳蜗的患儿听觉言语恢复的情况更好。文献显示 12 月龄内植入人工耳蜗的患儿，能在听力和言语能力上获得充分发育。针对低龄患儿的听觉功能检测如行为测听、耳声发射、频率特异性听性脑干反应或多频稳态反应，以及精细的影像学检查，如 MRI、内听道水成像，可实现可靠的早期诊断，后者对小于12 月龄的患儿人工耳蜗植入至关重要；多家人工耳蜗植入小组报道，对 7 ～ 12 月龄患儿进行麻醉和手术是安全的。Thompson 等的研究（48例植入年龄小于 18 月龄，其中有 21 例植入年龄小于 1 岁）经随访调查显示低龄患儿植入耳蜗的听力及言语能力更好。Roland 等多项研究证实小于 12 月龄患儿人工耳蜗植入的手术并发症发生率与较大的患儿和成人组无明显差异。

（2）存在内耳畸形的人工耳蜗植入

内耳畸形的分类标准较多，最初是 1987 年 Jackler 等基于胚胎学和放射学研究提出的分类法，将内耳畸形分为 Michel 畸形、共同腔畸形、耳蜗未发育、耳蜗发育不全和 Mondini 畸形；2013 年，Sennaroglu等提出一种新内耳畸形分类方法。他将内耳畸形分为下列几种类型：① Michel 畸形，耳蜗和前庭结构完全缺失。②初期听泡、听囊发育不全，无内听道，介于 Michel 畸形和共同腔之间。③耳蜗未发育，耳蜗完全缺失。④共同腔畸形，耳蜗与前庭融合呈一囊腔，两者之间无任何分隔。⑤耳蜗发育不全，畸形进一步分化，耳蜗与前庭之间被分隔开来，但是耳蜗和前庭比正常小，发育不全的耳蜗在内听道处类似一小泡状。⑥不完全分隔（imcomplete partitidn，IP），包括 IP- I 型，耳蜗缺乏全部蜗轴及筛区，耳蜗呈囊状，伴有扩大的囊状前庭；IP- II型，即 Mondini 畸形，耳蜗仅 1.5 周，中间周与顶周融合成一囊状顶，伴有前庭水管扩大；IP - III 型，耳蜗存在间隔但没有耳蜗蜗轴，内听道底膨大与耳蜗底回相通，此型是一种 X - 连锁遗传性聋，人工耳蜗植入术中易发生"井喷"。如术中发生"井喷"，需要切除后拱柱，摘除砧骨和镫骨，用大块肌肉进行前庭填塞。术中需面神经监测。⑦大前庭水管综合征。⑧耳蜗孔发育异常，此外还有前庭畸形、内耳道畸形、半规管畸形。目前，除迷路缺如、初期听泡、耳蜗未发育以外，多数耳蜗畸形患者通过充分的术前评估，并采用合适长度和类型的电极也可施行人工耳蜗植入术，并可取得较理想效果。需要注意的是，对于内耳畸形患者的人工耳蜗植入手术，术前准确评估及术中进行 CT 实时引导，在个别中耳、内耳结构畸形患者，特别是面神经位置、耳蜗结构严重畸形、内听道与耳蜗交通的人工耳蜗植入术中，对指导电极插入的径路、实时判断电极位置以及避免手术并发症具有重要的指导意义。某些内耳畸形的患者，如共同腔畸形及耳蜗发育不全者，需注意不可强求耳蜗电极全部植入，以免误入内听道，引起严重的术后并发症。⑨内听道狭窄，听神经发育欠佳。文献显示听神经只要有 30% 左右的神经纤维，人工耳蜗植入就可取得较好疗效。如患者术前有听觉反应（最好是配戴助听器以后），或 E-ABR 有反应，多可进行耳蜗植入。

（3）听神经病的人工耳蜗植入

听神经病（auditory neuropathy，AN）是一组听力学表现为听觉脑干诱发反应引不出，而耳声发射正常的，以言语理解能力受损为主要表现的听觉障碍性疾病。近年来也被称为听神经病谱系障碍，是 1996 年 Starr 等首次命名，根据电生理学检查结果分析，听神经病是蜗后病变，患者外毛细胞功能正常，病变部位很可能位于内毛细胞和脑干之间，即任何内毛细胞、螺旋神经节、内毛细胞和突触的连接、听神经轴索或其分支、脑干听觉通路都可能是听神经病的病变部位。病变影响了声音信号的处理能力，声音信号不能同步传输。病因学研究认为此病病因分非遗传性因素和遗传性因素。对于 AN 的临床干预主要包括药物治疗、助听器和人工耳蜗植入。

听神经病在早期被认为是单纯的听神经功能障碍，如脱髓鞘等导致的神经传导失同步化，因此被列入人工耳蜗植入禁忌证。20 世纪 90 年代末，Miyamoto、Rance 等率先报道了小样本听神经病患者在尝试植入人工耳蜗后听阈和言语识别能力获得了不同程度改善。Shallop 等研究的 5 例听神经病患儿植入人工耳蜗后言语感知阈和言语接受阈均获得了改善，人工耳蜗植入术前患儿不能分辨言语，术后则获得了分辨词语的能力。Zeng 等的研究结果表明，听神经病患者植入人工耳蜗后的言语识别得分可达到非听神经病人工耳蜗植入者的平均水平。Raveh 等报道的 12 例听神经病患儿植入人工耳蜗后均获得较好效果，部分患儿还获得了言语产生能力的改善。Gibson 等报道的 60 例听神经病患者中有 75% 言语识别得分可达到对照组中 SNHL 患者的水平。Fulmer 等的研究发现听神经病组和感音神经性聋组接受人工耳蜗植入手术后，安静和噪声条件下的单音节和双音节词言语识别得分无显著差异。可见人工耳蜗植入可为感音神经性聋患者提供良好的言语辨别力，是目前唯一临床证实可能对听神经病有效的治疗方式。但并非所有听神经病患者均可通过人工耳蜗植入获得较好的康复效果，Bradley 等报道听神经发育不全或缺如的 AN 患者植入人工耳蜗的效果不佳。Walton 等报道伴有外周神经病变特别是一部分综合征型 AN 患者人工耳蜗植入效果不佳。Zdanski 等报道了对 1 例从 2 岁开始有不明原因外周神经症状的 AN 患儿植入人工耳蜗的效果，术后 18 个月患儿开放项单音节词识别得分与术前无明显差异，术中和术后也未能引出 ECAP，说明人工耳蜗植入并未对该患儿起到恢复神经活动同步性的作用。同时值得注意的是，相当一部分没有听神经发育异常和其他外周神经病变的 AN 患者植入人工耳蜗效果个体变异仍很大，且很难根据术前临床表现进行预估。理论上，如果 AN 病变部位在内毛细胞或突触，人工耳蜗可旁路掉这一部分传入通路而直接刺激听神经元胞体或轴突；如病变部位在听神经干，则由于人工耳蜗电刺激可以产生更好的同步性电信号，能改善或部分改善听神经失同步化的问题；如病变机制为神经元缺失，则人工耳蜗植入效果不佳。但由于目前尚无对不同亚型 AN 病变部位进行准确鉴别的诊断方法，对于人工耳蜗植入的效果只能在术前通过临床表现进行间接预估。目前临床上较为明确的观点是，涉及外周神经病变以及影像学证明听神经发育异常或缺失的 AN 患者植入人工耳蜗效果不佳。此类患者极有可能无法达到普通 SNHL 患者的人工耳蜗植入效果。同时，部分综合征型听神经病患者如 Leber's 视神经病、Stevens-Johnson 综合征（黏膜皮肤综合征）、Ehlers-Danlos 综合征（先天性结缔组织发育不全综合征）、进行性腓骨肌萎缩症（Charot-Marie-Tooth，CMT 病）、耳聋 – 张力 – 视觉神经元病变综合征（deafness-dystonia-opticneuronopathy，DDON 综合征）等人工耳蜗植入效果不佳，应谨慎植入。

（4）脑白质病变的人工耳蜗植入

随着 MRI 的广泛开展，脑白质病变的诊断近年明显增多。有些属于遗传或生化机制导致的脑白质病，属于脑白质营养不良范畴，而另一些则由免疫、炎症、环境等非遗传性获得性因素所致，属于脑白质脱髓鞘病变。脑白质病变可随年龄增长进行性加重，可逐渐出现运动障碍、智力障碍、语言障碍等，亦有部分患者病情发展缓慢或无临床症状。Lapointe 等研究显示 20% 的极重度双侧耳聋患者在 MRI 检查时发现明显的大脑异常表现，其中，脑白质病变是最常见的类型，约占

70%，这可能与患者出生前后经受的大脑损伤如感染、缺血、缺氧或早产等有一定联系，也可能与遗传或免疫、炎症、环境等因素引起的脑白质髓鞘异常有关。同时，部分脑白质发育异常的患儿人工耳蜗植入术后通过正规的康复训练，听力言语康复效果能达到和无脑白质病变的语前聋患儿相同的水平。Luthra 等总结 5 例合并脑白质异常聋儿人工耳蜗植入后的效果评价，与脑白质正常的聋儿相比，脑白质异常聋儿植入术后均存在不同程度的听力言语恢复障碍。而 Moon 等的研究中，脑白质病变患儿人工耳蜗植入术后 6 个月听力言语康复行为学得分与对照组有差异，术后 1 年无明显差异，轻度脑白质异常的语前聋患儿人工耳蜗植入术后，经过正规康复训练，其听力言语康复效果与无综合征及明显病因的语前聋患儿无显著差别。鉴于脑白质病变对人工耳蜗术后康复效果影响的不确定性，随着研究的深入，脑白质病特别是病情稳定的脑白质病变患者不再是人工耳蜗植入的禁忌证。

（5）存在中耳炎性病变的人工耳蜗植入

人工耳蜗植入手术，如电极通过的区域存在炎性病变，术后可能会出现内耳感染和颅内并发症，因此中耳炎性病变一度被列为人工耳蜗植入的禁忌证。但随着临床技术的不断发展，中耳炎性病变患者的人工耳蜗植入术正逐渐开展。慢性非化脓性中耳炎并非人工耳蜗植入的禁忌证，可一期进行人工耳蜗植入。Luntz 等报道有 70.0%（7/10）易犯中耳炎的患儿和 37.5%（3/8）正常儿童术中发现有黏膜水肿增厚，术中常发现蜗窗龛被水肿的黏膜阻塞，须清除黏膜病变以辨识蜗窗龛。有文献报道中耳炎患儿人工耳蜗植入术后中耳炎的发生频率和严重程度并未增加，常规抗菌药物治疗可有效地控制病情。Fayad 等回顾性研究发现，61 例成功随访的中耳炎患儿中，78% 术后中耳炎发生频率降低，19% 无变化，3% 增加，其中 11 例鼓膜置管者术后中耳炎发生频率全部降低，未出现任何感染性并发症，因此认为非化脓性中耳炎患儿行人工耳蜗植入是安全的。化脓性中耳炎未得到有效控制者，一般认为是人工耳蜗植入的禁忌证，常需二期手术。一期手术先处理化脓性病变。但 Colletti 等建议如患者存在持续性慢性化脓性中耳炎，可采用中颅窝进路，在中颅窝底进行耳蜗底回开窗电极植入，优点是不经过存在感染的中耳乳突腔，避免耳源性感染，但增加了开颅带来的相关风险。对于中耳炎后遗症出现鼓膜穿孔者，如鼓室黏膜干燥、无炎性表现，成人患者可选择 I 期鼓膜修补 + 人工耳蜗植入或分期手术；儿童患者可能存在耳咽管功能不好等因素，原则上应分期手术。对于中耳胆脂瘤，可根据患者情况选择一期或二期手术。已行乳突根治术的患者拟行人工耳蜗植入，最好分期进行，一期手术完成封闭术腔，二期植入人工耳蜗。

（6）双侧人工耳蜗植入

1996 年 Jan Helm 首次完成了成人双侧人工耳蜗植入（BCI），并在术后 4 周检测到该患者在言语理解和定向听力方面的改善；1998 年又成功将 BCI 应用于儿童。截至 2016 年全世界人工耳蜗植入总数达 80 余万例，其中 BCI 7 万余例。行 BCI 的患者在术后听觉言语康复、听中枢的保护等方面有更大益处。经研究证实，BCI 患者具有更佳的言语识别及声源定位能力。Smulders 等进行的一项多中心随机临床试验表明，BCI 对声音的定位明显好于单侧人工耳蜗植入组（UCI），该结果与受试者听力能力的自我评估结果一致。Coez 等使用电子发射型计算机断层显像对 BCI 的优势进行检测，与单侧植入相比，BCI 增强了与声音感知相关的光谱线索，改善了右侧颞区对语音刺激的处理；同时，通过在右侧额顶网络中募集感官信息，使其声音辨别力增强。Lee 等的研究显示 BCI 比 UCI 平均听阈降低 7.2 ～ 7.4 dB。Lovett 等的研究显示 BCI 术后声源定位提高 18.5%，噪声环境下的言语识别提高了 20%。同时，虽然 BCI 技术已较为成熟，疗效明确，但与正常人相比植入者仍存在一定缺陷。多数研究发现，BCI 植入者的双耳效益很难接近正常人。Reiss 等的研究发现双侧耳蜗用户的双耳音调存在广泛异常融合。虽略微加宽的双耳融合可能有利于声音定位，但已有研究表明，八度音阶的极宽融合会对语音感知产生干扰，特别是当存在较大的双耳间音调失匹配时。同时，双耳效益还受到耳蜗设备、编码策略等的限制。婴儿双侧植入手术时间不宜过长，需由有经验的手术医生进行。术中还应尽量减少出血。

9.3 与植入手术相关的问题

（1）植入侧的选择

96% 的右利手者主要依靠左侧大脑半球加工语言，而大多数左利手（约 60%）也主要依靠左半球。由于左利手者只占总人口的 7% ～ 8%，意味着总人口中有 96% 的个体加工语言时具有左半球特异化特征，而这一特征与个体的利手无关。因此若双侧情况差不多，优先选择右侧植入。

（2）植入手术的入路选择

目前人工耳蜗植入手术入路主要有：①耳后面神经隐窝入路，是目前最常用的耳蜗植入手术入路，主要通过耳蜗造口或圆窗膜将电极植入，该方法提供了更好的圆窗的可视化和暴露，有助于电极阵列插入和保留，乳突开放后保证了手术具备良好的视野，耳蜗开窗部位显露充分，且电极植入方向与鼓阶走行较为接近，利于电极的送入。同时较大的乳突腔空间可安放长度富裕的电极导线，从而确保术后电极张力维持在较小状态，鼓膜和外耳道部并无手术操作，能保留其正常的生理功能，可最大程度地维持中耳结构的正常性，保存了患者的残存听力。关键点在于要充分暴露鼓窦，识别砧骨体，这样多能看到面神经水平段，就能大致推测出垂直段的平面。面隐窝入路同时存在一定的局限性，由于面隐窝处的操作空间狭小，存在面神经和（或）鼓索神经的损伤可能。Hoffman 报道成人面瘫的发生率高达 0.56%，儿童面瘫的发生率亦达 0.27%。由于耳蜗骨化畸形的患者骨化部位通常位于耳蜗底转起始处，这会妨碍电极顺利植入，并可能导致电极受损。同时在为中耳急慢性感染以及乳突根治术后的患者行该术式时，需经复杂的预备手术和修复手术才能避免将电极植入感染区域，否则有导致迷路炎、继发性脑膜炎的危险，由此增加了此类患者行该术式的难度。由于耳蜗螺旋结构的限制，该术式植入电极仅能到达耳蜗底转或至小部分耳蜗中转，以致植入电极的频率信号与耳蜗的对应位置不相匹配。②外耳道上入路，由 Kronenberg 等于 1999 年首次提出，该入路因避免了面神经隐窝的开放暴露，极大地减少了面神经的损伤。此术式的手术操作由于在砧骨体的外侧进行，面神经远离耳道上隧道，且一直处于砧骨的保护之下，故面神经的损伤几乎为零，而术中虽然暴露了鼓索神经，但损伤概率极小，同时通过剥离外耳道后壁显露中鼓室，鼓岬暴露充分，耳蜗开窗处定位清晰，此径路较为适合耳蜗骨化患者，可对耳蜗骨化的开窗进行精准定位。但该术式术中因需分离外耳道的骨–鼓膜瓣，使外耳道皮肤撕裂和鼓膜穿孔的发生率大为增加，由于小儿患者存在术后换药、耳道填塞的配合问题，对于低位硬脑膜，该术式难度急剧增加，故 Kronenberg 等认为低位脑膜为该术式的禁忌证。③颅中窝径路，为 Colletti 于 1998 年首先报道，拓宽了人工耳蜗植入的手术适应证。该术式适用于双侧乳突根治术后、慢性中耳疾病、中内耳畸形和耳蜗底转部分骨化的患者，且由于电极位置准确，患者术后言语感知能力明显提高。但该入路手术耗时过长。Colletti 等报道采用此入路手术时长为 2～3 小时，明显长于前两种术式，同时有发生颅内严重并发症的危险。在剥离硬脑膜时，有损伤颞叶、脑膜中动脉及其他神经血管的危险。由于是开颅手术，患者家属及手术医生都将承受较大的心理压力，且大部分耳科医生对颅中窝结构并不熟悉，缺乏开颅经验也制约了此种术式的推广和应用。④微创入路及机器人辅助微创，随着科技的发展以及微创手术的研究和实践，微创入路可更好地保留患者原有的残余听力，同时具有创伤小、手术并发症少、美观等优点。但术野较窄，导致手术难度加大，对术者的解剖学知识和手术技能要求更高。2017 年机器人系统首次成功应用并开展了临床试验，机器人钻孔的精度为 0.2 mm，其安全机制可对 0.1 mm 以内的神经进行预测，耳蜗电极成功通过最小切口插入机器人钻孔隧道，术后无并发症，同时也极好地保留了周围结构。随着机器人耳蜗植入系统及其工作流程的完善，该手术方法在临床的应用是可行的。以笔者的经验，各种耳蜗植入的手术入路均可成功进行植入，具体手术入路的选择要根据患者的情况进行严格评估，同时考虑社会、心理、经济因素以及手术医生的状况综合分析，以选择最佳手术方式。

（3）"干净"的微创手术

1993 年 Lehnhardt 提出了所谓的"柔手术技术"，考虑到人工耳蜗植入手术对耳蜗的损伤，并提出如何实现耳蜗微创。2002 年 O'Donoghue 和 Nikolo-poulos 提出针对 Nucleus-24 的小切口微创技术。需要注意的是，微创植入是个相对概念，与以前的传统人工耳蜗植入手术相比较，手术中尽量减少或避免不必要的损伤，目的是尽量保持切口微小美观、植入体处头皮局部平整、保持耳蜗的精细结构和内环境、最大程度保护残余听力、预防皮瓣并发症和电极移位，并为可能的人工耳蜗植入再植入、将来接受干细胞移植、毛细胞再生及耳聋基因治疗等新治疗技术保留较好的条件。需注意的是，单纯的小切口并不等于无创。笔者认为，合适的手术切口是需要严格设计和考量的，并不可一味追求小切口，尤其是初学者。耳蜗植入切口需考虑术后言语处理器的配戴及患者的解剖结构。避免术后切口的瘢痕影响耳蜗的使用。同时过小的切口会增加术中对皮瓣的牵拉程度，牵拉过度会造成皮瓣水肿，有可能造成皮瓣愈合困难，且瘢痕化后会使电阻增加，缩小耳蜗的动态范围。微创的手术设计要充分考虑到美观、避免发生并发症、增加手术安全性、保留耳蜗微结构、保留残余听力、预防耳蜗纤维化等方面。笔者的经验认为，合适的切口及皮瓣的设计可以有效地减少皮瓣并发症，避免或减少中耳鼓膜和听骨链以及耳蜗微细结构的破坏，同时还需要积极彻底的止血，避免放置植入体的骨槽过深，因为过深的骨槽需要暴露大面积的硬脑膜，虽然这样外观很光滑，植入体不会凸出骨面，但后果是颅脑失去骨质的防护，一旦该部位出现外伤，容易损伤颅脑，可能出现硬膜外血肿而有致命危险。而且皮瓣相对较厚，使电阻增大，动态范围缩小，从而影响使用。适当的骨槽深度，虽然外观可见植入体隆起，但皮瓣有一定的张力，存在所谓"紧袋"效应，可有效避免术后皮瓣水肿及皮下的积血积液，同时避免耳蜗微细结构的破坏，术中可同时应用激素和透明质酸钠保护内耳功能和耳蜗内环境，有效预防耳蜗的炎性反应、纤维化或骨化，为可能的未来高科技治疗——干细胞移植、毛细胞再生和耳聋基因治疗等保留必要的耳蜗条件。通常来讲，人工耳蜗植入的径路上都会有创伤，如皮肤、骨膜、乳突、植入体骨槽及耳蜗开窗处等，只不过术者需要注意到这个问题，现在考虑尽量把创伤降到最低。相对于过分追求小切口与微创，笔者认为"干净的手术"更重要。所谓"干净的手术"，是要贯穿人工耳蜗植入手术全程的，包括合适的皮瓣及肌骨膜瓣的制作，手术彻底的止血与术腔清洁，恰当的植入体固定，准确的开窗和电极植入。合适的皮瓣及肌骨膜瓣制作指的是应该根据患者头部条件及不同植入体的形状采用略有区别的手术切口，避免切口过小。切口与皮瓣的设计要兼顾耳后挂件与传送线圈的位置，保证人工耳蜗的方便使用。注意避免切口偏低可能发生切口形成的瘢痕影响耳蜗的使用。Webb 等研究了 712 例电子耳蜗植入手术，发现最主要的并发症为切口不愈合，其中 0.6% ~ 2.0% 的患者需取出植入物。Cohen 指出并发症多与基底部前的 C 形皮瓣有关，强调皮瓣设计及大小十分重要，必须足够大，切口应远离植入物，应无张缝合，C 形皮瓣下端如超出耳垂下缘外就可能切断皮瓣来自耳后动脉的血供。对于肥胖的患者，特别是成人患者，要削薄肌骨膜瓣，其厚度通常不应超过 6 mm，以降低电阻，增加人工耳蜗的动态范围。整个手术过程中需注意手术彻底的止血与术腔清洁，特别是对于婴幼儿患者，要充分止血，减少失血。要注意在分离肌骨膜瓣的过程中，避免层次不清、误入肌层造成的术后皮瓣下积血影响皮瓣愈合。注意止血不充分，容易造成皮瓣血肿，可能需要再次手术。且一旦安装了人工耳蜗，只能用双极电凝，不能使用电刀。术中需注意彻底止血，处于鼓室内小的凝血块可影响鼓岬开窗或暴露圆窗膜，在植入电极前一定要彻底清理术腔，尤其是碎骨片。附着在电极上的碎骨屑可能造成植入困难。注意术腔内的积血及骨粉可能会引起术后的粘连并纤维性的增生，这也可能增加再次耳蜗植入的困难。恰当的植入体固定要注意放置植入体的骨槽不可过深，避免暴露大面积的硬脑膜，注意在硬脑膜外保留一层薄薄的骨质可以避免这些问题。有经验的医生手术时间短，可以采用小切口。但若手术时间长，不建议做小切口。除暴露欠佳外，长时间牵拉皮瓣，可能导致皮瓣水肿，影响愈合。而且如果水肿后发生纤维化，会使皮瓣增厚，电阻增大，动态范围缩小。而固定不好，植入体发生滑动，可能造成植入体故障，需要更换植入体。对于乙状窦明显前移、天盖下垂，或乳突严重硬化的小乳突，可掀起外耳道皮瓣，定位圆窗来进行耳蜗植入，然后取耳软骨重建外耳道后壁以保护电极。准确的电极植入要包括开窗位置的准确定位，特别是存在耳蜗畸形的患者。注意耳蜗开窗处一般位于圆窗龛的上部。顺着砧骨长脚轴的延长线，在砧骨长突内侧间隔一个镫骨头的距离进行耳蜗开窗。在儿童和内耳畸形的患者中，有时可出现耳蜗向上方或内侧旋转，有时卵圆窗和圆窗可发生明显的变异，手术操作难度明显增加。若耳蜗开窗的部位不当，可引起骨化的假象。如继续向外研磨则不能进入耳蜗基底回的腔内，如钻的过深可能到达高位的颈静脉球或颈内动脉，特别是年龄较小的儿童，面神经的位置相对偏高，耳蜗也可能向前、向上旋转，开窗的方向应该偏向内侧、上方，有时需要扩大手术范围。注意避免开窗处过于靠前，开放颈内动脉管，或开窗处过于靠上，开放基底回与第二回之间，或开放第二回。同时注意垂直于耳蜗开窗，避免穿过圆窗龛，进入下鼓室。另外开窗过大，使用软组织封闭可能增加再次手术难度。耳蜗开窗时要注意观察外淋巴腔的情况，如研磨鼓岬时过于靠下，有时会产生长距离骨化的假象（其实外淋巴腔是正常的），这样不能打开耳蜗。过度气化时，有时电极可错误地穿过基底回下方，进入气房内。耳蜗骨化多见于化脓性脑膜炎或耳硬化症患者，蜗内性耳硬化的硬化灶多可用小的钩针仔细剔除。化脓性脑膜炎后的硬化灶非常致密，只能磨除。必要时需开放第二回进行植入。电极植入前一定要清洁术腔、清除细碎的骨渣和充分止血，电极附带骨渣，可能导致植入困难。植入过程中需要准确而缓慢且轻柔地将电极推入耳蜗内。过快植入可能使耳蜗内出现气泡，反而不利于植入。注意粗暴或反复推入容易造成部分电极短路。对于有参照电极的机型，一定要把参照电极放置在骨膜下。把参照电极放在肌肉内会因肌肉收缩反复牵拉造成参照电极损坏，多需重新植入。注意成人患者往往不用另外固定刺激电极。儿童内耳和中耳的大小已经和成人相仿，但乳突随着头颅的生长还要向外扩展 1.5 cm，需要另外固定电极，但要注意，不要对电极产生不必要的挤压。可将多余的电极盘绕在乳突内。一般不需再用其他措施密封圆窗或鼓岬开窗处，依靠电极自身的膨大处往往可将圆窗或鼓岬开窗处封闭，必要时可再加用小块肌肉或结缔组织。需注意的是，在关闭术腔的过程中，尽量避免使用骨粉、耳脑胶、肌肉或骨蜡等物填塞圆窗、耳蜗开孔处和面隐窝，或用在乳突内固定电极的位置，因为这些填塞物会对二次耳蜗植入造成困难。再次手术风险较大，建议由有经验的医生进行。注意关闭切口时要使用可吸收线逐层缝合，避免使用不可吸收缝线，以免造成瘢痕增生。另外缝合切口时，不正规的操作，特别是缝合时使用的缝合针可能损伤电极和植入体，植入体失去密封，体液可进入，使植入系统失效。

综上，人工耳蜗软硬件技术得以不断突破，植入理念不断更新，适应人群不断扩大，声音重建日臻完善。由此带来的植入相关检测检查手段的更新、人工耳蜗植入的适应证选择以及植入手术径路、手术技巧等相关问题也日新月异，人工耳蜗植入适应证的标准和临床实践已发生了重大改变，早期植入对语前聋患儿有明显的康复效果，具有较好的低频残余听力、大部分耳蜗畸形等已不再是人工耳蜗植入的禁忌证。保留残余听力、声电联合刺激、双侧人工耳蜗植入日渐普遍。不断提升的手术技巧、"干净的"微创手术为再次耳蜗植入减少了不必要的麻烦。虽然还有大量问题尚未解决，但随着时代的发展和技术的进步，必将有更多的人从此项技术中获益。

10. 内淋巴囊手术治疗梅尼埃病

梅尼埃病治疗的首要目的是控制眩晕的发作频率，降低眩晕发作的严重程度，减小听觉功能的损害，改善听力和耳鸣。尽管手术治疗梅尼埃病仍然存在争议或被质疑，但多个指南仍将手术治疗梅尼埃病列入。在我们的临床实践中，保守治疗失败或效果不佳的患者，手术治疗仍然是我们经常采取的有效治疗办法。通常的手术方式包括鼓膜置管、内淋巴囊减压、内淋巴管夹闭、半规管填塞、前庭神经切断和前庭切除等，其中内淋巴囊减压手术是最常用的手术方法，而破坏性手术包括前庭神经切断术，前庭切除术目前已经较少使用。

10.1 内淋巴囊减压术

很长一段时间，内淋巴囊减压是梅尼埃病患者最常进行的手术干预措施，但手术的必要性和有效性目前依然有争议。Portman 在 1927年首次描述了内淋巴囊减压治疗眩晕的方法。1938 年 Hallpike 和 Cairns

在梅尼埃病患者中发现了内淋巴积液的病理结果，但当时 Portmann 所描述的手术方法已很少使用，其他耳科医生的报道也往往对这种方法的价值不太关注。1962 年 William House 描述了蛛网膜下隙分流术用于内淋巴水肿的良好结果，这重新激起了人们对这项技术的兴趣，直到 1967 年 kimura 通过破坏内淋巴管和内淋巴囊，可靠地再现了豚鼠的内淋巴积液才为这种手术方式提供了一定的理论依据。此后，多篇文章报道了几种对内淋巴囊积水的干预措施，包括内淋巴囊减压术、内淋巴囊切开、内淋巴囊引流术。Yokuta 等还建议术中直接在内淋巴囊内注射糖皮质激素。尽管文献中提到的内淋巴囊手术成功率达 60% ～ 95%，但这些干预措施仍被怀疑具有非特异性或安慰剂效应。

质疑内淋巴囊手术的重要文献是 Thomsen 等在 1981 年发表的一篇文章。在此安慰剂对照试验中，内淋巴囊减压和乳突切除术对梅尼埃病的治疗效果未发现差异，且在研究 3 年后和 9 年后增加了随访研究并得出了类似的结论，即在实际的内淋巴囊减压和安慰手术干预之间没有区别。而 Pilsbury 于 1983 年再次调查了这些数据，发现内淋巴囊减压术与安慰手术（乳突根治）相比，能明显更好地控制眩晕。Welling 再次分析了 1981 年研究的原始数据，发现内淋巴囊减压组在具体方面（特别是眩晕、耳鸣等）有统计学意义上的改善。除 Thomsen 1981 年的研究以外，来自同一组学者的另一项非盲、随机的研究中，将内淋巴囊减压术与鼓膜置管作为安慰剂干预的结果进行了比较。在这两项试验中，尽管有 70% 的患者总体症状得到改善，但内淋巴囊减压手术和安慰剂干预的反应率在统计学上没有显著差异，因此症状的改善被认为是所有手术干预的非特异性作用。Monsell 等在 1988 年报道了一项 83 例患者的研究，其中成功率为 75%。Paparella 和 Fina 在

2002年发表了内淋巴囊减压手术使75%的患者眩晕症状得到完全控制，90%的患者听力保存率达到98%，作者特别强调了他们的手术技术包括一个完整的乳突切除术和广泛的内淋巴囊减压术。Huang报道了约3000例的减压手术经验，2～3年后眩晕症状的控制率超过90%。内淋巴囊减压术的理论依据：切除内淋巴囊表面的骨质以释放压力，允许内淋巴囊扩张，从而减少发作性眩晕。

10.2 关于内淋巴管夹闭术

Saliba等2015年描述了一种治疗梅尼埃病的新型非破坏性手术——内淋巴管夹闭。他们在一项前瞻性、非盲性随机试验中将该技术与内淋巴囊减压手术进行了比较。在完成内淋巴囊减压后，暴露内淋巴管并用2个钛夹结扎。通过这种方式减少内耳中的内淋巴液积聚，从而通过阻断囊内疑似过度产生的内淋巴液来平衡内淋巴液产生和吸收的不平衡。在Saliba的研究中，35例患者接受了内淋巴管夹闭，22例仅进行了内淋巴囊减压，分别于术后1周、6个、12个、18个和24个月对术后结果进行评估，内淋巴管夹闭和内淋巴囊减压术后6个月眩晕发生率分别为3.5%和80%，24个月时分别为3.5%和66%，均有显著差异。与对照组相比，夹闭组24个月后耳鸣和耳闷症状明显改善。至于听力结果两组之间没有显著差异。14%的患者在硬脑膜准备过程中发生了术中脑脊液流出，35例患者中有11例出现后半规管BPPV的术后症状；两组均未观察到进一步的严重并发症。根据Saliba等的研究，夹闭内淋巴管的新方法在控制眩晕症状方面显而易见是优于内淋巴囊减压的。从该文献上看内淋巴管夹闭术似乎是一种有效的手术技术，表现出良好的眩晕控制和显著提高了术后生活质量，但其报道的在控制眩晕方面的结果与既往其他内淋巴囊减压的疗效文献相似。然而与内淋巴囊减压相比，其手术技术显然更具挑战性，且术中脑脊液泄漏的风险更高。

11. 耳外科医生的成长与培养

掌握熟练的手术技巧是每一位外科医生都期盼的。如何快速成长，需要一些必不可少的磨炼。每位医生都有自己的学习曲线、学习过程，具体来说就是从解剖开始，学会在显微镜下、耳内镜下操作，学会使用电刀、双极电凝、电钻、激光及各种中耳手术器械等。掌握如人工听骨、可吸收明胶海绵、止血纱布等材料的应用。然后大量观摩手术，到自己慢慢循序渐进，从易到难，开展各种手术。

外科医生首先需要经过良好的解剖训练。内耳解剖非常复杂，仅靠书本很难获知准确的解剖立体感知，必须经过系统的颞骨解剖训练。德国在这方面有严格的规定：每位耳科住院医师都有一本颞骨培训手册，有 40 个训练项目，须全部完成，且科主任亲自验收后，才可在临床上给患者手术。解剖训练不仅是熟悉解剖知识，还要在训练中提高手术技巧。如面神经减压，须在面神经表面留一层薄薄的骨质，让上级医生用钩刀可轻轻挑开才算合格，否则需重做。类似的还有半规管开窗，也要保留骨壳，不能损伤膜迷路。笔者认为最难的是去掉镫骨两足，但底板必须完整。在耳硬化症的镫骨底板固定时，完成这项工作较为容易。而国外拿到的颞骨标本都是新鲜的，稍有用力不均衡，镫骨底板就会骨折。这些都是颞骨训练中必须完成的项目。另一项训练就是要保证极其稳定地使用电钻，让电钻成为术者延长的手臂。因整个中、内耳手术都是在狭小的空间进行，周边有丰富的血管神经结构，需非常稳定地操作，要求术者心静如水。故术者一定要保证有良好的生活习惯，充足的睡眠，良好的心态，稳定的心理素质。

虽然目前有手术显微镜和监视系统，各种手术可以录像，学习条件较前有很大改善，但现场观摩手术仍非常重要方便与术者沟通，了解术者当时的想法。

所谓文无第一，武无第二。单就技术而言，很难说哪种手术技术、哪种学派是最好的。判定依据：①必须是安全有效的；②疗效相等的情况下，手术时间短的是好技术；③便于学习掌握。

要尽量找手术技巧娴熟，且有丰富耳科专业知识的名家学习手术技术。看过了别人的手术，自己再进行模仿相对容易。完全靠自己独创某种术式往往很难，只有个别天赋很高的人才能完全自己创新。著名的侧颅底手术专家 Ugo Fisch 教授就是少有的天赋极高的医生之一，他为耳科做出的巨大贡献之一就是为耳科争取到做侧颅底手术的权利。有次他在上海讲学说到此事，是因为当年他完成 1 台侧颅底手术需 6 小时，而神经外科医生完成相同的手术需 12 小时。为什么手术时间如此重要呢？据我所知，德国医疗保险公司给麻醉医生支付人工费用是每隔 15 分钟计算 1 次。如手术时间长，不仅给麻醉医生支付的费用高，还有手术医生、参加手术的护士、麻醉药物等费用也会相应增高，故保险公司一定会首先选择手术技术最为熟练的医生进行手术。所谓"名医"，国外医疗保险公司会有详细的数据，不用所谓的投票选举，也不靠各种人际关系，靠的是如何在保证手术安全的前提下，节省医疗费用。

我的老师，国际著名耳科大师，德国的 Helms 教授完成耳硬化症手术，从切皮到关闭伤口，一般在 15 分钟以内。3 cm 以内的听神经瘤手术，无论是经颞骨颅中窝径路还是经迷路径路，没有超过 1.5 小时的，最快的只要 40 多分钟。他一直强调，中耳胆脂瘤手术和各种中耳炎手术，在其医院平均不应超过 1.5 小时。Helms 教授的办公室内有所有手术室内手术的监控，手术医生遇到问题，可随时请示。如不能在此时间内完成，他认为要么是手术器械出了问题，要么是术者的问题（言外之意即训练不够）。手术器械不会有问题，故术者需继续进行更多的颞骨训练。必须尽可能缩短手术时间，才能保证保险公司提供足够的病源。德国保险公司给各医院分配患者的原则：由产生医疗费用最低的医院优先得到其能收治的患者数量，优先给手术时间短的医生满负荷提供患者（配给制）。依次类推，水平差的医院的患者会很少。保险公司用此方法规范医疗行为。部分手术疗效非常不错，但手术时间偏长的技术方法就会被放弃。医生自然会去手术做得最好的医生那里学习手术技术。教授也靠自己的手术技术吃饭，排出位次，而不是全靠 SCI 文章。德国考核科主任的好坏，一个重要指标就是培养出多少优秀的科主任和著名教授。无论何时何地，在保证安全的情况下尽量缩短手术时间，对于一个手术医生来说，总是努力的方向。

我曾问 Helms 教授，在他办中耳学习班的时候，为什么不演示听神经瘤和颈静脉球体瘤手术？ Helms 教授严肃地说："手术是一个非常严肃的事情，听神经瘤手术难度和风险都很大。年轻医生看我这么容易就完成了听神经瘤的手术，如果也想尝试去做，风险就太大了。同样，颈静脉球体瘤的手术比听神经瘤手术更耗费时间，难度更大，是耳鼻咽喉头颈外科难度最大的手术之一，这种手术是不适宜在学习班上展示的。"手术学习班是各种不同手术技术的演示，即使是相对复杂的手术，也是各种手术技术的综合使用。如振动声桥的手术要求有先天性外耳道闭锁、中耳畸形的手术技术（因要寻找手术定位标志，中耳畸形时，各种解剖结构，如面神经畸形的概率很高），人工耳蜗植入术（要开放面隐窝，制备圆窗），以及听力重建技术（取软骨、颞肌筋膜等）。尽量展示不同的疾病、不同的切口、不同的径路、不同的手术技术。相对而言，手术技术容易学习，而如何融会贯通、知道在什么情况下选择采用哪种技术相对不容易。

保险公司在相当大程度上可以决定手术医生、医生采用的技术、医院能得到的患者数量。保险公司和医疗相关公司会优先支持手术做得好的医生办学习班、会议等学术活动，因只有大部分医生掌握快速、简单、并发症少的手术，才能降低医疗费用，这才是真正的单病种收费模式。如夹层法修补鼓膜穿孔就会被医生放弃，不是这种技术不好，而是手术太费时间（内置法修补鼓膜穿孔，Helms 教授在 15 分钟内即可完成）。耳内镜没有在国外开展起来，手术耗时、费用更高（需增加一个助手）是一个重要因素。

接着年轻医生要仔细观摩，体会老师的手术过程。不仅要熟悉每个手术的步骤，且要熟练使用完成每个手术步骤所需的手术器械。至少观摩 10 场以上手术，跟老师一起分解完成各个手术步骤，每个手术步骤争取做 10 次以上。如人工耳蜗植入手术，可分解为：①手术切口及切开制作肌骨膜瓣。②乳突开放术，乳突轮廓化，打开鼓窦，充分暴露砧骨。③制作放置植入体的骨槽。④开放面隐窝。⑤鼓岬开窗或圆窗开窗。⑥植入电极。每个分解动作完成 10 个。然后在上级医生指导下，再把所有手术步骤组合在一起，完成 10 场手术。之后再独立开展相应的手术。大量观摩手术非常重要，有助于学习特别是在少见的复杂情况下的处理，例如如何处理脑脊液漏、如何清除面神经表面的胆脂瘤、如何保留鼓索神经、如何剥离镫骨周围的肉芽和胆脂瘤、如何处理脑组织疝出、伴有脑脓肿的情况下如何定位脑脓肿等。

观摩手术时要努力设想自己就是术者，推测上级医生下一步可能的处理方式。当上级医生的手术操作与自己的设想不一样时，一定要请教上级医生此时的想法，这样带着思考观摩手术会有更快的提高。

等到自己独立开始手术了，作为一个外科医生，一定要牢记，最为重要的就是"safe"，即安全。安全的定义是时刻保证患者的安全。患者安全了，自然也就保证了医生的安全。所有的围术期准备处理，无一不是围绕着"安全"进行的。外科医生千万不要有大英雄主义，不要追求完美，无把握时，一定要寻求上级医生的帮助。

医生，尤其是外科医生，每天都在做着决定患者生死和预后的选择。耳外科医生与耳内科医生思维方式最大的不同在于耳外科医生必须果断，尤其是在危险的抢救时刻。这不仅要求医生有良好的决断能力，更要有全局掌控能力，知道是否有危险？最危险的是什么？最需要的紧急处理是什么？只要足够努力，每个人都会成为好医生，但要成为名医，勇于担当责任非常重要，特别是外科医生。美国某神经外科大师总结神经外科医生成长的 3 个境界：① how to operate；② when to operate；③ when not to operate or stop the operate。

所以一位好的外科医生要知道如何面对危急情况，更好的外科医生要知道如何避免危急情况的发生。而不是总把自己置于危难之中，再来迫使自己每次都要做出正确的选择。手术的基本原则是什么？如果只能说一条，最重要的莫过于暴露和充分暴露。目的是让术者在良好的视野下，在一切可控的状态下操作。年轻医生，不要盲目追求小切口。

　　要想手术取得最好的疗效，最关键的不是手术技术，而是手术设计和手术理念。外科医生需要掌握的四项基本技能，即 C（Concept 观点）、A（Anatomy 解剖）、S（Skill 技巧）、E（Emergency 应急）中，手术设计即 Concept 观点，占整个手术的 75% 左右（郎景和院士的观点）。如无良好设计，只是机械地完成手术，隐患很大。有人说医学是艺术，手术当然也是艺术，但更高的境界是，医学是哲学。亚里士多德说："哲学应从医学开始，而医学最终应归隐于哲学。"只有在正确的道路上，一切努力才有意义，否则行走在错误的道路上，越勤奋，危险越大。正确的选择是越早停止越好。这一点完全适合手术，一定要在术前预判危险，做好应对危险的准备，争取在危险到来前停止手术。医生更要做到提前预知危险，尽早防范。很多医生希望学习某种技术，其实更重要的是思考的方法，它决定了行动的方向。好的外科医生相信他所看见的，差的外科医生看见他所相信的。

　　一位英国血管外科主任说："手术技术最后都是脊髓反射，只有手术方案才是大脑反射。"

　　大洋洲皇家外科学院九大训练指标中只将外科手术技术列为最后一项。其理由是屠夫、皮鞋匠、裁缝都有可能掌握外科手术技术，但只有经过医学院培训的医生才知道为什么要手术，出现各种意外时如何处理，所以经过良好训练、善于思考才是外科医生最重要的精髓。

　　手术设计究竟要考虑哪些内容？这不仅需要手术技术，更需要医生的头脑，需要掌握丰富的、整体的、全科医学知识。

　　临床决策的基本原则：①充分的事实或证据；②周密的设计或方案；③审慎的实施和操作；④灵活的应急应变；⑤全面的考量。

　　每位手术医生在术前都要问自己：患者的诊断是什么？一定需要

手术吗（手术适应证）？手术的利弊各占多少？同时患有癌症、患者为孕妇等特殊情况如何选择？基本考虑原则顺序应该是：保命优先，功能其次（保留、重建功能），美观最后（微创－小切口、切口美观缝合等）。即使是功能也要分重要功能和次要功能。面神经功能一定排在听功能之前。所谓的小切口，实际上是最不重要的！当然，对于成熟的有经验的术者来说，尽可以追求完美，尽量做到微创，尽量做小切口。而对于年轻医生，则是以安全完成手术为第一原则。手术缓急分类：急诊手术（异物、出血、呼吸困难等）、急需手术（癌症、颅内外并发症）、择期手术（慢性化脓性中耳炎静止期）、观察手术（小的听神经瘤，可看到囊袋底的上鼓室内陷袋）。手术有风险吗？风险是什么？可控吗？患者会有哪些收益？会失去什么？不做手术的风险是什么？有无替代方案？需要 MDT 吗？患者同时伴有哪些疾病，可能对手术产生影响吗？有手术绝对和相对禁忌证吗？首先要询问高危风险疾病及家族史，如出血性疾病、心脑血管病变、癌症等，以及平时用药情况，如有上述情况，患者需先去麻醉科进行术前评估。肥胖患者，术后发生深静脉血栓，甚至肺栓塞的概率远超体重正常者，需做好准备。1996 年我曾给一位伴有各种手术禁忌证的中耳胆脂瘤患者做手术。这是一位老年患者，糖尿病多年，在内分泌科调整血糖，最好的时候空腹血糖为 15 mmol/L。同时有高血压、心脏病，因此无法耐受全麻。由于有心脏传导阻滞无法选择利多卡因做局部麻醉，由于心脏不耐受也无法在局麻药中加肾上腺素。同时她还有类风湿关节炎，长期口服阿司匹林。只能采用普鲁卡因做局部麻醉，手术时间不能超过 1.5 小时。在种种不利条件下，硬着头皮上，耗时 1 小时 20 分钟完成手术。术后担心糖尿病可能影响伤口愈合等种种事情居然没有发生，伤口愈合的非常快速，且术后血糖、血压恢复正常，风湿免疫病居然也明显好转，推测中耳炎性病变可能是作为病灶诱发了内分泌、免疫性疾病，因此切除了病灶，这些全身疾病自行缓解。

另外还要考虑疾病本身的范围有多大？有无并发症存在？如脑脓肿、面神经侵犯、内耳瘘管形成、破坏；颈内动脉是否已受侵、脑膜情况等。

为了完善诊断，保证手术安全，还需哪些检查准备？影像学检查，内镜检查，特殊器械、材料的准备，备血，联系 ICU，其他科室会诊等。术前的读片非常重要，必要时要跟影像科联合读片。国际著名鼻科专家 Draf 有个非常好的习惯，每天早上 7：00 ～ 8：00，全科跟影像科一起读片。这样会双向促进。

耳镜的检查非常重要。我的老师 Helms 教授告诉我，作为耳科医生，一定要看清鼓膜的每一个角落。如普通耳镜仍无法确定，一定要用显微镜。镜下能提供的信息远超声导抗。如发现耳道深处有肉芽，一定要仔细区分其根部来源。如其根部来源于鼓膜松弛部（上鼓室），则这是上鼓室胆脂瘤的可能性极高，这种息肉称为信号息肉（signal polyp）。如来自鼓膜下方，一定要慎重处理，最好不要穿刺或随意试图切除，因其是鼓室球瘤的可能性很高，处理不慎，容易发生大出血。一旦发生大出血，迅速用碘仿纱条填塞，请上级医生处理。

围术期的重点如下。

（1）术前准备

优秀的术者应尽量在术前就考虑到所有术中、术后可能发生的情况，并做好相应的准备。而训练良好的住院医师在成为名医之前，首先要学会各种围术期的处理，特别是要学会经验丰富的医生跟患者交代病情、沟通的技巧。

1）术前谈话技巧。首先要向患者（家属）解释，患者是什么疾病，为什么需要手术治疗（手术最主要的意义是什么？患者最大的收益是什么？）。然后再交代各种可能的风险，其中一定是先交代最严重的后果，再交代功能改善情况。不要做绝对的承诺。除在紧急抢救情况下，医生一般只有解释建议权，无决定权，如慢性中耳炎手术术前谈话。首先要告知慢性中耳乳突炎是一种可能危及生命的疾病，中耳腔与脑组织间仅隔着一层并不厚的骨质，如炎症侵蚀破坏了这层骨质，可能引起脑膜炎、脑脓肿，会危及生命，故中耳炎手术的第一原则是保命。在临床工作中常常见到老年多病的中耳炎患者，身体已无法耐受手术，此时中耳炎若很严重，医生会很难处理。因此，医生一定要建议患者尽早行中耳炎手术，以避免类似情况的发生。中耳炎手术，在功能保留考虑中也有主次之分，面神经功能理应排在首位，其次才是听力功能重建。从目前临床来看，患者对于耳鸣和耳闷胀感的重视程度甚至要超过术后听力情况，需引起重视。即使是中耳病变，手术原则也有区别。中耳胆脂瘤的手术原则是彻底清除病变，慢性中耳炎的手术原则是通畅引流。医生只能告知术后各种情况出现的概率，不要做出绝对的保证。即使是国际顶级大师，中耳炎术后听力改善满意率（即骨气导差在 20 dB 以内的）仅达 70% ～ 80%。大量资料显示术后 1/3 患者耳鸣减轻或消失，1/3 患者耳鸣不变，1/3 患者术后耳鸣加重。这些都需在术前告知患者。手术医生思维要敏捷，动作要迅速，但嘴一定要慢。对于恶性疾病，则要仔细评估手术的风险与收益，年龄很大的晚期癌症患者要学会放弃手术，也许患者的生活质量更好，可以更有尊严地活着。

教学医院对于各种常见疾病、常见手术的术前谈话一定要程序化，有相对固定的模板，以防止年轻医生可能产生的解释疏漏。

2）术前评估。患者是否能够耐受麻醉？是否可能出现危险？手术出血量估计有多少？是否需备血？血糖、血压控制情况；有血液病的患者，血小板、白细胞情况；有乙肝、HIV阳性、结核、梅毒、新冠肺炎等特殊感染的患者，一定要提前告知手术室，一般放在当天最后手术，需做好自身安全防护，并要特殊消毒。鼻咽纤维血管瘤、颈静脉球瘤之类的血供丰富的肿瘤手术，术前要做血管造影＋栓塞。手术最好在栓塞后48小时内进行。

3）手术侧别的确定。双侧慢性化脓性中耳炎选择侧别的考虑：①先做已有并发症，或可能出现并发症的一侧；②先做听力较差的一侧。若先做听力好的一侧，患者在术后一段时间听力可能会受到影响，且一旦术侧听力恢复不满意，会影响对侧手术的进行。双侧梅尼埃病手术侧别的考虑：应先做听力好的一侧，尽量保留内耳功能。因反复眩晕发作，残留的听力功能可能进一步下降。

非常重要的是，千万不要出现误判手术侧别的情况。梁启超先生，就是因为被误判了侧别，一侧健康的肾脏被切除引起了严重后果。住院医师一定要与手术医生沟通，明确手术侧别，术前在患耳上一定要做标记。有些情况下需与患者商量手术的侧别，如人工耳蜗植入手术，大脑左侧半球负责言语听觉处理，故右耳一般负责言语识别，而左侧多为辅助耳，负责移走噪声，以在噪声环境中能更好地分辨言语信号。因此，如双侧条件相当，建议首先选择右侧进行人工耳蜗植入，而且也有利于右利手操作。对于语后聋患者，往往听力好的一侧术后效果更好，且术中遇到的困难也会比听力差的一侧好。但患者（家属）多希望对听力差的一侧进行手术，好的一侧还可配戴助听器。这时，医生一定要和患者（家属）共同商量，决定手术侧别。"不相信任何人"是每位外科医生训练时都要学习的一句箴言。不能绝对相信你的下级医生。各位主刀医生一定要养成习惯，动刀前再看一次CT，这样能减少开错侧别的风险！

（2）术中原则

手术时一定要明确，在任何时候保证生命安全是最重要的。无论是侧颅底手术还是中耳炎手术，术中最为重要的问题是危及生命的问题，其次再考虑各种功能。危及生命的问题主要有：①颈内动脉出血，一旦出血将会造成极为严重的后果；②脑脊液漏会造成脑膜炎脑脓肿，严重时可危及生命，因此在中耳炎手术中一旦发生脑脊液漏，不再考虑其他诸如面瘫、听力等功能问题，优先处理脑脊液漏；③严重的感染，如恶性坏死性外耳道炎。对于功能处理当然优先考虑面神经功能保留或重建，其次才是听力重建。

笔者完成了数千例中耳炎手术，从未出现过速发性面瘫。只有1次手术，发现面神经表面有大块肉芽状组织，仔细剔除后送病检，保留了面神经的完整性，但术后患者出现了Ⅱ度面瘫。患者是一名律师，对出现哪怕是如此轻度的面瘫也非常不满，住院期间就有发生纠纷的苗头，幸好我们术中取了病理。数天后病理结果为面神经鞘膜瘤，且面神经功能逐渐恢复正常，这才平息了一场可能的医疗纠纷。所以，术中在不同的部位，特别是重点部位的不同病理组织分别送病理非常重要。良好的培训及医疗习惯会使医生避免很多医疗纠纷，而最为困难的是知道何时需放弃手术，顺其自然。若独立手术时遇到大出血、脑脊液漏、重要神经功能损伤等复杂情况，而自己又无法保证独立完成手术，上级医生无法及时赶到时，应在处理好出血的情况下关闭伤口，请有经验的上级医生再次手术。我的老师 Helms 教授告诫我，最初的 50 例人工耳蜗植入，一定要在试探电极植入无误后，再植入真正的电极。这样能避免不良事件的发生。

（3）术后观察

术后最重要的是观察生命体征，尤其是术后 24 小时，其次才是伤口局部情况。生命体征最重要的是神志和呼吸情况，要首先保持呼吸道的通畅，特别是耳鼻咽喉科常遇到呼吸道的疾病及手术。笔者曾经在门诊遇到 1 例鼻咽癌放疗后的患者，纤维喉镜检查时突发颈总动脉大出血。此时，接诊医生一面用手指按压患者颈部血管，一面让患者努力保持头前倾位，以保持气道通畅。同时组织全科人员全力抢救，通知手术室准备气管切开；通知医务处组织全院相关科室，特别是血管外科准备参与颈总动脉的处理；备血；通知家属，告病危；同时书写必要的病历。在大家有条不紊的处理下，第一时间在手术室内进行了气管切开，取出 5 ~ 6 cm 的血栓。同时血管外科处理了颈总动脉破裂，上支架，缝合裂口。患者终于抢救成功。如不能及时切开气管取出血栓，很可能因窒息时间过长造成脑缺氧、脑死亡。出血到某种程度自然休克，还不会马上死亡，一旦气道堵塞，可能迅速窒息死亡。

神志情况非常重要，当患者出现神情淡漠，不愿回答问题时，须注意是否有颅内并发症的发生。换药也很重要，伤口愈合情况的观察对于尽早发现及时处理非常关键。术后发热也需住院医师密切关注。

当术后出现各种并发症时，管床医生一定要及时向上级医生汇报，尽早采取相应的处理。

很多手术都需密切随访处理，无论是鼻内镜手术，还是中耳炎手术，手术只是完成了 50% 的工作，其余 50% 需要随访换药。另外，要想撰写质量高的临床文章，高质量的随访工作非常重要。

还要注意提醒患者生活中需要注意的事项，特别是易复发或伴发其他疾病的患者。最好提供纸质版的材料，以免患者遗忘。术后随访换药很重要，可避免因换药不佳引起的再次手术。

每位住院医师当然要写大量的住院病历，但不要平均分配精力。常见疾病且疗效良好的可相对简单书写。复杂的疑难病例及治疗过程中出现了各种并发症，或患者对疗效不满意时，一定要重视病历的书写，并要保管好各种重要的资料，防止医疗纠纷的发生。危急抢救病例，则更要注意病历书写，且要随时让上级医生签字。特别是抢救过程中，常有口头医嘱，一定要注意记录，并签字。重大医疗纠纷最常见的问题之一就是病历出了问题。死亡病例一定要告知患者家属进行尸检。

空鼻症的类似情况不只是在鼻科手术后会出现，耳科手术也会发生，要引起耳科医生的高度重视。若患者描述的症状很重（这些患者往往有到处求诊、众多检查的经历，当然部分这类患者会刻意隐瞒这些就诊史），而医生经过仔细检查，局部及影像学检查均未发现明显的可用已知的专业知识解释的病变，请相关科室会诊也除外了可能的疾病时，一定要想到心理精神疾病的可能。但国内的患者及其家属多不愿意接受自己有心理疾病的事实。实际上这些夸大的症状本身就是为了掩盖其心理疾病。这时医生千万不要说患者没病，否则患者会认为自己如此痛苦，医生居然看不出来，要么会认为医生不负责，没有责任心；要么认为医生没水平，容易激化矛盾。北京大学附属第六医院著名的精神心理专家王向群教授给出的建议是：①医生一定要认可患者目前的症状很重，很痛苦。②从现有的检查评估来看，这种严重的症状很可能不是耳部（或鼻部）疾病引起的，而是大脑的神经内分泌紊乱，需找身心医学科医生诊治。而我国目前还没有设立单独的身心医学科，由精神心理科医生代行其责。这样便于患者接受，也会减少患者对医生的抱怨和攻击。另外要提醒各位医生的是，当患者对手术结果的期望值过高时，一定要慎重选择手术！

一位出色的外科医生所拥有的品质，如果用一句话来总结，那就是：一位外科医生，有鹰一般的眼睛，少女一般的手，狮子一般的心和钢铁一般的意志（A good surgeon, has the eyes of an eagle, the hand of a woman, the heart of a lion, and a mind like asteel strap. ）。

参考文献

1. SNOW J B, WACKYM P A. Ballenger 耳鼻咽喉头颈外科学 . 李大庆，译 . 北京：人民卫生出版社，2012.

2. 张全安 . 中耳炎理论与临床创新研究 . 西安：世界图书出版西安有限公司，2013：104.

3. HALL-STOODLEY L, HU F Z, GIESEKE A, et. al. Direct detection of bacterial biofilms on the middle-ear mucosa of children with chronic otitis media. JAMA, 2006, 296（2）：202-211.

4. BLUESTONE C D. Eustachian tube：structure, function, role in otitis media, Hamilton, Canada：BC Decker, 2005.

5. BLUESTONE C D. 咽鼓管结构、功能及在中耳炎中的作用 . 陈家祥，陈舒华，译 . 北京：人民卫生出版社，2009.

6. RICH A R. A physiological study of the eustachian tube and its related muscles. Otolaryngol Clin North Am, 1970, 3（1）：147-162.

7. ROCKLEY T J, HAWKE W M. The middle ear as a baroreceptor. Acta Otolaryngol, 1992, 112（5）：816-823.

8. EDEN A R，GANNON P J. Neural control of middle ear aeration. Arch Otolaryngol Head Neck Surg，1987，113（2）：133-137.

9. SHUPAK A，TABARI R，SWARTS J D，et al. Effects of middle-ear oxygen and carbon dioxide tensions on Eustachian tube ventilatory function. Laryngoscope，1996，106（2 Pt 1）：221-224.

10. SADÉ J，LUNTZ M. Eustachian tube lumen：comparison between normal and inflamed specimen. Ann Otol Rhinol Laryngol，1989，98（8 Pt 1）：630-634.

11. SADÉ J. The buffering effect of middle ear negative pressure by retraction of the pars tensa. Am J Otol，2000，21（1）：20-23.

12. BLUESTONE C D，KLEIN J O. Otitis media and eustachian tube dysfunction. Philadeiphia：Saunders，2003：474-685.

13. 张全安、汪立、韦俊荣. 中耳炎病理过程中的内通风引流阻塞. 西安医科大学学报，1999，20（4）：536-540.

14. TAKAHASHI H，HAYASHI M，STATO H. et. al. Primary deficits in eustachian tube function in patients with otitis media with effusion. Arch Otolaryngol Head Neck Surg，1989，115（5）：581-584.

15. SCHACHERN P，PAPARELLA M M，SANO S，et al. A histopathological study of the relationship between otitis media and mastoiditis. Laryngoscope，1991，101（10）：1050-1055.

16. PAPARELLA M M，FROYMOVICH O. Surgical advances in treating otitis media. Ann Otol Rhinol Laryngol Suppl，1994，163：49-53.

17. 张全安、张晓彤、张青，等. 中耳炎区域性病理差异现象及临床意义的研究. 中华耳鼻咽喉杂志，2004，39（9）：534-537.

18. 王冰、方延青、刘杨文易，等. 咽鼓管功能紊乱的研究进展. 听力学及言语疾病杂志，2017，25（2）：205-209.

19. VALTONEN H J，DIETZ A，QVARNBERG Y H，et al. Development of mastoid air cell system in children treated with ventilation tubes for early-onset otitis media：a prospective radiographic 5-year follow-up study. Laryngoscope，2005，115（2）：268-273.

20. TOS M，STANGERUP S E. Hearing loss in tympanosclerosis caused by grommets. Arch Otolaryngol Head Neck Surg，1989，115（8）：931-935.

21. SADÉ J，BERCO E. Atelectasis and secretory otitis media. Ann Otol Rhinol Laryngol，1976，85（2 Suppl 25 Pt 2）：66-72.

22. TOS M，POULSEN G. Attic retractions following secretory otitis. Acta Otolaryngol，1980，89（5-6）：479-486.

23. 黄德亮，杨伟炎，姜泗长，等 . 粘连性中耳炎临床观察 . 中华耳鼻咽喉科杂志，1996，31（2）：82-85.

24. 黄德亮 . 粘连性中耳炎 . 中华耳鼻咽喉科杂志，1996，31（4）：251-253.

25. HILDMANN H. Sonderformen der chronischen Otitis media//Helms J. Oto-Rhino-Laryngologie in Klinik und Praxis. Band 1 Ohr. New York：Georg Thieme Verlag Stuttgart，1994：620-621.

26. 余力生，韩朝刚，于红，等 . 软骨栅 - 软骨膜鼓膜成形术 . 中华耳鼻咽喉科杂志，2001，36（3）：166-168.

27. MILEWSKI C. Ergebnisse der Tympanoplastik nach Verwendung von Knorpel-Perichondriumtransplantaten zum Trommelfellersatz unter ungünstigen Bedingungen. Laryngo-Rhino-Otol，1991，70（8）：402-404.

28. MERCHANT S N，MCKENNA M J，ROSOWSKI J J. Current status and future challenges of tympanoplasty. Eur Arch Otorhinolaryngol，1998，255（5）：221-228.

29. Kerr A G，Byrne J E，Smyth G D. Cartilage homografts in the middle ear：a long-term histological study. J Laryngol Otol，1973，87（12）：1193-1199.

30. WULLSTEIN H L，WULLSTEIN S. Tympanoplastik. New York：Georg Thieme Verlag Stuttgart，1986.

31. 余力生，齐振民 . 粘连性中耳炎的手术治疗 . 中华耳鼻咽喉科杂志，2004，39（1）：40-43.

32. GYO K，SASAKI Y，HINOHIRA Y，et al. Residue of middle ear cholesteatoma after intact canal wall tympanoplasty：surgical findings at one year. Ann Otol Rhinol Laryngol，1996，105（8）：615-619.

33. RODEN D，HONRUBIA V F，WIET R. Outcome of residual cholesteatoma and hearing in mastoid surgery. J Otolaryngol，1996，25（3）：178-181.

34. KAPUR T R，JAYARMACHANDRAN S. Management of acquired cholesteatoma of the middle ear and the mastoid by combined approach tympanoplasty：a long-term view. Clin Otolaryngol，1997，22（1）：57-61.

35. HELMS J. Sanierende und rekonstruktive Operationen am Gehoergang，Mittelohr und Felsenbein. in Kopf und Hals-Chirurgie. Band 2：Ohr. Helms J；Jahrsdoerfer R. A. New York：Georg Thieme Verlag Stuttgart，1996：67-130.

36. PALVA T，RAMSAY H，BÖHLING T. Tensor fold and anterior epitympanum. Am J Otol，1997，18（3）：307-316.

37. KUTTNER K，BUNTZEL J，ANDRA K. Spätergebnisse nach mastoiditis und

mastoidektomie. Laryngorhinootologie，1996，75（2）：65-69.

38. HILDMANN H. Offene oder geschlossene Technik der Tympanoplastik. Laryngorhinootologie，1991，70（7）：335-339.

39. YUNG M W. Small cavity mastoidectomy--5 year review. Clin Otolaryngol Allied Sci，1996，21（1）：24-29.

40. WIGAND M E. Resultate der funktionellen Ohrchirurgie. HNO，1990，38：191-195.

41. PLESTER D. Chirurgie des Cholesteatom. Eur Arch Oto Rhino Laryngol，1979，223（2）：380-390.

42. JAHNKE K，KHATIB M，RAU U. Langzeitergebnisse nach Cholesteatomchirurgie. Laryngo-Rhino-Otol，1985，64：238-242.

43. DERLACKI E L，CLEMIS J D. Congenital cholesteatoma of the middle ear and mastoid. Ann Otol，1965，74（3）：706-727.

44. LEVENSON M J，PARISIER S C，PATRICIA C，et al. A review of twenty congenital cholesteatoma of the middle ear in children. Otolaryngol Head neck Surg，1986，94（6）：560-567.

45. TRAN BAN HUY P. ASIENBERG N. Cholesteatoma and cholesteatomas//B（Hrsg）. Pathogenesis in cholesteatoma. Amsterdam，Netherlands：Elsevier Science，1999：19-35.

46. STEINBACH E，HILDMANN H. Re-use of autologous incus in cholesteatoma and in chronic mucosal suppuration. Z Laryngol Rhinol Otol，1972，51（10）：659-664.

47. FRESE K A，HOPPE F. Morphologische Untersuchungen an autologen und homologen Ossikeln nach Langzeitimplantation. Laryngo-Rhino-Otol，1996，75（6）：330-334.

48. HARKER L A. Cholesteatoma：an incidence study//MCCABE B，SADE J，ABRAMSON M（Hrsg）. Cholesteatom：first international conference. Birmingham：Aesculapius Publishing company，1977：308-312.

49. TOS M. Incidence，etiology and pathogenesis of cholesteatoma in children. Adv Otorhinolaryngol，1988，40：110-117.

50. KEMPPAINEN H O，PUHAKKA H J，LAIPPALA P J. et al. Epidemiology and etiology of middle ear cholesteatoma. Acta Otolrhinollaryngol，1999，119：568-572.

51. JENSEN H F，VASE P，GREEN A，et al. Cholesteatoma，an epidemiological study// Sanna M（Hrsg）. Proceedings of the Fifth International Conference on cholesteatoma and mastoid surgery. Roma：CIC Edizioni Internationali，19976：184-187.

52. KIM C S，JUNG H W，WON H A，et al. A prevalence study of otitis media and related disease in Korea，1991//Nakano Y（Hrsg）. Proceedings of the Fourth International Conference on cholesteatoma and mastoid surgery，Niigata，Japan. Amsterdam：Kugel & Gehdini，1993：249-254.

中国医学临床百家

53. TSCHOPP C F. Chronic otitis media and cholesteaoma in Alaskan children//McCabe B, Sade J, Abramson M. Cholesteatoma: First International Coference. Birmingham: Aesculapius Publishing Company, 1977: 290-292.

54. HOMOE P, BRETLAU P. Cholesteatomas in the greenlandic inuit//NAKANO Y（Hrsg）. Proceedings of the Fourth International Conference on cholesteatoma and mastoid surgery, Niigata, Japan. Amsterdam: Kugel & Gehdini, 1993: 241-244.

55. DEGUINE C, DEGUINE O. The contralateral ear in cholesteaoma//TOS M, PEITERSEN E（Hrsg）. Proceeding of the Third International Coference on cholesteatoma and mastoid surgery. Amsterdam: Kugel & Gehdini, 1989: 393-398.

56. HARELL M, PENNIGTON F R, MORRISON W V. Prevalence of cholesteaoma in black americans//SADE J. Cholesteatoma and mastoid surgery. Amsterdam: Kugel & Gehdini, 1989: 97-99.

57. RUBEN R J. The disease in society–evluation of chronic otitis media in general and cholesteatoma in particular//SADE J. Cholesteatoma and mastoid surgery. Amsterdam: Kugel & Gehdini, 1989: 111-116.

58. HILDMANN H, SUDHOFF H, JAHNKE K. Grundzuge einer differenzierten Cholesteatom-Chirurgie. Laryngo-Rhino-Otol, 2000, 79（S2）: S73-S94.

59. HILDMANN H, SUDHOFF H. Middle Ear Surgery. Berlin Heidelberg: Springer-Verlag, 2006.

60. BONDY G. Totalaufmeisselung mit Erhaltung von Trommelfell und Gehörknöchelchen. Monatsschr F Ohrenhk, 1910, 44: 15-23.

61. WULLSTEIN H L. Die Eingriffe zur Gehörverbesserung//UFFENORDE W. Anzeige und Ausführung der Eingriffe an Ohr. Nase und Hals, 2. Aufl. Stuttgart: Thieme, 1952: 154-155.

62. PLESTER D, HILDMANN E, STEINBACH E. Atlas der Ohrchirurgie. Stuttgart: Kohlhammer, 1989.

63. Tos M. Manual of middle ear surgery. Vol 1 Approaches, myringoplasty, ossiculoplasty and tympanoplasty. Stuttgart: Georg Thieme Verlag, 1995.

64. HEERMANN J. Thirty years' autograft tragal and conchal cartilage perichon-drium palisade tympano-epitympano-, antrum and mastoid plastics-13000 cases// CHARACHON R, GARCIA-IBANEZ E. Long-term results and indications in otology and otoneurosurgery. Amsterdam: Kugler, 1991: 159-164.

65. TOS M. Manual of Middle Ear Surgery. Volume 2. Mastoid Surgery and Reconstructive Procedures. New York: Thieme Medical Publishers, 1995.

66. The Committee on Construction of Hearing of the American Acadey of Ophthalmology and

Otolaryngology. Standard classification for surgery of chronic ear infection. Arch Otolaryngol, 1965, 81: 204-205.

67. Paparella M, Shumrick D A. Otolaryngology. London: W. B. Saunders Company, 1973.

68. HOUSE W F, BRACKMANN D E. Electrical promontory testing in differential diagnosis of sensori-neural hearing impairment. Laryngoscope, 1974, 84（12）: 2163-2171.

69. BENTO R F, MONTEIRO T A, BITTENCOURT A G, et al. Retrolabyrinthine approach for cochlear nerve preservation in neurofibromatosis type 2 and simultaneous cochlear implantation. Int Arch Otorhinolaryngol, 2013, 17（3）: 351-355.

70. SILVERSTEIN H, WANAMAKER H H, ROSENBERG S I, et al. Promontory testing in neurotologic diagnosis. Am J Otol, 1994, 15（1）: 101-107.

71. KUO S C, GIBSON W P. The role of the promontory stimulation test in cochlear implantation. Cochlear Implants Int, 2002, 3（1）: 19-28.

72. THOMPSON D C, MCPHILLIPS H, DAVIS R L, et al. Universal newborn hearing screening: summary of evidence. JAMA, 2001, 286（16）: 2000-2010.

73. ROLAND J T J R, COSETTI M, WANG K H, et al. Cochlear implantation in the very young child: long-term safety and efficacy. Laryngoscope, 2009, 119（11）: 2205-2210.

74. STARR A, PICTON T W, SININGER Y, et al. Auditory neuropathy. Brain, 1996, 119（Pt 3）: 741-753.

75. RANCE G, BEER D E, CONE-WESSON B, et al. Clinical findings for a group of infants and young children with auditory neuropathy. Ear Hear, 1999, 20（3）: 238-252.

76. MIYAMOTO R T, KIRK K I, RENSHAW J, et al. Cochlear implantation in auditory neuropathy. Laryngoscope, 1999, 109（2 Pt 1）: 181-185.

77. SHALLOP J K, PETERSON A, FACER G W, et al. Cochlear implants in five cases of auditory neuropathy: postoperative findings and progress. Laryngoscope, 2001, 111（4 Pt 1）: 555-562.

78. ZENG F G, LIU S. Speech perception in individuals with auditory neuropathy. J Speech Lang Hear Res, 2006, 49（2）: 367-380.

79. RAVEH E, BULLER N, BADRANA O, et al. Auditory neuropathy: clinical characteristics and therapeutic approach. Am J Otolaryngol, 2007, 28（5）: 302-308.

80. GIBSON W P, GRAHAM J M. Editorial: 'auditory neuropathy' and cochlear implantation-myths and facts. Cochlear Implants Int, 2008, 9（1）: 1-7.

81. FULMER S L, RUNGE C L, JENSEN J W, et al. Rate of neural recovery in implanted children with auditory neuropathy spectrum disorder. Otolaryngol Head Neck Surg, 2011, 144（2）:

274-279.

82. BRADLEY J, BEALE T, GRAHAM J, et al. Variable long-term outcomes from cochlear implantation in children with hypoplastic auditory nerves. Cochlear Implants Int, 2008, 9（1）：34-60.

83. WALTON J, GIBSON W P, SANLI H, et al. Predicting cochlear implant outcomes in children with auditory neuropathy. Otol Neurotol, 2008, 29（3）：302-309.

84. TEAGLE H F, ROUSH P A, WOODARD J S, et al. Cochlear implantation in children with auditory neuropathy spectrum disorder. Ear Hear, 2010, 31（3）：325-335.

85. LAPOINTE A, VIAMONTE C, MORRISS M C, et al. Central nervous system findings by magnetic resonance in children with profound sensorineural hearing loss. Int J Pediatr Otorhinolaryngol, 2006, 70（5）：863-868.

86. MOON I J, KIM E Y, PARK G Y, et al. The clinical significance of preoperative brain magnetic resonance imaging in pediatric cochlear implant recipients. Audiol Neurootol, 2012, 17（6）：373-380.

87. LUNTZ M, TESZLER C B, SHPAK T. Cochlear implantation in children with otitis media：second stage of a long-term prospective study. Int J Pediatr Otorhinolaryngol, 2004, 68（3）：273-280.

88. FAYAD J N, TABAEE A, MICHELETTO J N, et al. Cochlear implantation in children with otitis media. Laryngoscope, 2003, 113（7）：1224-1227.

89. COLLETTI V, FIORINO F G, CARNER M, et al. Basal turn cochleostomy via the middle fossa route for cochlear implant insertion. Am J Otol, 1998, 19（6）：778-784.

90. SMULDERS Y E, VAN ZON A, STEGEMAN I, et al. Comparison of bilateral and unilateral cochlear implantation in adults：a randomized clinical trial. JAMA Otolaryngol Head Neck Surg, 2016, 142（3）：249-256.

91. COEZ A, ZILBOVICIUS M, FERRARY E, et al. Brain voice processing with bilateral cochlear implants：a positron emission tomography study. Eur Arch Otorhinolaryngol, 2014, 271（12）：3187-3193.

92. LOVETT R E, KITTERICK P T, HEWITT C E, et al. Bilateral or unilateral cochlear implantation for deaf children：an observational study. Arch Dis Child, 2010, 95（2）：107-112.

93. REISS L A J, FOWLER J R, HARTLING C L, et al. Binaural pitch fusion in bilateral cochlear implant Users. Ear Hear, 2018, 39（2）：390-397.

94. HOFFMAN R A, COHEN N L. Complications of cochlear implant surgery. Ann Otol Rhinol Laryngol Suppl, 1995, 166：420-422.

95. KRONENBERG J, MIGIROV L, DAGAN T. Suprameatal approach：new surgical

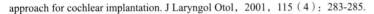

approach for cochlear implantation. J Laryngol Otol, 2001, 115（4）: 283-285.

96. CAVERSACCIO M, GAVAGHAN K, WIMMER W, et al. Robotic cochlear implantation: surgical procedure and first clinical experience. Acta Otolaryngol, 2017, 137（4）: 447-454.

97. LEHNHARDT E. Intracochlear placement of cochlear implant electrodes in soft surgery technique. HNO, 1993, 41（7）: 356-359.

98. O' DONOGHUE G M, NIKOLOPOULOS T P. Minimal access surgery for pediatric cochlear implantation. Otol Neurotol, 2002, 23（6）: 891-894.

99. WEBB R L, LEHNHARDT E, CLARK G M, et al. Surgical complications with the cochlear multiple-channel intracochlear implant: experience at Hannover and Melbourne. Ann Otol Rhinol Laryngol, 1991, 100（2）: 131-136.

100. COHEN N L. Surgical techniques to avoid complications of cochlear implants in children. Adv Otorhinolaryngol, 1997, 52: 161-163.

101. BROWN J S. A ten year statistical follow-up of 245 consecutive cases of endolymphatic shunt and decompression with 328 consecutive cases of labyrinthectomy. Laryngoscope, 1983, 93（11 Pt 1）: 1419-1424.

102. Brinson G M, Chen D A, Arriaga M A. Endolymphatic mastoid shunt versus endolymphatic sac decompression for Ménière's disease. Otolaryngol Head Neck Surg, 2007, 136（3）: 415-421.

103. CHUNG J W, FAYAD J, LINTHICUM F, et al. Histopathology after endolymphatic sac surgery for Ménière's syndrome. Otol Neurotol, 2011, 32（4）: 660-664.

104. THOMSEN J, BRETLAU P, TOS M, et al. Placebo effect in surgery for Ménière's disease. A double-blind, placebo-controlled study on endolymphatic sac shunt surgery. Arch Otolaryngol, 1981, 107（5）: 271-277.

105. THOMSEN J, BRETLAU P, TOS M, et al. Ménière's disease: a 3-year follow-up of patients in a double-blind placebo-controlled study on endolymphatic sac shunt surgery. Adv Otorhinolaryngol, 1983, 30: 350-354.

106. PAPARELLA M M, SAJJADI H. Endolymphatic sac enhancement. Otolaryngol Clin North Am, 1994, 27（2）: 381-402.

107. PORTMANN G. Surgical treatment of vertigo by opening of the saccus endolymphaticus. Arch Otolaryngol, 1969, 89（6）: 809-815.

108. HALLPIKE C S, CAIRNS H. Observations on the Pathology of Ménière's Syndrome. Proc R Soc Med, 1938, 31（11）: 1317-1336.

109. HOUSE W F. Subarachnoid shunt for drainage of endolymphatic hydrops. A preliminary report. Laryngoscope, 1962, 72: 713-729.

110. LUNDQUIST P G, KIMURA R, WERSAELL J. Experiments in endolymph circulation. Acta Otolaryngol Suppl, 1964, 188（s188）: 198+.

111. Paparella M M, Goycoolea M. Panel of Menière's disease. Endolymphatic sac enhancement surgery for Menière's disease: an extension of conservative therapy. Ann Otol Rhinol Laryngol, 1981, 90（6 Pt 1）: 610-615.

112. Sennaroglu L, Sennaroglu G, Gursel B, et al. Intratympanic dexamethasone, intratympanic gentamicin, and endolymphatic sac surgery for intractable vertigo in Meniere's disease. Otolaryngol Head Neck Surg, 2001, 125（5）: 537-543.

113. Silverstein H, Jackson L E. Vestibular nerve section. Otolaryngol Clin North Am, 2002, 35（3）: 655-673.

114. Jackson C G, Dickins J R, McMenomey S O, et al. Endolymphatic system shunting: a long-term profile of the Denver Inner Ear Shunt. Am J Otol, 1996, 17（1）: 85-88.

115. Smith D R, Pyle G M. Outcome-based assessment of endolymphatic sac surgery for Meniere's disease. Laryngoscope, 1997, 107（9）: 1210-1216.

116. Pensak M L, Friedman R A. The role of endolymphatic mastoid shunt surgery in the managed care era. Am J Otol, 1998, 19（3）: 337-340.

117. Huang T S. Endolymphatic sac surgery for Meniere's disease: experience with over 3000 cases. Otolaryngol Clin North Am, 2002, 35（3）: 591-606.

118. Thomsen J, Bretlau P, Tos M, et al. Ménière's disease: endolymphatic sac decompression compared with sham（placebo）decompression. Ann N Y Acad Sci, 1981, 374: 820-830.

119. Frejo L, Requena T, Okawa S, et al. Regulation of Fn14 receptor and NF-κB underlies inflammation in Meniere's disease. Front Immunol, 2017, 8: 1739.

120. Derebery M J. Allergic and immunologic features of Ménière's disease. Otolaryngol Clin North Am, 2011, 44（3）: 655-666.

121. Takumida M, Zhang D M, Anniko M. Localization of nitric oxide synthase isoforms（I, II and III）in the endolymphatic sac of the guinea pig. ORL J Otorhinolaryngol Relat Spec, 1997, 59（6）: 311-316.

耳内科相关知识及进展

12. 头晕 / 眩晕问诊策略

触摸和谈话，曾是医生探寻病因和解除患者痛苦的两件法宝，临床中广为流传的"病史为王"及"五指医疗原则"中将病史采集作为大拇指，无不体现着病史的重要性。然而随着科学发展日新月异，新的检查方法及设备层出不穷，临床诊疗越来越依赖辅助检查，细致详尽且充满人情味的病史询问及经典的视、触、叩、听则有被边缘化的趋势。临床诊疗中，合理与适宜的检查是必需的，但"好的病史是临床检查的基础"，选择有针对性的辅助检查，解读各项检查的结果，都须建立在详细准确的病史基础之上。而且在某些疾病早期，机体尚处于功能异常的阶段，还未出现器质性或形态学方面的改变，辅助检查可能没有阳性结果，此时问诊所得的资料尤为重要。在临床诊治中始终秉承"病史为王"这个理念，既能减少不必要的检查又能提高诊断准确率。

头晕只是一种临床症状，背后病因复杂，从良性发作性疾病到有生命危险的疾病都可能以头晕为表现。和头晕相关的疾病众多，相关检查更多，无论从诊疗思路还是卫生经济学的角度，都不能将追求全面的检查作为头晕的诊断重点，问诊是诊断疾病最基本也是最重要的手段。仅通过全面而有技巧的问诊，可区分 90% 以上的症状是眩晕或非旋转性头晕，可基本明确 70% ~ 80% 头晕的病因。因此，必须从病史入手，从中寻找蛛丝马迹，形成初步的诊断思路，然后进行必要的、有针对性的辅助检查，结合病史，对辅助检查进行解读，必要时还要进一步补充问诊及其他检查，修正诊断。病史问诊不仅是诊疗的第一步，决定着检查和诊疗的方向，而且贯穿反复修正诊断直至找到"真凶"的整个过程。

头晕完全是主观感觉，问诊受患者病史长短、个人感受度、表达能力、各地语言差异、患者紧张情绪、患者的期望值等诸多因素影响，采集病史经常不准确，面对不同的患者，采用不同的问诊方法方可奏效。虽然近几年头晕疾病的诊疗有了长足的发展，也有了程序化的问诊"流程"，主要包括头晕的发病性质、起病形式、每次发病持续时间、诱发因素、伴随症状及既往相关病史六部分内容，但在该问诊流程中，涵盖的内容非常广泛，如何在有限的时间内有所侧重，在繁忙的临床工作中高效采集到最准的信息，并非易事。有经验的头晕专家，对常见疾病的临床特征非常熟悉，也有自己构建的疾病谱和问诊思路，能很快切中要害，得到想要的信息。欠缺经验者，还需一定的问诊招式和技巧，并在临床实践中不断磨炼。本文就头晕病史的分层问诊做简单介绍，望对刚刚起步的临床医生提供借鉴和参考。

12.1 问诊基础

问诊虽有技巧，但技巧是建立在基本方法之上的灵活运用（引自鞠奕主任讲课），想走捷径，只重视零星的技巧，其实是空中楼阁，头晕问诊最重要的是基础知识和基本方法，掌握的基础知识越全面，越熟练，对头晕 / 眩晕疾病认识的越深入，才能灵活恰当地使用技巧。头晕相关的基础知识包括以下几点。

（1）头晕／眩晕疾病知识

作为临床一线接诊医生，首先考虑常见病，其次考虑少见病，头晕涉及的科室和疾病非常多，如耳科包括 BPPV、前庭神经炎、梅尼埃病、突发性聋、迷路炎、听神经瘤、上半规管裂综合征、大前庭导水管综合征、耳毒性药物、外伤等；神经科则包括前庭型偏头痛、后循环梗死和 TIA、脑干小脑出血、肿瘤、癫痫性眩晕、脱髓鞘病变、颅颈结合部位畸形等；内科疾病则包括各种原因导致的晕厥前头晕、体位性低血压、高血压、甲亢、贫血、药物不良反应；精神科则多是焦虑抑郁的躯体表现；眼科和骨科部分疾病也和头晕有关。如此多疾病，很难全部精准掌握，所幸头晕虽然涉及的疾病很多，但发病率差别非常大，常见的 10 种头晕病因可能占头晕患者的 80%，一定要非常熟练的掌握常见头晕疾病的临床特点诊断标准，少见疾病也要有所了解，知识库里的头晕疾病越多，临床中遇到疑难头晕病例时，才能开拓思路，做出正确判断。随着对疾病认识的不断深入，不断了解疾病的特点，问诊中也要有所体现，如常见的 BPPV，近几年最大的进步集中在有关 BPPV 分级诊断中有争议的综合征，这也是减少泛化的基础。有争议组有一些病史特点，如患者年纪较轻，经常反复发作，每次发作持续时间较短，患者常主诉第 1 天晕得起不了床，尤其一动晕得厉害，第 2 天好一些，第 3 天症状基本消失，听到这个主诉，医生就要有所警惕，大概率不是确定的 BPPV 行位置试验时要仔细观察眼震特点。

（2）头晕／眩晕相关概念

在 2009 年前庭症状国际分类发表之前，国内一直沿用美国 1972 年提出的头晕分类及定义，将 dizziness 作为所有头晕／眩晕症状的总称，具体分为 4 类，包括头晕、眩晕、失衡和晕厥前（状态）。2009 年

Barany 协会首次提出前庭症状的共识性分类，该分类中提出前庭症状包括眩晕、头晕、前庭 – 视觉症状和姿势性症状。并将具体内涵做了界定，眩晕包括旋转感和非旋转感（如摇摆、倾倒、浮动、弹跳或滑动感）；头晕则为头部昏沉感、空间定向受损、无虚假或扭曲感；前庭 – 视觉症状为头部运动中的虚假感觉、振动幻觉、视觉延迟、视觉倾斜、视物模糊、视景倾斜、视觉变形；姿势症状仅见于直立位、坐位、站立或行走时，而非体位变动中。晕厥前头晕属于非前庭症状，眼前发黑，即将摔倒，晕厥前症状虽不在国际前庭症状分类中，但仍需鉴别。

（3）全面正确的观念，尤其共病和动态的观念

头晕疾病很多都有交叉，尤其梅尼埃病、前庭型偏头痛及 BPPV 有很高比例的共病。因此，在头晕诊断中需建立共病观念。再者，虽前庭症状中术语是明确区分的，但在患者的发病过程中，不同的形式可共存或依次出现，如眩晕后出现头晕，眩晕时伴姿势症状，因此一种症状的存在并不排斥合并存在其他类型的症状。晚期介入时，需还原疾病从发病开始的所有头晕形式，如前庭神经炎后期可能因头晕、走路不稳就诊，需还原最初眩晕的病史；而早期介入时，则要对疾病的预后有一定的预判，如前庭神经炎眩晕时就诊，需考虑到以后可能出现代偿不良、持续性姿势知觉性头晕（PPPD）及 BPPV。因此，同一疾病在不同时期可能表现不同，这就是头晕诊疗中的动态观念。初次接诊时，可能做不到面面俱到，但随着病程的进展，若患者未如期好转，需及时调整思路，有时是初步诊断错误，有时则是最初的诊断虽无错误，但疾病发生了进展，出现了其他并发症，诊疗思路都要有所调整，在治疗中要始终贯穿仔细观察、仔细询问、随时调整的观念。

12.2 问诊模式

问诊分为两种模式，即开放问诊模式和封闭问诊模式。

开放的问诊模式，是用一般的问话获得某一方面的大量资料，让患者像讲故事一样叙述病情，如"您哪里不舒服？"；封闭的问诊模式，基本是选择题，如"您怎么个晕法？天旋地转，昏昏沉沉还是走路不稳？""头晕时有没有耳鸣和听力下降"。针对头晕患者，建议从开放问诊开始。随着生活水平提高，民众健康意识明显增强，很多患者会详细记录自己的发病情况，部分患者能清晰描述。采用这种问诊方式有两点需注意：一是要听，尽量不要打断，没有医学背景的患者能有条理地把自己得病过程讲清楚很不易，经常打断患者可能漏掉重要内容。二是会听，不能要求没有医学背景的患者讲出头晕六问中的专业术语，所谓会听，即能将患者通俗的语言表达和专业术语进行关联，如下面这个病史描述：1 周前感冒了，不太重，也没当回事，结果3 天前突然头晕了，早上一睁眼，我就看着窗户在哗哗的动，赶紧闭上眼睛，好一点，再睁眼，还是那样，尤其是我想起来去卫生间，更厉害，卧室的柜子都在动，恶心，想吐没吐出来，第 1 天都起不来床，我胳膊腿都能动，就是一动就晕，所以不敢动，后来迷糊睡着了，再醒好一点，但还是不行，一睁眼还是晕，我都想叫"120"了；第 2 天稍好点，能慢慢起床，但还是忽忽悠悠的，走路也不行，深一脚浅一脚的，感觉控制不了方向，总是想撞右边的墙；今天是第 5 天，好一点了，我也不敢那么快的起床了，感觉好多了，但是我低头穿鞋时晕了一下，前几天也顾不上，今天觉得右边耳朵也闷闷的，是不是洗澡进水了？在这个病史陈述中，虽然患者没有说出眩晕、姿势不稳、特定体位诱发、持续性还是短暂性眩晕这样的专业词汇，但可从中找到一一对应的生活化词语，如眩晕为"窗户在哗哗的动"，姿势不稳为"感觉控制不了方向，总是想撞右边的墙"，特定体位诱发为"低头穿鞋时"，持续性为"第1天都起不来床"，短暂性眩晕为"低头穿鞋时晕了一下"，这就是头晕问诊中的场景还原，这样问诊，医生不必冰冷的问一些晦涩的医学词汇，显得阳春白雪，患者不用因为是医学"小白"而非常紧张，只需真实描述发病场景，这是最和谐的问诊，但同时对医生的能力有更高的要求，需在临床实践中慢慢积累。

当然不是所有的患者都有这样的表达能力，否则病史问诊就没有什么难度了。大部分患者在陈述病史时，可能主次不分，杂乱无章。采集病史不是记流水账，患者怎样说就怎样记，需要有重点、分主次、有层次的启发和引导性的封闭问诊模式，这也是诊断思路的体现。国际前庭疾病分类（the International Classification of Vestibular Disorder，ICVD）是由相互关联的4个层面构成的体系，每个层面在这个相互作用的有机整体内发挥作用（图1）。其中诊断的第2层，是根据起病形式和头晕性质划分为3种类型的前庭综合征，包括急性前庭综合征、发作性前庭综合征和慢性前庭综合征。不同的综合征下有不同的系列疾病，综合征这一层是头晕诊断中非常关键的一步，是症状、体征及疾病之间的桥梁，进入正确的综合征，对同一综合征下的系列疾病进行鉴别诊断，会大大缩小鉴别诊断的范围，得出正确诊断，所以，可将前庭综合征这一层作为病史分层问诊的分水岭，将头晕病史六问分为核心病史和鉴别病史两部分（图2）。

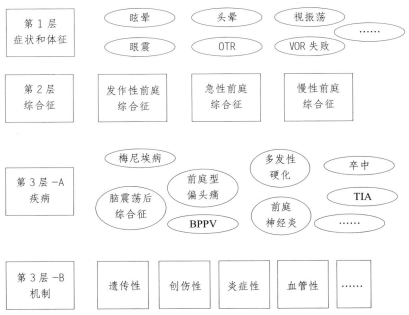

注：1. 显示不同层面之间的关系，如第2层的急性前庭综合征，第1层为其症状、第3层为其可能的病因、第4层为发生机制基础

2. 实线表示确定的关系，虚线表示不确定的关系

3. OTR：眼偏斜反应；VOR：前庭眼动反射；BPPV：良性阵发性位置性眩晕；TIA：短暂性脑缺血发作

图1 国际前庭疾病分类的4层框架

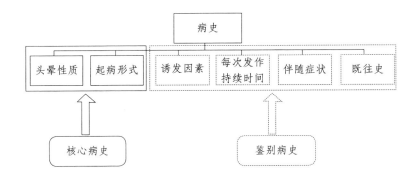

图2 分层问诊

（1）核心病史

核心病史主要包括两个问题，即头晕性质和起病形式，这两个问题是决定进入何种综合征的关键病史，不能着急，仔细问询，有时需要从不同角度多问几次，反复核实，但要注意避免无计划的重复提问，影响医患关系、失去患者的信任。

1）头晕性质。2009 年 Barany 协会首次提出了前庭症状的共识性分类，该分类中提出前庭症状包括眩晕、头晕、前庭－视觉症状和姿势性症状。虽然晕厥不在前庭症状之内，但仍需要先询问是否有晕厥，及时转入心内科，再进行头晕问诊。下面这 6 条是庄建华主任 2020 年在我科举办的耳科学习班中的内容，分享给大家：①看外界天旋地转，伴恶心呕吐，基本是眩晕；②只有自身旋转感，没有看外界旋转感，可能不是眩晕；③好像有点晕，只有恶心，无呕吐，可能不是眩晕；④说不清的，在家比较好的，基本不是眩晕；⑤躺着正常，站起晕，行走没事，可能是晕厥前；⑥躺着正常，站起晕，行走晕，可能是姿势症状。特别值得注意的是，虽然术语是明确区分的，但每个人感受不同，描述方法差异很大，且在患者的发病过程中，不同的形式可共存或依次出现，给医生和患者分辨都造成一定困难。既往文献中也有相似的结果，入选 2 个医院急诊就诊的 872 例患者的头晕类型问卷分析：62% 选择一种以上头晕类型；218 例问卷中没有选择眩晕者，70% 面对面回答眩晕感；6 分钟后重复回答同一问题，52% 患者答案不一致，Kerber 等对 12 个月内以头晕或平衡问题就诊的患者进行调查，其中 61.1% 主诉两种以上头晕性质，只有 24.6% 的外周前庭源性头晕患者会采用眩晕作为第一主诉。虽可用场景还原的方式提高头晕性质问诊的准确率，但医生不能过度相信患者的描述。因此，以发病时间作为切入口，将时间作为问诊的重点，对非专业的患者而言，相比头晕性质更容易提供准确的信息，由此获得起病形式的信息。

2）起病形式：分为3种。急性前庭综合征为急性单相病程；发作性前庭综合征表现为反复发作；慢性前庭综合征则是症状持续存在，超过3个月的慢性病程。病程和起病形式之间有密切关联，病程是指该症状出现的时间，对非专业的患者而言，描述更加准确，这也是基于时间、诱因及针对性查体（symptom timing，triggers and targeted bedside eye examination，TiTrATE）的问诊模式。值得注意的是，首次发作眩晕的患者出于恐惧，即使短暂反复发作也会主诉"一直晕"；发作性前庭综合征的患者若长期发作，会在间歇期出现不同于发作期的头晕形式，患者也会误认为是"一直晕"。知道了这些"坑"，就会有所警惕，避免被患者误导。如患者主诉持续头晕或眩晕3天，基本不考虑慢性前庭综合征，作为缓慢起病，头晕程度又不重的慢性前庭综合征，患者很少1周内就诊，而3天内的急性前庭综合征患者精神状态会比较差，甚至可能坐轮椅、推车来诊。首次发作眩晕的患者，若是轮椅或平车推来，此回答可信，若患者自己一人走进来，此回答显然不可信，这时需仔细追问患者是一直不停地晕，还是一阵阵晕，中间是否有完全不晕的时候。追问后，患者可能回答是一阵阵的，这时进入发作性前庭综合征的问诊，但患者也可能表示前几天一直晕，最近好转，就知道患者可能是良性的急性前庭综合征逐渐缓解，这是静态代偿逐渐建立的动态过程，恶性头晕的概率有所降低。问诊不仅仅只是"问"，从患者踏入诊室，看到患者的第一眼，诊断就开始了。而对于病史超过3个月的慢性病程急性前庭综合征的可能性大大降低，前庭系统和情绪系统密切联系，一次急性前庭事件，引起的焦虑情绪及对疾病的恐惧感，会促进患者紧急就诊，不会拖延很久。即使之前有过急性眩晕的病史，过了这么久再次就诊，多半不会是因为之前的情况，而是至今仍有一些可能和开始不同的症状。在以发病时间为切入点的问诊中，还要特别注意一点，反复发作、病史又比较长的患者，每次发作形式是否一致，这也是前面所述的共病和动态的观念，多次MD 或 VM 发作后，BPPV 的发作概率也大大增加。总结来说，核心病史重点询问的 3 个问题对进入正确综合征很重要（图 3）。

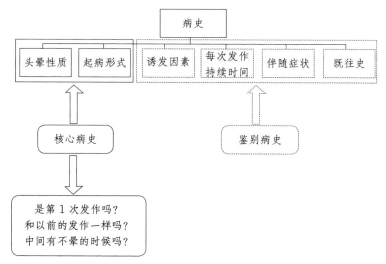

图 3 核心病史重点询问的 3 个问题

（2）鉴别病史

进入不同的前庭综合征后，接下去需要做的是同一综合征下相似疾病的鉴别诊断，主要从每次发病持续时间、诱发因素、伴随症状及既往史四个方面问询，详细全面是最好的，但如果门诊时间紧张，不同的综合征问询侧重有所不同。

1）诊断为急性前庭综合征的患者，鉴别良恶性眩晕及伴随症状是问诊的重点。恶性眩晕可能伴随的中枢体征要格外关注：复视、构音障碍、面部及肢体感觉、运动障碍或共济失调提示脑干小脑病变，头痛伴随上述症状一过性出现提示后循环 TIA，上述症状持续存在提示可能有后循环梗死或出血；缓慢出现持续存在的面部及肢体感觉运动障碍或共济失调提示颅颈交界区畸形或脱髓鞘病；仅表现为小脑性共济失调的症状体征可见于遗传性或获得性共济失调。86 例一过性急性前庭综合征的患者（acute transient vestibular syndrome，ATVS），卒中的发生率高达 27%，卒中和颅颈疼痛及局部神经系统体征高度相关。Choi 的研究中，850 例伴有头晕的急性缺血性卒中患者，35 例（4.1%）第 1 次 DWI-MRI 检查为阴性，其中 31 例持续眩晕，4 例短暂反复眩晕，16 例有神经系统体征或严重平衡障碍，21 例无自发眼震。急性前庭综合征的患者，除了关注常见的、典型的中枢神经体征，还应特别关注脸部麻木、轻微头部尤其是后枕部疼痛这些不是非常特异的症状，如只是泛泛问诊，容易遗漏，而这些症状的问诊在其他两类前庭综合征中则没有那么重要。此外，心悸、胸闷、胸痛、面色苍白、晕厥则提示心脏病变可能，如急性冠状脉综合征或心律失常；肺栓塞也是发生恶性眩晕的原因之一，需紧急识别及处理。

除外恶性头晕后，突发性聋伴眩晕和前庭神经炎是急性前庭综合征疾病谱的重要疾病，听力需要关注。既往史中则要着重问询有无高血压、糖尿病、高脂血症、心脑血管疾病病史，以及是否有吸烟史、饮酒史，有助于寻找血管病的高危因素。急性前庭综合征患者表现为急性双侧前庭系统不对称，即使患者主诉体位改变症状加重，也要追问是特定体位还是所有体位，以防和 BPPV 混淆，同时也防止漏诊部分伴发 BPPV 的急性前庭综合征。

2）诊断为发作性前庭综合征的患者，可从诱发因素开始问询。这点也是患者比较容易准确描述的，但在询问诱发因素时，尽量将诱因融入到日常生活动作中，不要使用特别专业的词汇，例如：是否体位改变诱发头晕？就不是特别适合，而"躺下，翻身，抬头晾衣服，低头系鞋带，拖地？"这些问话更容易提示患者。由此可将发作性前庭综合征分为诱发发作和自发发作两类，体位性诱发性反复发作的眩晕疾病中以 BPPV 最为高发，其后的检查以这部分为重点。其他的诱发因素对诊断有特别提示作用，包括月经前期或月经期出现，伴随偏头痛，常见于前庭型偏头痛；由 Valsava 动作（排便、屏气）、大声或噪音诱发可见于外淋巴漏及上半规管裂。

接下来，再进行每次发病持续时间、伴随症状及既往史的问询。数秒钟常见于梅尼埃病后期、前庭阵发症、上半规管裂、心律失常；数分钟常见于 TIA、惊恐发作；数十分钟至数小时常见于梅尼埃病及其他原因的膜迷路积水；发作时间不定的多提示前庭型偏头痛和外淋巴漏。其中前庭型偏头痛和其他发作性疾病容易混淆，也是最常见的发作性眩晕疾病。在自发发作性眩晕疾病中，每次发作时伴随的听力症状，包括耳鸣、耳闷胀感、听力下降是鉴别点，但要注意耳部症状与头晕是否相关。最后要耐心问询既往及目前是否有头痛，头痛性质和特点，前庭型偏头痛患者常有头痛家族史或低血压、晕车史；重点患者甚至要反复问询家族 4 代内是否有偏头痛病史，这一点在急性和慢性前庭综合征的问诊中没有这么重要。

3）慢性前庭综合征不等同于慢性头晕。前者只是和前庭系统相关的慢性头晕病因；后者还有很多非前庭系统病因，如焦虑、抑郁、全身基础疾病及药物相关头晕等。问诊重点是既往史（既往是否有急性或反复发作的前庭疾病，可能提示 PPPD；耳毒性药物使用史则可能提示 BVP）；紧张、担心、坐立不安、情绪低落、恐惧、睡眠障碍提示可能合并焦虑、抑郁状态。要特别追问发病之初是否曾有急性前庭事件，有些患者凭主观判断，认为没有关系的事件就不主动提起，一定要反复追问，尽量还原疾病的完整过程，这也是 PPPD 重要的诊断思路。还要关注是否伴有引起持续头晕的非前庭系统疾病，如血压异常、心脏疾病、贫血、电解质紊乱、甲状腺功能异常、睡眠呼吸暂停低通气综合征（obstructive sleep apnea hypopnea syndrome，OSAHS）。此外，颈肩痛、与颈部活动相关的头晕 / 眩晕、上肢或手指麻木提示颈椎关节不稳、颈椎病；以共济失调为主要表现则要想到小脑退行性疾病。对老年头晕患者，尤其要关注药物性头晕，联合使用 5 种以上内科药物，头晕的发生率大大增加，统计显示，23% 的老年慢性头晕可能由药物所致。

12.3 头晕问诊中其他注意事项

（1）面对危重患者，在扼要询问和重点检查后，应立即进行抢救，待病情好转后再详细询问病史及进行其他检查，以免延误治疗。

（2）不同级别医院及不同出诊科室，均须关注疾病谱的差异。急诊科要特别关注恶性眩晕，高级别医院、中医科及眩晕专科的中长病程及共病患者的比例较高，临床中根据经验划定自己所在门诊的疾病谱，有助于快速诊疗。

（3）不同年龄患者疾病谱也有不同。随着年龄增加，机体各系统功能退化，老年头晕患者的疾病谱有明显改变，药物相关头晕、多系统头晕及平衡障碍、既往前庭病变反复代偿不良等发生率逐渐增加，需要格外重视。

（4）如果问诊发现不可靠或含糊不清之处，不要随意否定或怀疑患者，要从不同角度反复询问，力求获得可靠病史，切忌主观臆断，轻易下结论。遇到隐私问题，也要注意态度和语气语调，取得患者信任，才能得到更好的依从性和更准确的病史。

（5）问诊结束时，做一个简短精炼的小结，看患者有无补充或纠正之处，以提供机会核实患者所述的病情或澄清所获信息。

病史采集是加强医患沟通交流、建立良好医患关系的重要手段，正确的问诊思路和良好的沟通技能，是获得系统准确的病史资料的前提，问诊中的人文关怀则是医患之间的情感交流。随着科技水平的发展，新技术、新仪器不断涌现，但都无法改变病史采集作为临床医生的核心技能和医患交流纽带的重要地位。这项技能不是一朝一夕可以练成的，需要在长期的临床实践中反复练习，不断揣摩，同时不断丰富自己的专业知识，才能在头晕临床诊疗中行云流水，游刃有余！

13. 听力检查在头晕／眩晕诊断中的应用体会

病史采集是战略，辅助检查是战术，没有良好的战略设计，辅助检查帮助有限，有了思路和方向，恰当的辅助检查是确定诊断的利器，头晕／眩晕诊断中的辅助检查包括前庭检查、听力检查、影像学检查、血液等其他检查。下文简单介绍听力在头晕／眩晕诊断中的应用体会。

13.1 急性前庭综合征中听力检查的应用体会

急性前庭综合征表现为单次发作的急性持续病程，常见疾病包括前庭神经炎、后循环卒中、伴眩晕的突发性聋和中耳疾病导致的眩晕。在急性前庭综合征的诊断中，鉴别良恶性眩晕是最重要的。文献显示 8% ～ 30% 的小脑前下动脉梗死的患者会以持续性眩晕和听力下降为先兆，如何鉴别小脑前下动脉梗死或是其他良性原因导致的突发性聋？听力损失的类型和程度可以作为鉴别的佐证之一：从内耳的解剖看，如小脑前下动脉梗死，整个内耳的血液供应都会受到影响，不止出现晕，所有频率的听力都会受影响，理论上应是程度较重、全频听力下降，甚至全聋，如患者仅是低频聋或高频聋，提示恶性眩晕的可能较小。

13.2 发作性前庭综合征中听力检查的应用体会

测听在发作性前庭综合征的鉴别中更加重要，发作性前庭综合征主要包括 BPPV、前庭型偏头痛、梅尼埃病、后循环 TIA、少见的中枢性眩晕和惊恐发作。其中最常见的是 BPPV、前庭型偏头痛和梅尼埃病，BPPV 患者听力不受影响，梅尼埃病患者一定会有听力下降，而前庭型偏头痛患者可能有听力下降。梅尼埃病患者初期表现为低频波动性感音神经性聋，逐渐影响到高频，形成 2 kHz 突起的峰状听力图，其后 2 kHz 听力下降，形成平坦型听力下降，但一般不会进展为全聋，最差的听力在 70～80 dB，即四期梅尼埃病，这是梅尼埃病的自然病程。病史较长的梅尼埃病患者听力往往到达三期、四期，而前庭型偏头痛发作多年后，仍为轻微的低频聋，病程较长时这两种疾病的鉴别通过听力检查可明确。

早期的梅尼埃病和前庭型偏头痛很难鉴别，两者都可出现低频听力下降、耳鸣、耳闷，听力损失的程度是两者鉴别的重要依据。1995 年美国耳鼻咽喉头颈外科学会（American Academy of Otolaryngology-Head and Neck Surgery，AAO-HNS）制定的梅尼埃病诊断标准和 2015 年巴拉尼协会制定的梅尼埃病诊断标准相比，听力学标准变化非常明显，单侧聋的标准由 20 dB 提高到 30 dB，双侧聋的标准由 25 dB 提高到 35 dB，听力标准更加严格，提示大家，在前庭型偏头痛和梅尼埃病的鉴别中，如听力损失特别轻，不要轻易诊断梅尼埃病，可能更倾向前庭型偏头痛。但要注意，除了明确的鉴别外，BPPV、前庭型偏头痛及梅尼埃病可以在同一患者不同时期出现。

13.3 慢性前庭综合征中听力检查的应用体会

慢性前庭综合征病因较多，包括很多非前庭系统病因。耳源性头晕疾病在慢性前庭综合征中不是主要病因，因此在慢性前庭综合征中测听的重要性相对小一些。和内耳相关的慢性前庭综合征，主要包括双侧前庭病、老年前庭病和听神经瘤。听神经瘤的特点是双侧不对称听力损失，当双侧听力不对称，尤其伴有耳鸣时，应建议患者行核磁检查。传导性聋对应的是耳部 CT 检查，感应神经性聋对应的是耳部核磁，甚至是强化核磁检查。

13.4 突发性聋病史在眩晕诊断中的意义

68 岁女性，4 天前情绪波动后出现左侧耳闷及听力下降，测听检查显示左侧低频听力下降，听阈 30 dB。患者述其在 28 ～ 58 岁，生气劳累后出现反复眩晕，但无听力相关症状，年轻时有偏头痛病史，这种反复眩晕发作符合 VM 的发作特点。58 岁以后不再头晕，但同种诱因下出现反复低频突发性聋，推测两种症状的发病机制可能是一致的。1972 年梅尼埃病曾分为前庭型梅尼埃病和耳蜗型梅尼埃病。目前认为前庭型梅尼埃病可能和 VM 有关，耳蜗型梅尼埃病则可能和耳蜗型偏头痛有关。突发性聋病史，尤其反复突发性聋病史，要纳入眩晕的诊疗思路中，即使患者没有符合 IHS 标准的偏头痛，也提示可能具有类似的中枢敏化机制，治疗中尝试使用抗偏头痛治疗，可能效果更好。

14. 前庭功能检查和床旁检查在头晕／眩晕诊断中的价值

前庭功能检查有不同的分类方法。目前临床中常见前庭功能检查按照反射弧分类：①前庭眼反射（vestibular-ocular reflex，VOR）检查，包括眼震电图、温度试验、转椅试验、摇头后眼震、头脉冲试验、动态视敏度；②前庭脊髓反射（vestibulo-spinal reflex，VSR）检查，包括静态姿势描记、动态姿势描记、踏步试验、闭目直立试验。按照检查部位分类：①针对水平半规管的检查有温度试验、旋转试验、摇头后眼震、头脉冲试验、动态视敏度；②针对垂直半规管的检查有头脉冲试验；③针对球囊的检查有 cVEMP；④针对椭圆囊的检查有主观垂直视觉、oVEMP；⑤针对前庭中枢的检查有视眼动检查；⑥针对平衡功能的检查有静态及动态姿势描记。按照检查频率分类：①低频：温度试验（0.025 Hz）；②中频：摇头试验（2 Hz）；③高频：头脉冲试验。

笔者曾会诊过一例诊断为"前庭神经炎"的患者。其诊断依据是冷热水试验未引出反应。仔细询问病史，并给患者查体后，诊断为"过敏性中耳炎"。给予相应治疗后，患者很快康复。外院医生问我如何解释前庭功能检查结果？我说："一定要注意各种检查的局限性，包括前庭功能检查。"至少目前各种检查与各种前庭疾病，多无一一对应性。众多检查不是只针对一个靶器官，而是针对神经环路。冷热水试验这条通路上存在许多影响因素。此患者的鼓膜略有增厚，泛白色，提示鼓膜内侧有水肿。加上近期有变应性鼻炎发作，鼻咽部水肿。当中耳黏膜水肿时，冷热水可能无法直接刺激到水平半规管，就会出现冷热水试验无反应的结果。因此提醒注意，这些前庭功能检查反映的是整个反射弧（神经通路）的问题，并非完全一一对应，需结合病史和其他检查结果综合分析判断。

我院前庭功能检查项目开展的不是特别齐全，就临床科研和对疾病的探索而言是不利因素，但在临床工作中没有必要对所有头晕患者都进行全部的、详细的前庭功能检查，即使没有设备，床旁查体、观察眼震也可提供很多信息。总结以下几点个人查体及检查体会与大家分享。

（1）不是所有的眼球运动都是眼震

眼球运动包括眼动、眼震样眼动和眼震。其中眼动为自主性方波。眼震样眼动则包括方波急跳、眼扑动和眼阵挛，眼扑动和眼阵挛与副肿瘤或感染相关性脑炎有很强的相关性。还有部分难以归类的眼球运动归为眼震样眼动。眼震则是快速、非自主性、节律性的由慢相起始的往复性眼球运动，可分为摆动性眼震和急跳性眼震两种类型：摆动性眼震只有慢相，多见于先天性眼震，眼震电图中记录为正弦波；急跳性眼震由快相和慢相组成，眼震电图中记录为锯齿波。鉴别不同的眼震是头晕／眩晕诊疗中的重点。

（2）观察眼震的目的

一是鉴别中枢性或外周性眼震，识别良恶性眩晕；二是通过眼震特点确定病变部位和性质。第 2 点不见得都能做到，尤其耳鼻咽喉科医生对中枢疾病的定位定性有很大困难，但第 1 个目的一定要做到。首先，中枢病变广泛多样，可能引起很多类型的眼震，外周病变相对比较固定，眼震特点比较突出，要清楚外周性眼震特点，将外周和中枢眼震进行区分。其次注意中枢病变导致的眼震多存在 1 个以上的体征，谨慎仅根据 1 项异常眼震下结论。下面介绍临床中常用的眼震检查项目的个人体会。

（3）自发眼震

自发眼震一定要仔细观察，是分析后续诱发眼震的基础。而且，看到自发眼震，中枢和外周的鉴别就开始了，不仅要对自发眼震的方向、强度进行判断，还要和凝视、摇头、甩头、位置试验进行相互验证。在自发眼震的检查中应注意以下几点。

1）前庭外周性眼震的特点：水平方向为主，稍有旋转，有快相和慢相；固视可被抑制；眼震强度随凝视方向改变，方向不变。但孤立的前庭上或下神经炎引起的自发眼震例外，孤立的前庭下神经炎可因后半规管的传入功能障碍而导致扭转性下跳眼震；孤立的前庭上神经炎可出现自发性水平－垂直－扭转性上跳眼震，但这两种类型前庭神经炎自发眼震持续时间较短，临床中不易见到，故遇到非水平的自发眼震，还是首先怀疑中枢病变，且需与后续眼震检查相互验证。

2）假性自发性眼震：是一种发生于头部在正中直立位、眼睛直视前方的位置性眼震，目前此概念主要用于水平半规管耳石症。当头部在直立位时，水平半规管所在平面与水平面之间存在30°夹角，使水平半规管的壶腹较半规管其他部分位置更高，悬浮在半规管或黏附在壶腹嵴上的耳石，在重力作用下使壶腹嵴偏移，产生水平眼震，虽文献中报道的假性自发眼震发生率不低，但本人感觉临床中没有那么高，可结合病史，也可结合后续位置试验进行验证。

（4）凝视眼震

对鉴别中枢性眼震和外周性眼震非常有价值。外周性凝视眼震：眼震强度随凝视方向改变，向快相凝视眼震增强，向慢相凝视眼震减弱，但方向不变。中枢性眼震方向则随凝视方向改变。在判断凝视眼震时，要注意生理性终末性眼震，通常表现为双眼低振幅、低频率、左右凝视程度对称的眼震，且持续时间较短（数秒）。

（5）摇头后眼震

因水平半规管和水平面呈30°，只有头低30°，才使水平半规管处于水平位置。摇头后眼震做法：头低30°，以2 Hz频率反复摇头20～30秒，观察眼震，测试水平半规管中频功能，如果出现非水平方向眼震，提示中枢病变。而摇头后立即出现或迟发出现的水平眼震则提示外周病变的急性期或代偿期。

（6）位置试验

这是目前唯一的可进行疾病诊断的前庭检查项目，非常值得进行床旁或仪器检查。主要包括Dix-Hallpike试验、supine roll试验、侧卧试验及深悬头试验，其中Dix-Hallpike试验和supine roll试验最为经典且常用。我院开展头晕诊疗工作10余年来，在进行Dix-Hallpike试验时均采用肩下垫枕的方式（图4），可减轻患者的恐惧及颈部的压力，比较安全，医生也不必全程扶着患者的头，而且我们特意使用两个枕头，高度可以更加灵活。2019年韩国学者报道了modified Dix-Hallpike试验的敏感性和特异性（图5），分别达到95.5%和87.9%。

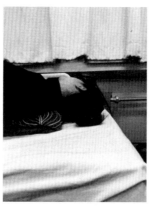

图4　我院肩下垫枕进行Dix-hallpike试验

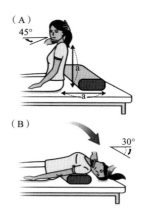

图5　文献中modified Dix-Hallpike

（7）头脉冲试验

又称甩头试验，急性眩晕都应进行甩头试验，尤其水平半规管甩头试验。

1）主要评价指标包括增益和是否出现矫正性扫视，当患者头部被迅速向右甩动时，患者出现矫正性扫视，提示右侧前庭外周到前庭核、动眼神经核的甩头通路异常。随着代偿逐渐建立，显性扫视逐渐变为隐性扫视，隐性扫视只有机器检查才能够很好地显示，这也是机器检查的优势之一，但退一步讲，如已出现隐性扫视，代偿建立较好，患者应该没有明显症状，无须干预处理。

2）甩头试验是急性眩晕中鉴别良恶性眩晕的重要手段。若甩头试验阴性，提示该神经通路功能正常，如果这时患者仍有急性眩晕，要想到可能是小脑的问题，需要特别警惕；若甩头试验阳性，大部分情况提示外周病变，但伴有严重听力下降的急性眩晕患者，有小脑前下动脉梗死的可能，这时听力检查可起一定的鉴别作用。

（8）诊室内平衡检查

①闭目直立试验及强化检查：又称昂白试验。受检者直立，两脚并拢，双上肢平举，睁闭目交替，维持30秒，亦可两手于胸前互扣，并向两侧牵拉，观察受检者有无站立不稳或倾倒。②踏步试验：让患者在固定的位置闭眼，双上肢平举，原地踏步30～50步，如一侧前庭损害，患者会向损害侧偏斜，大于30°为异常。随着代偿建立，以及中枢和外周病变不同，两项检查倾倒方向多变，不能作为定侧的标准。最大的意义是如果患者出现和眼震不相符合的平衡障碍，要警惕中枢病变。

其他机器检查：如双温试验、动态视敏度、转椅检查、VEMP 检查，都有明确的诊疗规范和结果判断标准。

前庭检查概括总结需注意以下几点：①检查项目很多，如何选择，如何解读，都要以病史为前提；②很多检查项目都是基于相同的机制，如检查结果有异常，多项检查可相互验证，切勿以一项检查异常笃定诊断；③前庭功能检查只是功能检查，目前除了 BPPV，并不能提示任何疾病，疾病的诊断需要结合病史；④前庭系统只是平衡系统的一部分，前庭功能不等于平衡功能，解读结果需慎重。

15. 良性阵发性位置性眩晕

BPPV 的复位治疗，简单易行高效，是前庭疾病治疗中里程碑式的进步，也促进了前庭医学的迅猛发展。随着对该病认知的普及，各科临床医生都对该病表现出极大的热情和认可。我院从 2006 年至今十余年间，复位数万例，有些体会分享给大家。

15.1 耳石症反复复位效果欠佳，怎么办？

门诊常遇到外院复位效果不好的患者，不可否认，确实部分患者由于复位手法不当，效果不好，但只是少部分，尤其是有经验的医生复位 3 次以上，这种情况更少见，更多的患者眼震特点并不完全符合耳石机制引起的 BPPV。这就提出一个问题：位置试验出现眼震都是耳石症吗？2006 年刚接触 BPPV 时，最关注的是该病的复位手法，也为复位达到的效果惊喜。2010 年左右，随着患者增多，很多患者位置试验出现眼震，但不符合耳石症的特点，很多表现为很轻微的、持续的眼震，当时提出了不典型 BPPV 的概念，我也写过相关文章，争议之处在于如果都是耳石在半规管中飘浮或粘附在壶腹，为何有时表现为典型眼震，有时表现为不典型眼震呢？当时也提出一个概念，良性阵发性位置性眩晕是症状诊断，耳石症是机制，而相同的症状背后可能有不同的机制，这可能是不典型 BPPV 的来源，这个差距可能是翻译所致，关于这个概念可再仔细读一下前面"医学专业名词翻译的境界——信达雅"一节。但既已约定俗成，如何将非耳石机制的 BPPV 与耳石机制的 BPPV 区分，《中华耳鼻咽喉头颈外科杂志》2017 年颁布了 BPPV 的诊断和治疗指南，提出了诊断分级的概念，包括确定诊断、可能诊断及存在争议的综合征。了解了分级诊断的概念，就会理解有些位置试验阳性的患者复位效果不好的原因，除少部分是复位手法问题外，大部分可能不是耳石机制引起的位置性眩晕和眼震。

15.2　有争议的综合征占多大比例？眼震有什么特点？

关于 BPPV– 有争议综合征占所有 BPPV 比例，我们曾经做过 2 次统计：第 1 次统计 113 例位置性眼震阳性患者，共 121 例次，符合确定的 BPPV 眼震的比例为 40.5%（49/121），第 2 次统计 243 例位置性眼震阳性患者，这次排除了突发性聋、梅尼埃病、前庭神经炎等明确眩晕疾病，符合确定的 BPPV 眼震的比例为 65.4%（159/243）。可见，若位置试验出现眼震就诊断 BPPV，误诊率可达到 50% 左右；若仅根据患者主诉一动就晕就诊断 BPPV，误诊率更高。

确诊组和争议组相比，扫视试验、平稳跟踪、视动眼震等均未见异常；争议组位置性眼震时长多长于 1 分钟，多伴有自发眼震和摇头后眼震；争议组的水平眼震强度弱于确诊组水平眼震强度，而垂直眼震强度弱于后管垂直方向的眼震强度，差别有统计学意义。总结争议组眼震特点主要为：多有自发眼震，多有摇头后眼震，眼震时长＞1分钟，眼震强度较弱。

对两组间既往有无头晕反复发作、头痛、晕动症等进行卡方检验，其中既往有无头晕反复发作及晕动症无显著差异。两组的病史差异主要体现在两点：一是头痛，争议组伴有头痛的比例显著高于确诊组，差异有统计学意义；二是腔隙脑梗死的比例。121例次中69例次（57%）由相关科室（如急诊内科、神经内科和骨科等）转诊到耳鼻咽喉科，已行头颅CT或MRI检查，其中22例发现微小腔隙性梗死灶，专科诊断均为既往病变，与本次发作无直接相关性。此22例表现为腔隙脑梗死的患者中，19例属于争议组，仅3例属于确诊组。

15.3 有争议的综合征发病机制

这两项研究结果推测争议组主要有以下3个可能的相关机制。

（1）轻嵴帽

在第2次研究中，243例位置性眼震阳性的患者，轻嵴帽15例。轻嵴帽概念最早是在酒精性位置性眼震的发病机制中提出，由弥散进入胶顶和内淋巴的酒精改变了两者之间的密度和比重所导致。轻嵴帽的眼震有以下几个特征：①Suprin Roll试验中出现持续向地水平眼震，无疲劳性，有些有衰减，有些无衰减。②存在零平面，头部在仰卧位向患侧转头15°～25°，眩晕和眼震均消失；出现零平面的一侧为患侧。③除外其他可能疾病。目前，轻嵴帽的发生机制尚不明确。可能是嵴帽密度变低或内淋巴密度加大，出现两者密度差所致。嵴帽密度变低的原因可能与摄入甘油、酒精，嵴帽萎缩、肿胀，以及被较轻的物质黏附有关。也可能与一些基础疾病及变态反应导致嵴帽性状发生改变有关。另外，较受关注的还有偏头痛对内耳的影响，中耳和内耳的感觉支配不同，中耳来自三叉神经节的下颌神经，内耳来自三叉神经的眼支。偏头痛反复发作引起炎症反应理论上可影响嵴帽的性状，从而引起嵴帽萎缩，密度变低，因此在轻嵴帽中，偏头痛机制也不可忽视。内淋巴密度变大则和大分子比如炎症蛋白增加有关，Kim 等发现突发性聋患者由于血－迷路屏障破坏，血浆蛋白等物质从内耳血管渗入内淋巴液，增加了内淋巴液的比重，因此突发性聋也是轻嵴帽的发病原因之一。

（2）偏头痛相关的位置性眩晕

目前对中枢性位置性眼震的发病机制尚不清楚，推测可能与第四脑室背外侧、小脑背蚓部、小脑小结和小舌病变有关。正常生理状态下，小脑中线结构主要参与耳石器与半规管信号整合，控制耳石器－眼反射，同时参与半规管－眼反射调节；当小脑中线结构功能异常时，耳石器与半规管信号整合功能障碍，继而诱发中枢性位置性眼震。偏头痛是引起中枢功能性异常最常见的疾病。文献报道前庭型偏头痛位置性眼震特征为低速率、持续时间长，不符合单一半规管诱发的眼震。本研究中，两组的眼震强度有明显差别，有争议组以低频低速持续眼震为主。

（3）两组头部 CT 或 MRI 检查提示有腔隙性脑梗死灶的患者在数量上有显著差异

69 例由相关科室转诊并行头颅影像学检查的患者中，22 例发现微小腔隙性脑梗死灶，19 例为争议组，仅 3 例属于确诊组。这些腔隙性梗死灶虽然不能确定是否为头晕及眼震的责任病灶，但仍提示争议组可能存在中枢基础病变。这些基础病变不严重，但可能对中枢内复杂的网络功能产生影响。首先，脑白质损害一般累及皮层下传导束，

导致皮层 – 皮层下离断综合征。此外，额叶、前额叶与前庭神经核有丰富的神经投射，额叶、前额叶白质损害引起前庭功能受损可导致感觉、运动障碍和头晕，虽目前还没有研究证实腔隙性脑梗死和位置性眼震之间的关系，但随着对中枢功能的深入研究，或许会给出答案。

从此次研究结果看出争议组比例确实不低，如把位置性眼震都诊断为 BPPV，会使 BPPV 诊断泛化，在诊断中，必须记住 BPPV 的眼震特点，只有符合眼震特点的才可诊断，否则要充分考虑其他发病机制，轻嵴帽、偏头痛的发生机制目前相对明确，其他机制还有很大的探索空间。

15.4 确诊的 BPPV 复位中注意事项

确诊组，首先要确定是否真的是耳石机制导致的 BPPV，其次是复位中出现异常情况如何处理。

非常重要的是一定要牢记确诊 BPPV 的眼震特点，即眼震方向和半规管平面一致；有一定潜伏期；持续一定时间；有疲劳性；相反方向的运动，眼震方向相反；眼震呈现渐强渐弱。最后两点尤其要特别关注，如位置眼震不符合，可尝试复位，但要明白很可能不是耳石机制，复位效果可能不好，没必要反复尝试。即使眼震特点非常符合诊断标准，复位过程也经常不会那么顺利。

（1）针对后管 BPPV

Epley 复位中出现二次同向眼震一般提示复位有效，这点在眼震比较强的患者中尤其重要，处理这类患者时，如第 1 次复位未出现二次同向眼震，在进行第 2 次复位时，笔者会增加枕头的高度，使垂头更加明显，每个动作等待的时间延长，防止不同团块耳石运动速度不同，会增加成功率。如仍不成功，对患者进行摇头试验，希望可借此改变耳石的起始位置，再复位。还有部分患者，复位后再次诱发出现其他类型眼震，怎么办？如其他类型眼震可定位耳石脱落位置，多由复位过程中转管所致，按新的定位继续复位即可。如出现的眼震难以解释和定位，最好的办法是停止复位，嘱咐患者进行家庭练习，给予对症药物，3天复诊，复诊时，患者眼震或消失，或更典型，可行针对性的复位。毕竟这只是良性病变，在未明确针对性的复位方法前，反复诱发可增加患者痛苦，不如观察，康复，也是非常好的处理方法，要注意"不处理"的前提是已确定为良性病变。

（2）针对水平半规管BPPV

检查中尽量让患者翻身，不要只是转头，有时转头的角度不够大。判断侧别是难点，笔者一般喜欢采用平躺观察眼震，向眼震方向翻身，根据翻过去的眼震，判断是否是管石和侧别。当然也会采用强度判断法，临床上常出现一种情况，患者向一侧翻身，没有眼震，向另一侧翻身，眼震出现了，这时哪边是患侧呢？有眼震的这侧吗？不一定，前面已提到，确诊的BPPV一定是相反动作出现相反方向的眼震，首先这种情况没有出现，不能确诊为BPPV，根据笔者的经验，反复诱发后，反而经常是最初没有眼震的一侧眼震变得更强。临床实践中感觉水平半规管复位中出现难以解释眼震的情况比后管BPPV常见很多，经常出现第一次平躺时眼震一个方向，复位后，再次诱发，眼震方向改变，强度和方向都难以解释，我的处理仍然是两种方式，或摇头后再进行检查，或康复练习3天后再复诊。

（3）针对水平半规管嵴帽耳石症

虽临床常见，但通过Gofuni复位能从嵴帽变为管石的不是很多，有些医生认为可能是自己甩头的力量不够，其实仔细观察会发现变成管石也不需要很大的力量，甚至有些老年人，因担心颈椎受损，临床中不进行 Gofuni 复位。只是让患者在床上反复快速翻身几次，也会从背地眼震变为向地眼震。由此推测，部分反复尝试均不能从背地眼震变为向地眼震的水平半规管嵴帽耳石症的患者，可能是其他机制所致。

（4）针对前管 BPPV

首先说，真的非常少，这么多年，我们团队明确诊断的不到 10 例，对其中 1 例患者印象特别深，反复复位 3 次效果都不好，直到第 4 次再进行诱发，出现后管 BPPV 眼震，复位效果很好，所以我相信存在假性前管 BPPV（也就是耳石沉降于前管和后管的总脚位置），为什么耳石在那个地方停留，目前还不能解释。

15.5 争议组如何治疗？是否还需复位治疗？

根据我们团队的经验回答是"需要"。复位治疗相对简单，且临床经验提示不管是偏头痛表现为位置性头晕，还是部分轻嵴帽患者，给予复位治疗，虽眼震变化不明显，但有时患者自觉头晕减轻。脑功能非常复杂，在反复诱发头晕过程中，可能促进了中枢神经系统对头晕的适应或重启了中枢的平衡系统，权衡患者的获益和付出，尝试复位是值得的，但如果 1～2 次复位后效果不好，无须反复尝试。

即使不再尝试复位，仍推荐继续康复练习，促进中枢对位置性眩晕的习服，可让患者继续在家进行 brandt-daroff 康复治疗，我通常要求患者一天反复 50～60 次，可分次做，也可一次做。

15.6 争议组是否给予药物治疗？给予何种药物合适？

在确定的 BPPV 中，并不推荐药物治疗，除非症状特别重，难以耐受复位，或复位后出现残余头晕，需一定的药物治疗。但争议组需给予一定的药物治疗。药物治疗的依据是发病机制，如对疾病的认识改变，治疗自然会变。争议组可能与偏头痛、变态反应、突发性聋有关，治疗的方向也针对这些机制。但迄今为止，这方面的研究不多，结合文献和自己团队的经验认为，偏头痛机制是争议组发病的重要原因，因此可尝试进行抗偏头痛治疗。因患者大多眼震不强，眩晕感不重，建议使用氟桂利嗪或倍他司汀治疗。氟桂利嗪是指南推荐的偏头痛预防用药，而倍他司汀有降低前庭神经兴奋性的作用，在对症处理方面，有一定的效果。症状严重者可采用短期前庭抑制剂。不管是轻嵴帽还是偏头痛相关的位置性眩晕，都有一定的自愈倾向。虽然我们的研究中争议组平均眼震强度只有 7°/ 秒，确属低频低速眼震，但部分患者尤其是轻嵴帽患者，眼震强度较大，症状较重，对于这部分患者，李斐在《复位无效且磁共振成像阴性的位置性眩晕临床特点初探》一文中报道患者首诊记录到的眼震类型可分为 4 类，分别为水平背地性（53.49%，23/43）、水平向地性（6.98%，3/43）、垂直下跳性（9.30%，4/43）及混合性（30.23%，13/43）。随机分组，21 例（48.84%）患者接受氯硝西泮治疗、22 例（51.63%）接受盐酸氟桂利嗪治疗。治疗前入组患者最大慢相角速度平均达到 56°/ 秒，药物治疗前，两组最大慢相角速度无差别，药物治疗 3 天后，氯硝西泮组最大慢相角速度明显降低，与盐酸氟桂利嗪组差异具有统计学意义。提示氯硝西泮治疗手法复位无效且 MRI 检查又无异常的急性期位置性眼震疗效优于盐酸氟桂利嗪。推测氯硝西泮可能通过增强小脑抑制性信号的传出从而对中枢性位置性眼震产生治疗作用。但频繁发作（2 个月内眩晕发作频率 >2 次 / 月或发作时间 >3 日 / 次）且复位无效的位置性头晕患者，采用盐酸氟桂利嗪预防治疗 2 个月，预防治疗组患者每月眩晕平均发作天数明显减少，与对照组相比有统计学差异。我也曾在临床中针对眼震比较强的 BPPV 争议组患者使用这一方法，但要注意氯硝西泮和盐酸氟桂利嗪的不良反应，尤其是对年龄较大者的不良反应。

关于前面研究中提到的无相关的腔隙性脑梗死在争议组患者中发病率较高，两者并不是直接的因果关系，只是发作的高危因素之一。目前还没有针对性治疗的药物，只要没有康复的禁忌证，康复锻炼对任何发生机制的位置性眩晕都适合。这部分患者，要加强康复治疗，除了平衡康复，还要加强认知康复的治疗。

15.7 难治性 BPPV 怎么处理？

首先，什么是难治性 BPPV？复位几次？治疗多久效不好属于"难治"？如果是争议组的患者，轻嵴帽和偏头痛引起的位置性眼震，有时需要 2 ～ 4 周消失，这部分患者有可能治疗周期比较长，并不属于难治。确诊组反复复位 3 次以上，如眼震仍存在，确实也有，但是不多。部分患者的眼震在每次检查中会发生变化，变化特别大的，笔者反而认为可能不是确诊组。无论何种情况，康复是最佳的处理方法，在进行 brandt-daroff 康复治疗时，不但可促进可能存在的耳石消散，更重要的是可促进中枢习服。康复练习和用药一样，也要达到一定的剂量效果才可以，对于难治性 BPPV，临床中通常要求患者每天反复 50 ～ 60 次，可分次做，也可一次做；对一般的 BPPV，一般要求 30 次左右。

15.8 复位后残余头晕机制如何？如何处理？

几项研究显示成功复位治疗后头晕，平衡不稳及头重脚轻发生率为 36.6% ～ 61%，并将其命名为残余头晕（residual dizziness，RD），表现为非位置相关、非旋转性、持续性昏沉感及不稳感。我们也曾就此话题做过统计，按照 RD 是否影响日常生活，分为轻度 RD 和重度 RD，发生的比例分别为 47.7% 和 22.7%，总计 70.4%。有关 RD 的发生机制，学者们做了很多研究，主要以生理机制为主：一是耳石数量很少，不能引起眩晕，但可能引起昏沉感；二是因为耳石回到椭圆囊，引起椭圆囊传入信息的改变，而中枢需一定时间对这一信息的改变进行适应；三是与广泛的前庭外周系统病变有关，即使成功复位后，这些基础病变仍然存在，仍会引起平衡不稳。但仔细分析这些可能的机制，如内淋巴中有飘动的耳石碎屑，即使数量过少，产生的头晕也应是体位相关的，而目前公认的 RD 标准为持续性的、非旋转性、非体位相关的头晕。机制二中提到可能和耳石碎屑回到椭圆囊需要重新适应有关，但耳石器官的病变适应过程一般只有 3 天，有关 RD 的自然病程研究显示大部分患者残余症状 20 天消失。最近查询老年 BPPV 文献也有新的体会，老年人群前庭功能退化，即使存在耳石症，也可能以持续昏沉感为表现，而且研究显示存在 RD 的患者似乎复发的比例更高，所以近期的临床实践中，对即使位置眼震消失的 RD 患者也尝试手法复位，目前对效果的观察仍在进行中，后续有机会再和大家分享。

我们推测生理机制可能不是主要的原因，其他机制更重要，如心理机制。心理因素在头晕发病中非常值得重视，前庭疾病和心理疾病之间相互影响。头晕患者中，心理性疾病发生的比例较一般人群高 5～15 倍，病史比较长的 BPPV 患者心理压力会逐渐增大，要给予足够关注，在复位中进行心理疏导，向患者讲明出现 RD 的可能，当出现 RD 症状时，患者才不至于过度紧张而加重头晕的感受。

还有 2 例患者出现 RD 后，建议自行家庭康复练习，主诉在练习的过程中，尤其是由卧位到坐位，头晕明显加重，由坐位到卧位则没有明显头晕，转诊至心内科，最终确诊体位性低血压。查询文献，有研究显示，在复位成功的 BPPV 患者中，相当比例患者直立倾斜试验及体位性血压有一项异常，且 RD 组这一比例明显更高。有 RD 和无 RD 组相比，体位性低血压的发生率分别为 43% 和 3%，前庭对维持体位改变中血压的稳定有一定的作用，可能在 RD 的发生中起一定作用。

最后，还需进行全面检查，部分患者可能伴发其他头晕疾病，如 OSAHS，也需谨慎排除。

15.9 BPPV 复发的因素有哪些？

2020 年我科就这个话题做了 Meta 分析，搜索 4076 个结果，荟萃分析包括 60 篇文章的 24 个结果。BPPV 复发的危险因素包括女性、年龄（≥ 65 岁）、高脂血症、糖尿病、高血压、偏头痛、颈椎病、骨质疏松症、头部创伤、中耳炎、前庭诱发肌源性电位异常和长时间使用电脑。而受累半规管侧别、类型、吸烟、饮酒、中风、耳外科手术、治疗前眩晕持续时间、复位次数、梅尼埃病、睡眠障碍、高胆固醇血症和 25- 羟基维生素等方面无显著差异。结果显示，BPPV 是多因素致病，很难找到明确的病因，在预防方面，确实有些困难，如果是典型的 BPPV，复发概率大概在半年以上 1 次，且复位效果很好，没必要特别积极进行预防性治疗。如患者复发频繁，根据是否有偏头痛病史，酌情给予倍他司汀金纳多或氟桂利嗪 1 ～ 2 个月，但没有对其预防效果进行统计分析。后续有机会可以联合全国的同道开展这方面的临床观察和研究。

任何疾病的认识，都是入门容易，搞清楚难，虽然这几年我们确实对 BPPV 有了更加广泛和深入的认识，但是依然有很多值得进一步探索的空间。

16. 梅尼埃病

梅尼埃病是常见的耳源性眩晕疾病，以反复发作性眩晕、波动性听力下降、耳鸣及耳胀满感为主要特征，严重影响患者的生活质量。目前其诊断主要依赖临床症状加纯音测听检查。尽管前庭功能检查及影像学检查有很大进展，但不能用于确诊梅尼埃病。梅尼埃病自 19 世纪初由 Prosper Meniere 提出以来，其病因、诊断和治疗一直面临挑战。近年来梅尼埃病与前庭型偏头痛的共病的发现，双侧梅尼埃病的高发，使得梅尼埃病治疗的目的从主要控制眩晕发作，逐渐增加了尽量保留内耳功能的考虑。破坏性的治疗如前庭神经切断、迷路切除术等逐渐退出。

16.1 2017 年我国新指南中将梅尼埃病分为临床诊断和疑似诊断，分级诊断符合临床要求

最早提出梅尼埃病分级诊断的是 1995 年 AAO 制定的梅尼埃病指南，将梅尼埃病诊断分为四级：确诊（certain）梅尼埃病、临床诊断（definite）梅尼埃病、疑似（probable）梅尼埃病及可疑（possible）梅尼埃病。我国《梅尼埃病的诊断依据和疗效评估（2006 年，贵阳）》中，提出"临床诊断"及"梅尼埃病待诊"。2015 年 Barany 学会等制定的梅尼埃病诊断标准中，将梅尼埃病分为"临床诊断梅尼埃病"和"疑似诊断梅尼埃病"。梅尼埃病的分级诊断符合临床实际，考虑到了患者的病程和临床表现的差异性，有助于提高疾病诊断水平。为满足临床诊疗和研究的需要，中华耳鼻咽喉头颈外科学会在参考借鉴 Barany 最新指南的同时，结合我国实际情况，最终制定了新版《梅尼埃病诊断和治疗指南（2017）》，也将诊断分为临床诊断和疑似诊断。新指南中取

消既往确诊梅尼埃病的分级诊断是为了适应目前的临床要求，对梅尼埃病患者进行病理诊断不符合实际，虽然梅尼埃病的病理生理基础是膜迷路积水，但是众多疾病如偏头痛、自身免疫性内耳病、突发性聋等均可出现膜迷路积水，膜迷路积水是许多内耳疾病共有的病理生理基础，非梅尼埃病特有，有膜迷路积水并不等于就是梅尼埃病。国外尸检报告显示有膜迷路积水的为 6%，而梅尼埃病的发生率仅为 0.2%。

16.2 不同频率选择对梅尼埃病的听力分期无统计学意义上的影响，但仍然建议使用新指南中的频率选择

梅尼埃病是一个临床综合征，包括反复发作的眩晕、波动性听力下降、伴有耳鸣和（或）耳闷胀感等症状。听力下降、耳闷等这些耳蜗症状可伴随眩晕发作，也可能发生于两次眩晕发作之间。眩晕的发作通常在疾病的前几年更加常见，听力下降及前庭功能的下降在不同患者中变异性较大。这些临床症状的变异性为梅尼埃病的分期和疗效评估增大了难度。

1995 年 AAO-HNS 梅尼埃病指南中，首先提出根据纯音听阈将患者分为 Ⅰ ～ Ⅳ 期，从此可根据听力情况评估梅尼埃病患者所处的阶段，并有助于治疗的选择。我国 2006 年贵阳标准中按照患者听力变化特征，将梅尼埃病分为早期、中期和晚期。而在 2015 年 Barany 学会制定的梅尼埃病诊断标准中未提出疾病的分期，但听力判断是通过低于 2 kHz 的频率进行的，在此标准中强调了低频听力的重要性，且相对于以往标准，对听力损失的程度限定更严格，应是为了鉴别前庭型偏头痛。2017 年新指南采用了 1995 年 AAO-HNS 指南中的分期标准，即按照纯音听阈将梅尼埃病患者分为 Ⅰ ～ Ⅳ 期。

在梅尼埃病治疗方案的选择及疗效评估上，听阈是重要的参考因素。因此按照听阈进行分期便于临床操作。1995 年 AAO-HNS 指南中关于听阈评价选用了 4 个频率，即 0.5、1、2 和 3 kHz。选择 3 kHz 的主要原因是人的言语频率主要是 0.5～3 kHz。新指南中主要选用 3 个频率，即 0.5、1 和 2 kHz，解读中解释了这主要是参考了国际标准中对低频听力下降的强调，以及考虑到 3 kHz 非临床上常规检测的频率，为便于指南在基层推广而选择了这 3 个频率。

为明确这几种不同的频率选择是否会影响分期，对我科 1996—2016 年收治入院的梅尼埃病患者进行了分析，按照听力频率不同选择将患者分为 5 组，组 I 为 0.5、1、2 及 3 kHz 4 个频率（1995 年 AAO-HNS 提出的梅尼埃病诊断和疗效评估指南）；组 II 为 0.25、0.5、1、2 及 3 kHz 5 个频率（2006 年贵阳版梅尼埃病诊断和治疗指南）；组 III 为 0.25、0.5、1 及 2 KHz 4 个频率（2015 年 Barany 学会制定的梅尼埃病诊断标准）；组 IV 为 0.5、1、2 及 4 kHz 4 个频率；组 V 为 0.5、1 及 2 kHz 3 个频率（2017 年梅尼埃病诊断和治疗指南）。按选择频率计算其平均值进行听力学分期，并进行统计学分析后发现，不同频率的选择对听力学分期的划分未产生有统计学意义的影响，但当加上 0.25 kHz 进行分期时，会使分期上升的可能性增大，这可能是由于梅尼埃病患者蜗顶积水明显，低频听力下降更重。

在梅尼埃病治疗方案的选择及疗效评估上，听力学分期非常重要，虽然我们的研究提示不同纯音测听频率的选择对分期没有明显影响。仍然推荐最新指南中的听力频率，特别是不方便或无法进行 3 kHz 检查时。当然有条件的单位仍可进行 3 kHz 听阈测试，来进行临床数据的进一步积累，为今后完善诊断标准提供参考。

16.3 梅尼埃病患者中自身免疫疾病发病率增加，支持了梅尼埃病免疫起源的可能性

梅尼埃病的发病机制至今尚不清楚，有多种学说，关于自身免疫和免疫机制在梅尼埃病发生发展中的作用的研究越来越多。在自身免疫中，免疫反应针对的是宿主自身的细胞和组织。Tomoda 假设内耳组织的结构可以充当自身抗原，即宿主自身免疫系统的靶标。免疫反应可以是细胞免疫反应，涉及吞噬细胞和抗原特异性 T 淋巴细胞的激活，也可以是体液反应，涉及免疫系统 B 细胞产生的浆细胞对抗原的反应产生抗体。Arnold 等研究表明内耳具有免疫活性，在内淋巴囊区域可检测到免疫球蛋白和白细胞沉积，内淋巴囊被致密的淋巴管网络包围。Tomiyama 的动物实验表明，内淋巴囊可产生免疫反应。

既往梅尼埃病研究中认为出现自身免疫性疾病的病因很多，与遗传、环境、激素和免疫反应等相关，压力也被认为是自身免疫反应的触发因素之一。一些大规模流行病学研究提示梅尼埃病与自身免疫性疾病有关。Gazquez 研究报道与普通人群相比，梅尼埃病患者的系统性自身免疫性疾病，如类风湿性关节炎、系统性红斑狼疮和强直性脊柱炎的患病率增加。2014 年 Tyrrell 根据英国生物库数据大样本调查了梅尼埃病患者的患病率、相关因素和合并症。对英国生物库基线评估中确定的 1376 例英国梅尼埃病患者及 50 万名对照人员进行研究，发现梅尼埃病患者更有可能患至少 1 种过敏性、自身免疫性或自主神经功能紊乱疾病。常见的疾病包括关节炎、慢性疲劳综合征、混合花粉热、鼻炎、湿疹、药物过敏、肠易激综合征、胃食管反流病、偏头痛和牛皮癣等。梅尼埃病患者发生这些疾病的概率几乎增加了 1 倍。部

分家族型梅尼埃病患者中也观察到自身免疫性疾病的患病率增加。多项研究报道了梅尼埃病患者中出现过敏的概率增加，因此免疫球蛋白E介导的过敏反应也被认为是可能病因。Dereberg 等报道在抗过敏治疗后，梅尼埃病的症状也有所改善。与许多已知的自身免疫性疾病的病程类似，梅尼埃病也有一个波动的自然病程，这会导致受影响器官的缓慢进行性恶化。当然，关于自身免疫、过敏与梅尼埃病关系的研究为阴性的报道也有一些。

支持梅尼埃病自身免疫学说的论据有：①梅尼埃病患者自身免疫性疾病发病率增加；②梅尼埃病患者抗体和免疫复合物水平的升高；③梅尼埃病与 HLA 分型和基因多态性的关系；④在一些梅尼埃病患者中应用糖皮质激素反应良好。然而，目前很多研究都是小规模的，关于抗体、HLA 类型和遗传多态性的研究还有一些相互矛盾的结果。免疫学因素可能在梅尼埃病发病机制中的确起到一定作用，然而自身免疫在梅尼埃病发病中如何起作用及起多大作用仍需进一步研究。

16.4 家族型梅尼埃病中已知有多个基因参与了发病，散发型梅尼埃病与遗传因素的关系仍需要进一步研究

梅尼埃病有明显的家族性，Paparella 对 500 例梅尼埃病患者进行研究发现，20% 的患者有家族倾向。也有研究提出虽然遗传在该病的发病中起一定的作用，但遗传方式多样。有几项研究支持遗传因素可导致表型变异。多达 10% 的患者可能有一级和二级亲属患病证实了家族聚集性。这些家系大多表现为常染色体显性遗传模式，具有不完全的外显性和可变性。梅尼埃病的遗传学机制复杂。前期研究已经对大量的家族性和散发性病例进行了研究，以阐明梅尼埃病的分子基础。

目前已知梅尼埃病患者多散发，但欧裔人群中有 9% ～ 10% 是家族性病例。家族型和散发型病例在临床特征上难于区分。值得注意的是，免疫先天反应基因 MICA、TLR10 和 NFKB1 中的几个等位基因变异会影响散发型梅尼埃病的听力结果。通道病变假说支持水通道蛋白（aquaporins，AQP）作为梅尼埃病的分子靶点。水通道蛋白的功能是沿渗透梯度输送水和溶质，其中 AQP1 ～ 4 可在人类内耳中表达。AQP 的水通透性由血管加压素调节，据报道，在梅尼埃病患者眩晕发作前，血管加压素会增加。眩晕发作可能是由加压素释放增加和 AQP 基因中的等位基因变异相互作用引起。一项病例对照研究发现患梅尼埃病的易感性与 Add1 的一种常见变异基因型有关，该变异基因型编码一种与 Na^+-K^+-ATP 酶转运体相互作用的细胞骨架蛋白，从而影响转运活性；但这些研究发现都没有在独立的队列研究中得到重复验证，证明了遗传因素的异质性。

如至少有两名家庭成员（一级或二级）符合确定或可能的梅尼埃病的所有标准，则应考虑为家族型梅尼埃病（familial Meniere's disease，FMD）。大多数 FMD 家系都是常染色体显性遗传模式，也在一些家系中观察到线粒体和常染色体隐性遗传模式。FMD 的连锁研究在一个德国家系中发现了 5q14-15 的候选位点，而在一个瑞典家系中发现了 12p12.3 的候选位点。Requena 等通过外显子组测序在一个常染色体显性遗传的西班牙家系中发现了 *DTNA* 和 *FAM136A* 基因的突变。*DTNA* 编码的蛋白与上皮细胞基侧膜中的跨膜蛋白和肌动蛋白相互作用，与紧密连接重组有关。FAM136A 是一种功能未知的线粒体蛋白。已知 FAM136A 和 DTNA 蛋白在大鼠壶腹嵴上有表达。在散发梅尼埃病患者中 *DTNA* 和 *FAM136A* 基因的作用尚需进一步研究。目前通过外显子全序列测定并结合生物信息学工具，已确定有6个基因（*COCH*、*DPT*、*DTNA*、*FAM136A*、*PRKCB* 和 *SEMA3D*）与家族型梅尼埃病相关。

遗传因素在家族型梅尼埃病发病中起了重要作用，通过外显子组测序多个基因得到证实，而遗传因素在散发型梅尼埃病中所起的作用存在异质性，尚不明确，需进一步研究。

16.5 梅尼埃病是一种异质性疾病，可根据不同的临床特征分为不同临床亚型，这种分型有利于未来的治疗及临床研究

梅尼埃病可与多种疾病共病，如偏头痛或自身免疫性疾病等。梅尼埃病与偏头痛和几种自身免疫性疾病的流行病学关联支持了梅尼埃病表型扩展的假说，认为梅尼埃病的症状远非听觉前庭方面，其实 Meniere 最初报道的女性病例就有头痛。Frejo 用聚类分析定义了单侧梅尼埃病（UMD）和双侧梅尼埃病（BMD）患者的临床亚型。根据迟发型梅尼埃病、家族型梅尼埃病、偏头痛和自身免疫性疾病病史 4 个临床预测因子，确定了 5 个具有潜在病因意义的单侧梅尼埃病患者亚型及 5 个双侧梅尼埃病的亚型。所观察到的这些临床变异证实了以前的流行病学研究，也表明遗传学和自身免疫作为促进梅尼埃病发展的因素发挥了单独的作用。

（1）单侧梅尼埃病的临床亚型

① UMD 1 型：最常见，包括不伴有偏头痛或自身免疫性疾病的散发型梅尼埃病患者，无家族史。需进一步研究散发的这一大亚群，以确定其致病因素。

② UMD 2 型：为迟发型梅尼埃病（以前称为迟发型膜迷路积水），较罕见。多为散发型梅尼埃病，无偏头痛病史。只有 10% 的患者可观察到自身免疫性疾病，与普通人群的比率一样。

③ UMD 3 型：包括所有家族型梅尼埃病患者。诊断时的平均听阈在 30 dBHL 左右，提示这型患者可能波动性听力损失不重。该型可分成两个亚型，不伴偏头痛的 UMD3a 型，占 78%；伴偏头痛的 UMD3b 型，占 22%。家族型梅尼埃病多表现为常染色体显性遗传，外显性不完全。

④ UMD 4 型：为散发型梅尼埃病合并偏头痛。41% 的 UMD 4 型患者患有自身免疫性疾病。这些患有散发型梅尼埃病合并偏头痛和自身免疫性疾病的患者治疗上存在挑战。这组前庭型偏头痛共病，可能具有共同的病理生理机制。即使在眩晕发作期间，梅尼埃病患者也可能表现出偏头痛症状，这可能使前庭型偏头痛和梅尼埃病的鉴别诊断变得更困难。

⑤ UMD 5 型：被认为是自身免疫性梅尼埃病，所有患者都伴有一种以上并发的自身免疫性疾病，且所有这些患者都是散发型，无偏头痛。

这种分型仍然有一定的局限性。部分患者无法归类到任何一组，因此被排除在模型之外。且最大的一组（UMD 1 型）特征不佳，与任何特定的临床特征或病因均无关。最后，UMD 3 型和 5 型有 10% 的病例出现重叠（家族型梅尼埃病伴自身免疫性疾病而不伴偏头痛）。单侧、双侧梅尼埃病的分型见图 6 及图 7。

（2）双侧梅尼埃病的临床亚型

Frejo 对 5 组具有潜在病因意义的患者提出了一种新的双侧梅尼埃病分类，这可能会改善双侧梅尼埃病患者的诊断流程和管理。

① BMD 1 型（异时性 SNHL）：临床上最常见。为无家族史、无偏头痛、无自身免疫性疾病病史、双耳相继发生听力下降的散发型梅尼埃病。平均发病年龄为 46 岁，明显高于 3 型、4 型或 5 型。

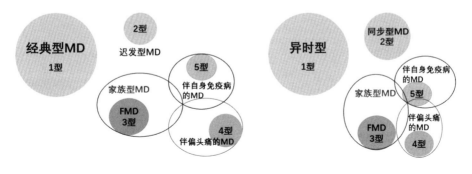

图 6　单侧梅尼埃病的分型　　　　　图 7　双侧梅尼埃病的分型

② BMD 2 型（同步 SNHL）：为双耳同步听力下降、不伴偏头痛和自身免疫病史的散发型梅尼埃病。有类似于自身免疫性内耳病的波动的双侧听力下降。BMD 2 型患者表现出血管风险特征，50% 的患者有高血压，53% 的患者有血脂异常。

③ BMD 3 型（家族型梅尼埃病）：包括所有有梅尼埃病家族病史的患者，根据有无偏头痛可以分成两个亚组（3a 梅尼埃病伴偏头痛，占 82%；3b 梅尼埃病不伴偏头痛，占 18%）。

④ BMD 4 型（梅尼埃病伴偏头痛）：所有病例都与偏头痛有关，但没有梅尼埃病家族史。这一组可能与 VM 重叠，并可能具有共同的病理生理机制。

⑤ BMD 5 型（梅尼埃病伴 AD）：包括所有患有自身免疫性共病的患者，其中 71% 为散发性，29% 为家族型梅尼埃病。

识别不同的 UMD 或 BMD 患者亚组不仅是改善遗传和免疫学研究患者选择的第 1 步，也是改进随机临床试验（randomized clinical trial，RCT）的第一步。为了更好地了解梅尼埃病的临床异质性，需要对这些临床变异进行进一步的表型分析。特别是散发的 BMD 1 型，占 MD 患者的大部分，也是我们今后研究的一个重点，无论是病因还是治疗方面，均需要对其进行进一步研究。

单侧、双侧梅尼埃病的临床分型见表1。

表1　梅尼埃病的临床分型

	临床分型（单侧）	临床分型（双侧）
1 型	不伴偏头痛和自身免疫性疾病的散发型 MD	双耳相继发生 SNHL，不伴偏头痛和自身免疫性疾病的 MD
2 型	迟发型 MD	双耳同时发生 SNHL，不伴偏头痛和自身免疫性疾病的 MD
3 型	家族型 MD	家族性 MD
4 型	伴偏头痛的 MD	伴偏头痛的 MD
5 型	伴其他自身免疫性疾病的 MD	伴其他自身免疫性疾病的 MD

（3）根据外周血中的细胞因子进行分型，不同亚型的梅尼埃病患者的免疫系统功能或免疫应答水平不同

有研究认为变态反应在梅尼埃病的发病机制中也起一定作用。2000 年 Dereberg 对 MD 患者进行的流行病学研究发现 58% 的患者有过敏史，41% 的患者皮肤点刺试验呈阳性。研究发现吸入性过敏原和食物过敏原都与 MD 有关。Topuz 发现点刺试验可能导致 62% 的 MD 患者出现耳鸣或耳胀等听觉症状，77% 的患者耳蜗电图测得的内淋巴压力升高，提示某些过敏原可诱发内淋巴积水。Keles 等也对变态反应在 MD 发病机制中的作用进行了评估，发现与对照组相比，MD 患者的 CD4、CD4/CD8、CD23 淋巴细胞亚群、IFN-γ 和 IL-4 水平均有显著差异。Fuse 分析了急性低频感音神经性聋（acute low-tone sensorineural hearing loss，ALHL）和 MD 患者的细胞内细胞因子水平，发现 ALHL 患者的

Th1/Th2 反应失衡，MD 患者的 NK 细胞活性增加。

2017 年 Frejo 等研究了过敏原提取物（曲霉菌和青霉菌）刺激对 MD 患者细胞因子释放和基因表达谱的影响，其中 MD 患者 IL-1β、IL-1RA、IL-6、TNF-α 基础水平均高于健康对照组，并且 IL-1β 水平呈双峰分布，表明患者有两个不同的亚组（高 IL-1β *vs.* 低 IL-1β），两种霉菌提取物在 MD 患者体内都能显著地激发 TNF-α 的释放。此外，根据 IL-1β 的基础水平，MD 患者外周血单个核细胞中显示出不同的基因表达谱。MD 患者中部分促炎细胞因子基础水平较高，可能会触发额外的 TNF-α 释放，从而诱导促炎免疫反应，这一机制可启动或加剧内淋巴囊或螺旋韧带的炎症反应，导致内淋巴积水的发生。Frejo 在之前的研究中确定了 5 个临床亚型，其中单侧 MD 1 型是最常见的临床变异，IL-1β 升高的患者多为 MD 1 型（83.4%）。不同亚型的梅尼埃病患者的免疫系统功能或免疫应答水平不同，内耳的自身免疫反应可能是高 IL-1β 亚型的病理生理基础之一。

根据炎症因子进行分型同时也支持了 MD 是一种异质性疾病的论证，促炎细胞因子的水平和对某些病原体（包括霉菌）的免疫反应差异可解释一些患者对有抗组胺作用的药物（如倍他司汀）有效，而另一部分则无效。此外使用免疫疗法的患者眩晕发作的持续时间和频率有所改善，因此应考虑评估 MD 患者的过敏反应，并将抗组胺药物或免疫疗法的使用作为控制眩晕发作的治疗计划的一部分。

16.6 内耳 MRI 钆造影可客观判断有无内淋巴积水，但不能成为梅尼埃病诊断的客观标准和依据

影像学检查中 CT 检查可排除内耳先天性发育畸形、肿瘤等疾病，了解乳突气化情况，还能显示内淋巴管及内淋巴管周围气化情况，如

气化情况差可能提示内淋巴管发育较差等。常规内耳 MRI 检查可排除前庭神经鞘瘤或内淋巴囊肿瘤等疾病。

给予造影剂钆后行内耳 MRI 检查，可客观判断有无内淋巴积水，这是近年来梅尼埃病检查的一个重要进展。目前研究已证实该技术在明确内淋巴积水方面的有效性。开始给予造影剂是通过静脉注射钆螯合物后行增强 MRI，注射双倍剂量的钆后需要延迟 4 小时，优点是可评估双耳，但高剂量的钆存在全身毒性的风险，且静脉注射钆螯合物后的图像质量并不令人满意。2007 年 Nakashima 等建议对鼓室内注射钆后的内耳进行 3T 磁共振成像评估。通过圆窗膜进入的钆可区分内淋巴和外淋巴之间的边界。虽 T_2 加权图像代表外淋巴液和内淋巴液，但 3D-FLAIR 图像上的亮信号代表外淋巴液，而其内的暗信号代表内淋巴液。当内淋巴扩张超过 33% 时，应定为内淋巴管积水。传统的鼓室内注射钆螯合物后偶尔会出现摄取失败的情况。2019 年 Zou 等将 0.1 mL 钆稀释为 20 倍的钆二乙烯三胺酸（Gd-DTPA）并通过鼓膜打孔用软头微灌洗导管注入鼓室内侧壁后上部，可在 8 分钟内获得高质量的内淋巴积水图像。

但临床应用上还存在一些问题：①该技术是半定量评价，在划定积水与非积水图像界线时，无法避免主观因素的存在。且目前内淋巴积水判断的标准和方法尚未统一；②某些因素可能会导致阴性结果，如部分病程较短或早期轻度梅尼埃病。钆造影显示最清楚的是耳蜗基底回和前庭，顶回显示不佳。而早期梅尼埃病主要是低频听力下降（蜗顶积水，因为蜗顶有蜗孔，故较容易在此处疝出。这也是早期梅尼埃病多出现低频听力下降的主要原因）。因此内耳钆造影对早期梅尼埃病并不敏感。一般三期以上的梅尼埃病诊断阳性率较高。还有最重要的一个问题是，内淋巴积水的存在并不能诊断梅尼埃病，在前庭偏头痛和低频感音神经性聋患者中，甚至在健康受试者中也可发现内淋巴积水，因此内淋巴积水不是梅尼埃病的特定表现。若患者无症状，即便MRI发现了内淋巴积水也不能诊断梅尼埃病。因此，虽然该技术能相对客观地判断内淋巴积水，是很好的辅助诊断技术，但梅尼埃病的诊断主要靠病史和听力检查，在2015年梅尼埃病诊断标准及2017年我国的新诊断标准中都强调了这点。因此该检查显然不能成为梅尼埃病诊断的客观标准和依据。

16.7 梅尼埃病和前庭型偏头痛的早期临床表现难以鉴别，可能有共同的病理生理机制

梅尼埃病和前庭型偏头痛是耳鼻咽喉科两种常见的眩晕疾病，在《常见内耳疾病余力生2017观点》中我们曾对这两种疾病特点进行过比较，两者均为症状诊断，且在病因、诱因、临床表现等方面均有相似之处，因此在鉴别时，特别是在疾病早期非常有挑战性。

两种病最大的区别是：梅尼埃病会引起内耳功能的不可逆下降，而前庭型偏头痛一般不会造成内耳永久性的功能下降，一般认为其属于功能性疾病。前庭型偏头痛表现为一过性前庭功能障碍，并在发作期间出现与梅尼埃病重叠的症状。此外，偏头痛、发作性眩晕和梅尼埃病（包括同卵双胞胎）经常在家族中聚集，这种关联也支持疾病的遗传性。偏头痛本身可能会引起发作性眩晕，前庭型偏头痛的患病率约占总人口的1%。临床上这两种疾病同时存在的并不少见。许多梅尼埃病患者都会出现头痛，并伴有或不伴有眩晕发作的偏头痛特征，有学者认为这些情况可能是同一疾病发作的临床特征。这表明两者可能有共同的病理生理机制，有报道证实偏头痛也可能出现轻度的内耳积

水。诸如压力或焦虑等心理因素，被认为是触发眩晕发作的诱因。我科选取的 103 例已确诊的因频繁眩晕发作住院手术的梅尼埃病患者中，梅尼埃合并前庭型偏头痛 48 例（46.6%），合并很可能的前庭型偏头痛 18 例（17.5%），单纯梅尼埃患者 37 例（35.9%）。梅尼埃病合并前庭型偏头痛的患者中，眩晕发作频率为 7.1 次 / 月（区别于单纯梅尼埃病患者及梅尼埃病合并很可能的前庭型偏头痛患者）。梅尼埃病合并前庭型偏头痛患者均有伴或不伴听力下降的偏头痛发作史：单侧头痛 41 例；搏动性头痛 45 例；视觉先兆 12 例。女性梅尼埃病患者合并前庭型偏头痛的发病率是男性梅尼埃病患者的 7.92 倍。

16.8　梅尼埃病目前治疗方案的选择可分为按流程依次选择和根据听力分期进行选择

梅尼埃病的治疗方案目前仍处于探讨中。大部分患者通过改变生活方式、系统的药物治疗、保守性手术治疗及其他非创伤性治疗后眩晕都会得到改善。2008 年《柳叶刀》发表的梅尼埃病治疗指南认为应按流程依次选择方法进行治疗，前一个方案治疗 3 个月后效果不好则选用下一个方案。1995 年 AAO-HNS 标准中按听力损失程度将梅尼埃病分为不同等级，听力分期可表示耳蜗病变的严重程度或病变进展阶段。2017 年中华医学会发布的梅尼埃病诊断和治疗指南中提出，治疗方案可以根据不同听力分期进行选择，如表 2 所示。一般在三期后考虑手术治疗，优先选择保守性的手术如内淋巴囊手术等，当发作极为频繁，且有手术意愿的二期患者也可考虑手术。我国的指南中一个较为突出的改变是：不仅关注眩晕的控制，更强调尽量保留或重建内耳功能（包括人工耳蜗植入和前庭植入）。因此破坏性的治疗如迷路切除、前庭神经切断术应尽量避免。2018 年欧洲关于梅尼埃病治疗的国际共识中使

用证据分类等级（1 ～ 5 级）对文献进行评价，将治疗分为 5 步，第 1
步是药物治疗，第 2 步是鼓室内激素治疗，第 3 步是保守手术治疗，
第 4 步是鼓室内注射庆大霉素破坏性治疗，第 5 步是破坏性手术治疗。
第 3 步后根据是否为有效听力进行选择（图 8）。2020 年 AAO-HNS 发
表的梅尼埃病的临床操作指南为提高 MD 的诊疗质量和治疗效果，用
现已发表的最佳的临床证据来提高诊断的准确性和选择适当的治疗干
预（内科和外科），同时减少不必要的测试及影像学检查，治疗的选择
方式也按照流程进行，但指南中不推荐一些常用的治疗方式，如低压
脉冲治疗等。

　　梅尼埃病患者治疗的目的是减少眩晕发作的频率，降低发作的严
重程度，同时将对听力的损害降至最低。治疗应针对患者的症状，与
患者的主诉相关。一线选择应是保守治疗。

表 2　梅尼埃病治疗方案的选择

临床分期	治疗方案
一期	患者教育，改善生活方式，倍他司汀，利尿剂，鼓室注射糖皮质激素，前庭康复训练
二期	患者教育，改善生活方式，倍他司汀，利尿剂，鼓室注射糖皮质激素，低压脉冲治疗，前庭康复训练
三期	患者教育，改善生活方式，倍他司汀，利尿剂，鼓室注射糖皮质激素，低压脉冲治疗，内淋巴囊手术，鼓室注射庆大霉素，前庭康复训练
四期	患者教育，改善生活方式，倍他司汀，利尿剂，鼓室注射糖皮质激素，低压脉冲治疗，内淋巴囊手术，鼓室注射庆大霉素，3 个半规管阻塞术，前庭神经切断术，迷路切除术，前庭康复训练

注：对于部分眩晕发作频繁、剧烈，且有强烈手术意愿的二期患者也可以考虑行内淋巴囊手术；对
于部分眩晕发作频繁、剧烈，内淋巴囊手术无效，言语识别率低于 50%，强烈要求手术的三期患者
也可考虑行 3 个半规管阻塞术。

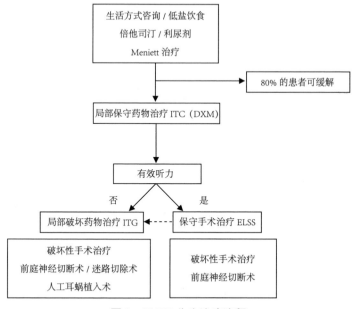

图 8　ICON 分步治疗流程

16.9 对合并有偏头痛的梅尼埃病患者推荐联合抗偏头痛治疗

在已有的梅尼埃病治疗指南及流程中，抗偏头痛治疗尚没有纳入推荐的药物治疗方案。但如前所述，文献报道许多梅尼埃病患者都会出现头痛，并伴有或不伴有眩晕发作的偏头痛特征。一部分梅尼埃病患者同时伴有前庭偏头痛，21% 有听觉症状的 VM 患者会出现膜迷路积水，两者可能具有共同的病理生理机制，偏头痛可能是诱发内耳膜迷路积水的原因之一。Frejo 提出的临床分型中，双侧梅尼埃病 3 型主要是家族型梅尼埃病，其中伴偏头痛的亚型占 82%，4 型为梅尼埃病伴偏头痛，被认为可能与 VM 重叠。目前同时符合梅尼埃病和前庭型偏头痛诊断标准的患者，会优先诊断为梅尼埃病而进行阶梯治疗或序贯治疗，但考虑到偏头痛机制是梅尼埃病发病的一个可能因素，因此在合并有偏头痛的梅尼埃病患者中，推荐合并使用抗偏头痛治疗。

16.10 使用 H1- 抗组胺药物治疗梅尼埃病时，可适当增大剂量

组胺（H1- 抗组胺药物，最常用的是倍他司汀）预防眩晕继续发作的机制是其 H1 的增效作用和 H3 的拮抗作用。该药作用的基础是基于在内耳特别是耳蜗的血管纹中的抗组胺和血管扩张作用，有报道认为其对前庭中枢神经元也有作用，也有研究认为其与促炎因子和免疫反应差异有关。一些文献报道组胺可减少梅尼埃病的发作频率，降低发作的程度，一些则怀疑其有效性。有研究分别对倍他司汀治疗梅尼埃病进行了系统评价和 Meta 分析，结果均支持倍他司汀可减轻梅尼埃病的眩晕症状。总之，尽管系统分析认为很多文献不符合高质量的研究方法，但大部分研究支持倍他司汀可减轻梅尼埃病的眩晕症状。Adrion 在 2016 年的一项多中心长期双盲随机对照研究中提出了倍他司汀无论是低剂量（24 mg/ 次、2 次 / 天）还是高剂量（48 mg/ 次、3 次 / 天）其实均对眩晕控制有限。但因其具有高耐受性和低风险，且可能对前庭代偿有一定的促进作用，所以仍有大量的医生采用。这篇文献中的研究设计存在重大缺陷，选择的病例是每月发作少于 5 次的 "梅尼埃病" 患者。我科的研究显示 "纯" 梅尼埃病每月发作次数不会超过 2 次。5 次发作一定混入了前庭型偏头痛的眩晕发作。因此阅读文献，不能仅看研究结果，一定要注意研究设计及其原始数据。倍他司汀在法国、欧洲、日本很受欢迎，在澳大利亚也有许多医生使用，但在美国由于没有 FDA 批准故很少使用。倍他司汀在各医疗中心使用的剂量不同，文献报道用最小剂量 48 mg/d 效果更好。但对于低剂量效果不佳的严重梅尼埃病患者，倍他司汀的剂量可增加到 288 ～ 480 mg/d。一些报道中高剂量药物的不良反应罕见，且在一些报道中效果更好，但出于安全原因，不推荐使用这些剂量。根据我们的经验，个别患者效果不好

时可加大剂量（须告知患者：餐后服用，支气管哮喘、胃溃疡是禁忌证），一般用到 24 mg/ 次、3 次 / 天即可取得较好疗效。

16.11 双侧梅尼埃病的治疗选择应以保守治疗为主

梅尼埃病患者具有表型异质性，早期很难明确疾病的发生发展及结局。一般认为疾病早期（起病 3 ～ 5 年）眩晕发作的频率较高，发病过程中会出现平衡问题，如患者进展到双侧前庭功能减退，平衡障碍问题可能会更严重。大多数患者首先为单耳发病，几年后发展到对侧耳，但也有相当数量的个体双耳同时发病。由于前庭功能丧失的影响，双侧受累是患者主要担忧的问题，双侧发病对梅尼埃病患者的生活质量有显著影响。

梅尼埃病双侧发病的比例差别很大，据报道为 2% ～ 78%。出现如此大的差别可能有一些原因。首先是没有统一的诊断标准，Paparella 认为 78% 的梅尼埃病患者有双侧听力下降，但根据临床标准，仅 32% 可诊断为双侧梅尼埃病；另一个原因是没有统一的随访周期，该病的自然病程及就诊时患者的状态差异很大。一些学者指出，若一侧发病后 5 年内对侧未发病，发展为双侧梅尼埃病的可能不大。但也有学者认为随着时间推移，双侧发病的概率会增加。一些研究描述了间隔 5 年的发病率为 10% ～ 35%，在另一些研究中，随访 10 年或更长时间，双侧梅尼埃病的发病率为 20% ～ 46%。随访 20 多年时，双侧性的发病率上升到 47%。虽双耳受累的个体比例有很大差异，但大多数研究强调，对侧耳受累的患者数量随病程的延长而增加。

之前的大部分研究未包括足够数量的双侧患者来评估单双侧梅尼埃病之间的临床差异。Gazquez 对 611 例梅尼埃病患者（单侧 403 例，双侧 208 例）进行了评估，发现单侧和双侧梅尼埃病患者眩晕发作的年数存在差异，单侧和双侧梅尼埃病患者达到第 4 期的中位时间分别为 27 年和 24 年。在双侧听力损失的患者中，眩晕发作持续了 2 年以上，这表明双耳可能都参与了疾病的发生。单侧患者的中位眩晕持续时间为 10 年（95% *CI*：8.56 ～ 11.44），而双侧患者的中位眩晕持续时间明显较长，为 12 年（95% *CI*：10.4 ～ 13.6）。单侧和双侧梅尼埃病患者眩晕发作的时间进程不同，这表明眩晕发作的情况在双侧患者中可能会持续更长的时间。

　　双侧梅尼埃病的治疗难点主要在于很多患者初始表现为单侧、延迟累及对侧的情况，这种情况影响了对治疗方案的选择。双侧发病陆续发生在几年后，因此双侧梅尼埃病应避免双侧去前庭传入或破坏性治疗。如患者出现双侧前庭功能减退，会对患者生活质量产生严重影响。治疗首发侧耳时须告知患者双侧发病的可能性较大。一线治疗应为保守治疗，也导致越来越多的团队从鼓室注射庆大霉素转向使用类固醇注射。双侧梅尼埃病的外科治疗，建议先选择听力较好的一侧行内淋巴囊减压术，以尽量保留该侧的内耳功能，再处理对侧。

16.12 对梅尼埃病术后眩晕控制效果进行更准确的评价应该排除其他疾病引起的眩晕或头晕

　　目前对梅尼埃病手术疗效的评估存在很多欠缺之处，且评估主要依赖于治疗前后眩晕发作次数，即将治疗后 18 ～ 24 个月期间眩晕发作次数与治疗之前 6 个月眩晕发作次数进行比较，按分值计。得分 =（结束治疗后 18 ～ 24 个月发作次数 / 开始治疗之前 6 个月发作次数）×100。根据得分值将眩晕控制程度分为 5 级：A 级，0 分（完全控制）；B 级，1 ～ 40 分（基本控制）；C 级，41 ～ 80 分（部分控制）；D 级，81 ～ 120 分（未控制）；E 级，> 120 分（加重）。

想更加准确地评估疗效，需更准确地判断术前术后由梅尼埃病引发的眩晕次数。目前我们知道梅尼埃病会有一些常见的共病，如过敏、自身免疫疾病、BPPV、偏头痛等。根据我们既往的研究，103 例梅尼埃病患者中有 48 例被诊断为前庭型偏头痛，患病率为 46.6%。Pyykko 等认为梅尼埃病和前庭型偏头痛可能有相似的病理生理机制。梅尼埃病和前庭型偏头痛是密切相关的，在眩晕发作中很可能伴发前庭型偏头痛引发的眩晕。同样，BPPV 可能与梅尼埃病有关。据报道，BPPV 在梅尼埃病患者中的患病率很高（26.4%）。因此想要评估眩晕控制率，应当把前庭型偏头痛、BPPV 这些疾病发生的眩晕尽可能剔除。

根据最新的诊断标准，确诊的梅尼埃病眩晕发作的持续时间在 20 分钟～ 12 小时。可考虑通过眩晕时长来排除一部分其他类型的眩晕发作。研究中对我科 121 例进行了内淋巴囊减压术的梅尼埃病患者进行了术后疗效的评估。方法 1 包含所有时长的眩晕，方法 2 只纳入 20 分钟～ 12 小时的眩晕。结果表明，控制效果为 A+B 类患者在方法 2 中占 84%，在方法 1 中占 77%，其中基于方法 2 的 A 类患者占 64%，显著高于基于方法 1 的 36%。因此，以往的评估可能还是低估了内淋巴囊手术的疗效，特别是 A 类患者。

以眩晕时长排除其他类型眩晕，从而得到更可靠的疗效评价是一种非常简单的方式。但是要知道前庭型偏头痛的眩晕发作也有一部分可能包含 20 分钟～ 12 小时的眩晕，这种方法并没有完全排除前庭型偏头痛的眩晕发作。与梅尼埃病相比，前庭型偏头痛患者的发病年龄显著较小，耳鸣、耳闷和听力损失较少，但呕吐、头痛、先兆和畏光较多。想要更准确地进行评估，就要将听力、诱因、伴随症状等也纳入评估，因此还需进一步研究改进方法。

手术多选择近期频繁发作的患者，而保守治疗可针对所有类型，因此无法绝对比较。建议今后要选择近半年频繁发作的，术后要随访观察半年进行比较，可能更为合理。

17. 前庭型偏头痛

头晕是多病因引起的症状，近年来对头晕的病因有了深入认识，尤其 BPPV 是头晕治疗中里程碑式的进步，另一里程碑式的进步是对 VM 的认识。该病认识道路漫长曲折，从公元前 131 年，首次将头晕和头痛两个症状联系起来，历经数年，直到 2012 年巴拉尼协会制定肯定的 VM 和可能的 VM 诊断标准，2013 年国际头痛协会将肯定的 VM 列入头痛分类的附录之中，国际上才明确认可该疾病的存在，且有文献认为该病是发作性前庭综合征的第一位疾病，甚至超过 BPPV，非常值得关注。国内近两年开始关注该病，先后出版了两个版本的专家共识。虽目前国内外都有明确的指南，如何在临床实践中最恰当地使用这些指南，如何尽量减少对该病的漏诊和误诊，绝非简单的照搬套用，需对疾病和指南都有很好的理解。在这里，我们也提出几点现阶段对该病的认识，抛砖引玉，期待引起更广泛关注，积累更多证据。

17.1 前庭型偏头痛的治疗，很多都遵从偏头痛指南，还有必要单独对前庭型偏头痛进行研究吗？

确实，从目前有关 VM 各个版本的指南和共识中，诊断方面是列在偏头痛疾病目录下，治疗更是基本遵从偏头痛的治疗方案。但这不说明没有单独研究 VM 的必要，反而更体现了进一步研究的必要性。首先，这类患者出现了不同于经典偏头痛的症状，且在可能的 VM 诊断中，偏头痛病史也不是诊断的必要条件，这类疾病从发病机制上可能和经典的偏头痛有所不同,值得专门研究;其次,既然两者表现不同,机制可能不同,治疗也应有所不同,但研究太少,暂可把偏头痛的治疗方案作为一个标准。从临床、基础多方面研究 VM 与经典偏头痛的不同,才能为进一步明确 VM 到底是从属于偏头痛还是一个独立的疾病提供有力的依据。

17.2 如何减少 VM 的漏诊和误诊?

首先,仔细解读现有的 VM 指南,是减少漏诊重要的第一步,但阅读指南,会非常迷惑,在该病的诊断标准中,并无明确的症状特点限定,不似 BPPV 的指南,对眼震特点严格限定,也不似梅尼埃病指南,对发作形式和听力做了严格限定,符合标准的才诊断这两种疾病。因为 VM 的临床特征是多变,前庭症状多变、发作时间多变、发作形式多变,是头晕界的"变色龙",几乎可"模仿"所有头晕疾病。前庭型偏头痛的指南虽未界定该病的诊断特征,但明确了该病确实存在,有些专家认为这个病有点"虚",不承认它的存在,会造成很大的漏诊。这样一种表现非常广泛的疾病,在诊断该病时,鉴别诊断非常重要,因与 VM 容易混淆的疾病,几乎都有相对明确的诊断标准。故诊断该病的第二步,也是更重要的一步,是要熟悉其他常见眩晕疾病的标准,这样才能找到"模仿者"的破绽所在,这点会在后面详细阐述。除进行很好的鉴别诊断,还要在头晕诊断中有"共病"的观念,梅尼埃病、BPPV 和 VM 的诊断标准是在不同层面上的,完全有可能在同一患者不同发病阶段同时或先后出现。另外,在头晕的诊断中,要有动态的观念,头晕疾病在发病初期难以鉴别,但随病情的进展和反复,一些独有的特征会显现出来,因此不同的时间点介入,诊断可能有所变化,这点在临床工作中也值得关注。

17.3 VM 和 MD 的鉴别与共病

梅尼埃病的发病机制为膜迷路积水，但尸检显示积水的发生率可达 6%，而梅尼埃病发生率仅为 0.2%，动物实验虽有很好的内耳积水模型，但至今没有梅尼埃病膜迷路破裂的模型。梅尼埃病典型症状包括自发发作性眩晕、波动性感音神经性聋、耳鸣及耳闷胀感四联征。但一般只有 50% 的患者最初同时表现为眩晕和听力下降，19% 的患者仅表现为眩晕，26% 的患者仅表现为耳聋。一般认为梅尼埃病发病 3 ～ 5 年应出现典型的四联征，且随着病情的进展，听力损失会从波动性低频聋逐渐进展为重度平坦聋，听力检查在 MD 和 VM 的鉴别中非常重要（详见听力学检查在头晕 / 眩晕诊断中的价值一节）。此外，单纯的 MD 患者眩晕发作时常要睁眼（视觉代偿），而 VM 患者视觉刺激明显，不敢睁眼；VM 与 MD 共病时，常表现为闭眼减轻，但仍有晕感；单纯的 VM 闭眼眩晕常完全消失。两者的发作频率也不同，梅尼埃病的发病机制为膜迷路积水，只有积水到一定程度发生破裂才会出现症状，积水的产生、加重到破裂需一定时间，在短时间内反复发生概率不大。研究显示伴有肯定 VM 的 MD 患者每个月平均的发作次数为 7.1 次，伴有可能 VM 的 MD 患者每月发作为 4 次，而单纯的 MD 患者每月发作次数为 1.6 次，故频繁反复发作，甚至每天都有发作，基本可以确定至少不是单纯的梅尼埃病发作，更应考虑至少合并了前庭型偏头痛。还有一个鉴别点是眼震电图检查，MD 在发作期有明显的外周性病变眼震特征，间歇期基本正常，而 VM 患者发作期和间歇期都会出现轻微的中枢及外周病变眼震，尤以中枢病变眼震轻度异常为主。

除了两者的鉴别，还须注意，MD 和 VM 有共病的可能，早在 1861 年梅尼埃提出该病时，就提到患者有头痛。具有梅尼埃病和前庭型偏头痛两种特征（Migraine-Meniere's disease，MMD）的患者被多次报道，研究显示64.1%的MD患者伴肯定的或可能的VM，两者如此高的共病比例，是同一机制下的不同表现，还是可能存在因果关系？内耳MRI研究显示，21%有听觉症状的VM患者出现膜迷路积水，提示偏头痛机制可能是引起内耳膜迷路积水的原因之一，至少部分梅尼埃病患者与偏头痛机制相关，甚至有文献提出95%的MD患者都有不同的偏头痛表现，可将MD看作VM的一种特殊类型。此观点有些偏激，毕竟除了偏头痛，太多因素都可对梅尼埃病的发生产生影响，免疫、外伤、急性中耳炎、迷路炎、内耳解剖变异等可能都是梅尼埃病发病的危险因素。

但是，正如欧洲梅尼埃病分型中所提，有一类是偏头痛相关的梅尼埃病，这类梅尼埃病患者发病年龄偏年轻，双侧发病比例明显高，在治疗策略的选择中应该合并使用抗偏头痛治疗，同时应尽量避免破坏性的治疗，以免出现处理棘手的双侧前庭功能下降甚至丧失的情况。而内耳相关的梅尼埃病，则可按照阶梯治疗方案，给予相应的治疗（详见梅尼埃病一节）。

17.4 VM和BPPV的鉴别与共病

BPPV和VM均为常见眩晕疾病。BPPV由异位至半规管或壶腹嵴的耳石所致，有典型的眼震特点和表现。但位置试验出现眼震的患者中只有50%左右符合确定的BPPV诊断标准（详见良性阵发性位置性眩晕一节），而相当比例的VM患者也会出现位置性眼震，两者的鉴别要点之一是眼震特点明显不同，VM最常见的位置性眼震特点为低频低速持续眼震，水平持续背地眼震居多，也会出现其他类型的轻微持续眼震。其次两者发作频率有明显不同，每次发作位置性眩晕自愈性明显不同，BPPV 大多半年以上、1 年或数年发作 1 次，每次发病持续数周才自愈；而 VM 数月内反复发作，每次发作 2 ~ 3 天就会好转。再次，VM 和 BPPV 复位的疗效不同，复位治疗偏头痛位置性眩晕眼震应无效。另外，还要警惕在复位过程中患者出现过度紧张和严重头晕，诱发 VM 发作。最后，两者发病人群也有所不同，BPPV 高发年龄为 50 ~ 60 岁，而表现为位置性眩晕的 VM 患者发病年龄偏年轻，为 40 ~ 50 岁。下列情况要警惕可能是 VM，而不是单纯的 BPPV：反复发作；病史 2 ~ 3 天；年龄 30 ~ 40 岁；低频低速持续眼震；无互换性眼震出现。

BPPV 和 VM 共病的比例更高，BPPV 只是症状诊断，什么原因导致耳石脱落异位？内耳供血、钙代谢异常、VM 和 MD 等疾病，都可为耳石脱落的原因，而 BPPV 患者中 50 岁左右女性高发的原因，一方面和更年期钙代谢有关；另一方面和女性患者中偏头痛高发有关，有偏头痛病史的患者 BPPV 发生率是无偏头痛病史患者的 3 倍，是明确的高危因素。因此在头晕的疾病谱中，无法将 BPPV、VM、MD 等明确分开，做一个发病率的明确排位，它们应是环形关系，相互影响，完全可以在同一患者同时发病或先后出现。

17.5 前庭神经炎和 VM

前庭神经炎是急性前庭综合征中的良性自限性疾病，教科书中将其分为两种类型：单次发作型和多次发作型。2020 年前庭神经炎专家共识认为，前庭神经炎很少复发，一旦复发，就不考虑这个诊断了。反复发作型的单纯眩晕接近 1972 年梅尼埃病标准中的前庭型梅尼埃病，目前认为前庭型梅尼埃病可能更倾向前庭型偏头痛的诊断。

前庭神经炎属自限性疾病，发作之初眩晕非常严重，随静态代偿的建立，眩晕逐渐缓解，但其后运动中的头晕感会持续很长时间，需长时间康复，动态代偿才能建立。VM 也可引起旋转性眩晕，但可迅速好转。在发作期两者眼震表现也不同，前庭神经炎表现为典型的前庭外周性眼震，而 VM 大多数情况下眼震并不明显，出现症状和体征分离的现象。

17.6 前庭阵发症和 VM

前庭阵发症只有一种发病机制，无论发作多少次，表现都是一致的，刻板发作是其重要特点，而 VM 有多种发病机制，症状多变，这是两者最重要的鉴别要点。如有时难以鉴别，两者的治疗都可试用抗癫痫药，治疗并不会造成太大困扰。

17.7 临床中有大量不符合目前所有标准的发作性眩晕病例怎么办？

考虑到梅尼埃病早期发病时可能以单纯的眩晕症状或耳蜗症状出现，1972 年指南曾将梅尼埃病分为耳蜗型梅尼埃病和前庭型梅尼埃病，但大量的耳蜗型梅尼埃病或前庭型梅尼埃病不会发展成典型的梅尼埃病四联征。虽前庭型梅尼埃病和前庭型偏头痛更加接近，但临床上有相当部分发作性前庭综合征患者，不符合目前所有的包括 BPPV、MD 和 VM 的诊断标准，如何治疗？指南只是对已有证据的科学规范的总结，而疾病的治疗是一门艺术，尤其面对个体时，异质性更突出。虽这部分患者目前只可诊断良性复发性眩晕（benign recurrent vertigo，BRV），但临床上要充分考虑偏头痛体质在一般人群中的高发病率。近期也有文献不断对其进行观察，BRV 组年龄和 VM 相似，较 MD 大，BRV 组女性偏多，和 VM 相似，较 MD 明显，这部分患者在现阶段给予抗偏头痛治疗可能是适合的。

头痛是一种症状，而偏头痛是一种发病机制，目前认为是一种可逆性脑功能障碍疾病。在此发病机制下，完全有可能出现无头痛症状的其他表现，如目前偏头痛分类中的腹型偏头痛、儿童良性复发性眩晕。偏头痛作为一种脑病，其表现可能是全身的，因此该病诊断需多学科联合，才能从不同的视角看待同一病理机制在不同系统的表现，不同偏头痛体质的个体，在不同时期的表现可能完全不同，头痛、头晕、耳聋、耳鸣、腹泻等可能都是偏头痛的个体化症状，而不一定都同时伴随头痛。

17.8 如何理解慢性前庭型偏头痛?

VM 的发生率很高，是最常见的发作性前庭综合征疾病，且可"模仿"其他所有发作性前庭综合征疾病的临床特征。VM 指南也提到可能会有慢性 VM 类型，急性眩晕的慢性化和焦虑有明显相关性，偏头痛伴发心理疾病的比例可高达 65%，VM 反复发作，不断对中枢前庭代偿系统及情绪系统造成冲击，很容易出现慢性头晕的表现，有学者提出偏头痛焦虑相关性头晕（migraine anxiety related dizzinss，MARD）的概念。慢性 VM 是独立的疾病类型还是与心理性头晕共病，尚无定论，但在诊断慢性前庭综合征时，要考虑到 VM 在其发病中的作用，不要完全将其放在发作性前庭综合征的诊断体系中。

17.9 患者教育是治疗 VM 最重要的第一步

对有遗传倾向、反复发作、很难根治的慢性病程，需要同时做好生活管理和药物管理，两者比较，生活管理更重要。要对患者进行很好的健康宣教，使其建立正确认知，避免诱因对控制疾病的发作至关重要。

首先，如何看待偏头痛？这类人群有高度敏感的大脑，一方面可感知到正常大脑不能感知的对身体的威胁，对自身来说是一种保护，使人规避风险；另一方面，过度刺激可危害大脑，如过度劳累、熬夜、过度的情绪负担，可能触发偏头痛，不得不停下来休息，不得不停止这些危害身体健康的行为，因此对身体反而是一种保护，故有学者认为偏头痛机制是人类的一种进化优势。

另外要避免诱因。偏头痛的发生和饮食、睡眠、情绪、激素水平、气压等都有关系，但也要让患者明白，偏头痛的发生是多因素共同作用的结果，多个因素累积到一起达到发病阈值才会发病，因此正确认识该病，做好自我管理非常重要，而不是简单地告诉患者要避免所有可能的危险因素。曾有一位女性患者复诊时告诉我，昨晚睡得不好，特别担心会犯病。听到这句话，我反思自己的患者教育不太成功，又重新给患者讲了该病的发生是多种诱发因素累积达到阈值所致，没有任何一种诱发因素和发病是绝对相关的，如果只是单一诱发因素，往往不至于发病，放松心态更加重要，听到这些话，患者才放松下来。毕竟偏头痛的诱因很多，衣食住行、气温气候，很多因素不可避免，如患者过度担心，反而更加容易促进发作。

17.10 急性期如何进行药物治疗？

急性期治疗临床研究比较少，有研究认为曲坦类药物有效，研究采用随机、双盲交叉、安慰剂对照的设计方案，纳入 73 例患者，随机分为两组，即佐米曲普坦组（2.5 mg）和安慰剂组，使用结构化日记记录症状，主要研究终点是服药 2 小时后眩晕从中或重度改善为轻度或无（治疗有效）；结果对 10 例患者（17 次 VM 发作）的数据进行分析，服用佐米曲普坦组 2 小时眩晕治疗有效患者比例为 38%（95% *CI*: 9% ～ 76%），而安慰剂组为 22%（95% *CI*: 3% ～ 60%）。我院没有该类药物，没有使用经验。目前临床中主要使用异丙嗪等药物对症治疗，大部分患者休息后明显好转。但从发病机制看，偏头痛的急性期用药，非甾体类抗炎药及曲坦类药物应有效，有条件的医院可尝试使用，积累更多的经验和证据。正如前面所讲，虽然目前同偏头痛治疗，但 VM 可能与偏头痛有不同的发病机制，治疗方面也应有所侧重，期待在将来的研究中提供更好的证据。

17.11 预防治疗中的药物管理在什么样的患者中使用，如何使用？

（1）预防治疗的指征

不是所有的患者都需要预防用药，符合以下 4 项中的 1 项可考虑预防用药：①发作持续时间长或造成失能；②对急性期治疗反应差；③每月发作频率在 3 次以上（一般偏头痛 ≥ 2 次）；④患者要求治疗。

虽无具体数字，个人感觉前庭型偏头痛发作频率比偏头痛要低，1 ～ 2 个月甚至数月发作 1 次居多，一般建议患者发作后服用药物 2 周，一方面帮助患者迅速恢复；另一方面稳定紊乱的前庭功能，提高发作的阈值和门槛，避免因为发作门槛较低，出现反复发作，患者过度焦虑紧张，进入发作的恶性循环。发作特别频繁的，1 ～ 2 周 1 次，才建议给予预防用药。

（2）预防用药疗效判断标准（表 3）

（3）预防用药的疗程

文献报道疗效的观察一般始于治疗的第 3 个月，较多文献对疗效的观察周期在 3 ～ 6 个月。VM 预防性治疗的疗程国内外均未见相关推荐，从疗效评价标准上看，有些专家建议预防性治疗疗程为 6 个月。我们团队的临床经验：大部分发作频繁的 VM 患者用药 1 ～ 2 个月可基本控制发作，控制稳定后 2 周～ 1 个月开始减量。此病不能根治，预防治疗的目的一方面是控制患者频繁发作的症状；另一方面是建立患者治疗的信心。一次治疗成功，在以后复发时患者可以继续展开治疗。我们目前尚未在症状控制后给患者太长时间的预防治疗。

表3 前庭型偏头痛诊治专家共识（2018年）

评估项目		
视觉模拟评分	无症状（0分）～最大可能的眩晕（10分）	
症状严重度	极轻	1分
	轻度	2分
	中度	3分
	重度	4分
	极重	5分
发作持续时间	使用小时数评估	—
发作频率	高频（1～4分）	1分：≥5次/周
		2分：3～4次/周
		3分：1次/周
		4分：2～3次/月
	低频（5～6分）	5分：2～3次/3个月
		6分：＜2次/3个月
疗效评价	有改善（0～2分）	0分：无改善
		1分：轻度改善
		2分：中度改善
	明显改善（3～4分）	3分：显著改善
		4分：症状消失

（4）预防用药

目前 VM 的预防用药，还是遵照偏头痛的预防用药，这里讲一下自己的用药体会。

偏头痛发病机制目前不明，很多药物都会有效，包括不在指南中的倍司他汀、金纳多及很多治疗头痛的中成药，对某些患者也会有很好的效果，故临床中预防用药可非常灵活且个体化，鼓励患者自己摸索用药经验，毕竟该病不能根治，如患者可找到对自己有效的方法，对于减轻疾病的焦虑很有帮助。

指南推荐药物疗效不言而喻，要更关注药物的不良反应，氟桂利嗪可能加重抑郁、增加体重及引起锥体外系症状，故肥胖者、抑郁患者及老年人要慎用；托吡酯会影响食欲，对年轻爱美女性可能较适合；丙戊酸可能引起多囊卵巢疾病，育龄期女性要注意；加巴喷丁相对安全，但少部分患者用药后会出现严重眩晕。抗癫痫药最好不作为一线用药，很多患者回去看了说明书，都不敢使用，大大降低患者的依从性。用药时要充分考虑患者的伴发症状，伴有睡眠、情绪障碍的患者应避免使用氟桂利嗪，使用抗焦虑抑郁药物效果更好。

有文献提到，当患者主诉耳鸣等明显听觉症状时，托吡酯为首选，乙酰唑胺与拉莫三嗪适用于难治性患者，乙酰唑胺在降低眩晕和头痛发作的频率和严重程度方面的效果更为显著。

偏头痛药物推荐中大部分药物都需剂量调整及疗程控制，不能按时复诊的患者谨慎使用，可首选安全性更高的药物，根据效果再做调整。

本人采用较多的药物是氟桂利嗪、加巴喷丁、托吡酯、黛力新及度洛西丁。发作不太频繁，1～2个月或数月1次，发作后2周给予氟桂利嗪；发作频繁，1～2周1次，根据情况给予不同的药物，这类患者治疗的欲望比较急切，需快速稳定发作，加巴喷丁起效较托吡酯快，故一般首选加巴喷丁，加巴喷丁是更年期女性患者治疗的二线用药，对反复发作头晕的更年期女性，我们目前从加巴喷丁开始。黛力新和度洛西丁的选择应根据对患者情绪的评估，需要快速起效者，可从黛力新开始，而情绪状态较差、需要较长时间调整者，可直接使用度洛西丁。特别注意的是，患者对药物的反应有明显的个体差异，药理是药物使用的依据，但最终要看每例患者对药物的反应。非专科药物，尤其 SSRI 和 SNRI 类药物，首次使用建议联合精神科以便更好地把握适应证和不良反应。

（5）非药物治疗

文献中提到的有关偏头痛的神经调制治疗不少，效果也不错。进入国内的产品只有一种，即 Cefaly（释烦离）是一款三叉神经刺激装置（e-TNS），通过贴在前额的电极，对三叉神经上行分支发射精确的微脉冲治疗偏头痛。目前尚没有治疗 VM 的证据，但拒绝用药、发作频繁，尤其伴有偏头痛或睡眠障碍的患者可尝试使用，毕竟对控制偏头痛发作及改善睡眠的作用有一定证据，而控制好这两点，对控制 VM 不无神益。

（6）手术治疗

① PFO 封堵术。卵圆孔未闭是偏头痛的高危因素，进行封堵术后，部分患者头痛消失，VM 患者也可尝试使用。我们治疗 1 例年轻男性 VM 患者，使用抗癫痫药半年有效，但未能痊愈，偶然间发现卵圆孔未闭，虽面积不大，但是进行封堵后，头晕大大改善。当然这也是个例，但是可以了解这方面的知识，给患者多一个选择。②神经血管减压术。该手术用于偏头痛治疗源于美容科进行手术后患者偏头痛发作减少，但对前庭型偏头痛研究很少。常被卡压激惹的神经包括眶上神经、滑车上神经、颧颞神经、枕大神经等。虽然我院尚未开展此项手术，但不失为一项对部分患者有益的治疗。③除了文献中较公认的这两种手术方法以外，内淋巴囊减压术也对预防偏头痛及 VM 的发作有一定作用，偏头痛和内耳双向影响，偏头痛发作可累及内耳出现头晕，内耳膜迷路反复破裂引起的眩晕也会诱发偏头痛发作，去除内耳

的刺激，对预防偏头痛及 VM 理论上可能有一定的作用。

虽然目前非药物治疗和手术治疗证据都集中在偏头痛，而非 VM，但正如以上所说，控制头痛，也是控制 VM 的诱因之一，可以给患者多个选择。

18. 前庭神经炎

前庭功能是动物最重要的功能之一，涉及生死存活，其出现远早于听觉功能。听觉功能相对而言属于高级功能，进化出现的较晚。临床上发现一旦出现急性前庭神经炎，患者在数天之内几乎无法移动，代偿至少数周。大鼠单侧前庭损毁后，至少 3 天才不转圈。若野生动物出现这种情况，几乎意味着死亡。在老化研究中也发现老年大鼠可发生老年性聋，但前庭功能基本正常。因此经过多年的进化，在诸多颅神经中，前庭神经应是最不容易被病毒攻击的。因病毒攻击宿主后，若宿主死亡，病毒也就失去了生存的条件。人类曾经历多种病毒、细菌的攻击，如黑死病、天花、霍乱、结核等。天花使美洲原住民死亡近 90%；中世纪黑死病肆虐欧洲时，导致人口减少 1/3。经过这些磨难，人类社会出现很多改变，其中一个就是人类平均寿命明显延长，除了是由于生活和医疗条件改善外，一个重要的原因是瘟疫使体质弱的人群死亡，体质强、抗病菌能力强的基因更能遗传下来繁衍。类似的情况还出现在贩卖黑奴和英国向澳洲移民的过程中。所以，个人认为从遗传进化角度上来看，前庭神经炎不是不能发生，而是较少见。但前庭神经炎是目前急性前庭综合征中的重要疾病，本文就某些认识做简要分享。

1990 年 Ruttin 首次报道无耳蜗及其他颅神经症状的急性眩晕。

1924 年 Nylen 将这类症状命名为前庭神经炎。1952 年 Dix 和 Hallpike 更名为前庭神经元炎。1981 年 Schuknecht 解剖证实前庭神经和外周感受器均有受累，再次更名为前庭神经炎。目前公认名称为前庭神经炎。既往文献中还有其他名称，如流行性眩晕、流行性神经迷路炎、急性迷路炎或前庭麻痹症等。《2020 年前庭神经炎多学科专家共识》对该病的流行病学、发病机制、诊断和鉴别诊断、治疗都做了详细的阐述，可扫描本书最后彩插二维码获得电子版。

18.1 该病最重要的是做好鉴别诊断

作为急性前庭综合征，首先要进行良恶性眩晕的鉴别，从病史问诊，到查体、辅助检查都要进行鉴别诊断。

（1）症状

呈现单次急性病程，主要表现为急性眩晕，眩晕及不稳超过 24 小时，无听力下降及其他颅神经表现，伴恶心、呕吐，30% 的患者可有上呼吸道感染病史。有观点认为疾病起因是初次病毒感染，也有观点认为是体内病毒再激活，所以发病前是否有明确病毒感染史，目前不做诊断依据，但可以增加诊断力度，没有也不能排除。

鉴别点：①着重询问眩晕伴随症状，尤其意识、复视、语言、构音、肌力、感觉等，还要特别关注脸部麻木、轻微头部尤其后枕部疼痛这些非特异症状。②着重询问基础疾病，是否有血管病高危因素。③就诊时病史时间很重要，1 ～ 3 天就诊的急性眩晕，尤其 1 天内就诊者，即使中枢 MRI 检查正常，也不能完全排除中枢病变。而超过 3 天的就诊患者，如前庭神经炎，症状逐渐缓解，若为中枢病变，症状很大程度会加重。④还应注意患者有无心悸、胸闷、胸痛、面色苍白、晕厥、肺栓塞等。

（2）体征和辅助检查

前庭神经炎主要表现为外周前庭病变引起的眼震、姿势改变（详见听力检查在头晕／眩晕诊断中的应用体会一节）。

前庭神经炎的鉴别诊断分为两部分：首先是良恶性眩晕的鉴别，主要是中枢疾病和外周疾病的鉴别，前面已从病史、症状、体征、辅助检查各方面进行简单介绍；其次还要注意和其他引起单侧前庭功能减退的疾病鉴别，包括迷路炎、迷路梗死、外淋巴瘘、听神经瘤、梅尼埃病等。

18.2 前庭神经炎的治疗

（1）对症治疗　主要为前庭抑制剂，一般不建议超过 3 天。

（2）激素治疗　关于前庭神经炎的治疗，特别是对急性期是否使用激素一直有争议。神经损伤机制主要有神经水肿（如贝尔面瘫）和神经变性（如 Hunter 综合征）。面神经由于有较长骨管的存在，且骨管内神经髓鞘较厚，当出现神经水肿时易对神经产生压迫，这些都是使用激素和减压手术的基础。但前庭神经髓鞘很薄、骨管很短，若出现严重的神经水肿，势必影响同处于内听道内的面神经和耳蜗神经，何况在内听道内各神经之间还有较复杂的中间神经联系。而临床上很少见到"前庭神经炎"同时伴有耳蜗神经和面神经的症状。如确为前庭神经水肿，应大剂量激素冲击治疗。但神经变性（如 Hunter 综合征）常在免疫力低下时发生，此时激素会进一步降低免疫反应。故即使用激素，也最好是小剂量使用。我们团队的经验是根据病情转归情况，激素使用 3 ～ 5 天。

（3）抗病毒治疗　多项研究证实抗病毒药无效。

（4）前庭康复治疗　此类疾病是康复治疗的最佳适应证，应尽早开展。

18.3 前庭神经炎的预后

大部分前庭神经炎患者经过一段时间眩晕消失，一般认为该病为良性病变，但 20% ～ 50% 的患者可出现失能性慢性头晕；15% 的患者可继发出现 BPPV。出现 BPPV 不难处理，也无法提前预防，但慢性头晕可更早的采取干预，预防慢性头晕的发生。

（1）机制分析

Magliulo 等 2014 年的研究包含 55% 全神经炎，40% 前庭上神经炎，5% 前庭下神经炎；3 个月时全下前庭神经炎组痊愈率 100%，全上前庭神经炎组痊愈率 32.5%，全前庭神经炎组痊愈率仅 20%；袁庆等 2020 年的研究显示 1 个月时 SVN 组（全上前庭神经炎组）54.5% 的患者痊愈，IVN 组（全下前庭神经炎组）痊愈率 100%，TVN 组（全前庭神经炎组）痊愈率仅为 8.3%；3 个月时 SVN 组 71.4% 的患者痊愈，IVN 组痊愈率 100%，TVN 组痊愈率仅为 18.2%，这些结果都确认有相当比例的前庭神经炎患者不能恢复，这是转变为慢性头晕的原因吗？

不同的研究根据前庭神经炎后有无头晕分为两组，均显示两组患者温度试验结果没有差别，床旁检查（扫视、跟踪、甩头、摇头）及视频头脉冲试验（video-head impulse test，vHIT）均没有差别，由此得出的结论是外周功能恢复与否与是否出现慢性头晕无关。

在 Adamec 2014 年的研究中认为年龄与慢性脑白质病变和是否出现慢性头晕有关，Cousins 2017 年提出视觉依赖、自主神经唤醒、焦虑抑郁占慢性头晕病因权重的 59%，外周功能恢复与否仅占 12%。可得到这样的结论：前庭神经炎后是否慢性化和外周功能是否恢复关系不大，而和中枢平衡策略未能及时调整有关。

如图 9 所示，在高台上还是在地平面行走或用脚尖站立，条件相同，但行为学上却明显不同，在高台上因失败后果严重，故平衡难度加大，即使正常人也会因焦虑而调整步态和姿势，平衡信心下降，不稳的主观感觉上升；平衡策略的自动调整有解剖学基础，大脑中处理平衡与焦虑的相关机制有重叠，特别是顶叶前庭皮层、后岛、前岛、下额叶回、海马及前扣带皮层。

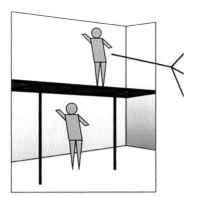

图9　在平地或高台的平衡策略有所不同

急性前庭事件发生后（如前庭神经炎），大脑自动进行平衡策略的调整，采用高风险策略维持平衡，平衡的重心向视觉和本体觉偏移，依靠视觉信息获取空间定向，同时腿部肌肉收缩，引起高频低振幅的姿势摆动来维持平衡，此过程属于急性前庭事件后的第 1 次适应，是机体自我保护机制，并非转变成慢性头晕的原因。

是否转变成慢性头晕的关键，在于这一平衡调整策略能否恰当回调，前庭神经炎发生后，中枢积极启动前庭代偿，1 周左右静态代偿即可建立，急性前庭病变状态有很大缓解，平衡策略也需相应回调，这次回调可以称为平衡系统的再适应过程。如平衡策略回调延迟，机制与环境不匹配，在一般环境下采用高风险平衡策略，产生晃动和前倾体位，出现功能性不稳，因此头晕慢性化是再适应失败的结果。

（2）PPPD 发生的高危因素

①神经质人格和内向型人格：有观点认为神经质和内向型人格前庭受刺激时，前庭、视觉和焦虑系统之间的连接活动增强，这种与人格特征相关的大脑功能活动的差异代表了不同人格特质神经系统在控制姿势和凝视机制方面的威胁敏感性的不同，可能是前庭功能障碍患者慢性头晕的危险因素。有观点认为急性眩晕发生后 10 天的焦虑水平，可对急性眩晕是否慢性化有很好的提示作用。

②偏头痛：Holle 等研究认为 PPPD 患者发病除了前庭 / 视觉刺激机制和姿势反射 / 眼动控制机制外，可能还存在多重感觉传入系统受损。多感觉中枢整合异常是偏头痛的发病机制之一，提示这类人群可能是急性眩晕慢性化的重要人群。这也和临床中偏头痛人群伴发更高比例的焦虑抑郁，以及反复发作的前庭型偏头痛患者容易伴发慢性头晕一致。

（3）发生前庭神经炎后 PPPD 的治疗

遵循 PPPD 指南中推荐的治疗方案，一方面进行前庭康复，进一步促进中枢平衡的整合功能；另一方面考虑到焦虑在其中所起的作用，给予一定的抗焦虑抑郁治疗，前庭系统也受 5-HT 等神经递质的支配，因此，调整神经递质水平，不仅可以降低焦虑水平，也可改进平衡系统的功能。

19. 偏头痛和耳蜗症状

全球疾病负担（global burden of disease，GBD）头痛协作组基于 2016 年数据，偏头痛经年龄标准化的患病率为 14.4%（13.8% ～ 15%），其中女性 18.9%，男性 9.8%，位列 GBD 病因第 6 位，且头痛对失能的影响逐年增加，偏头痛成为 50 岁以下疾病负担最重、第 1 位失能性疾病，值得大家关注。虽然 2018 年发表的 ICHD-3 头痛分类及诊断标准较 30 年前发表的头痛分类系统，在特异性、敏感性及证据性方面明显提高，但该诊断标准仍不完美，被认为是"进展中的一项工作"。偏头痛作为一种原发性脑功能障碍疾病，可能出现头痛外的其他系统的相关症状，某些视觉、运动、感觉症状已列为偏头痛先兆症状，但很多其他可能相关的症状仍被大大低估，充分正确认识这些症状，可使患者获得更加恰当的治疗。眩晕、耳鸣、耳聋是常见的神经耳科学症状，眩晕和偏头痛的关系早在 1984 年就有描述，2012 年巴拉尼协会前庭疾患分类委员会及国际头痛学会共同制定了前庭型偏头痛诊断标准，ICHD-3 中将无偏头痛背景的以眩晕为主要表现的良性复发性眩晕列为偏头痛等位症，VM 列为儿童及成人中最常见的发作性眩晕疾病，头晕和偏头痛的关系逐渐清晰。偏头痛和听觉症状的关系也非常密切，畏声一直在偏头痛的诊断中占有重要位置，已列入诊断标准，虽然耳鸣、耳聋尤其是突发性聋这些耳蜗症状和偏头痛的关系文献众多，但两者关系仍不明朗。2018 年耳蜗型偏头痛的提出为反复发作的突发性聋和偏头痛的关系做了明确的解读，但偏头痛与耳鸣、耳聋的关系一直不明确，本文就偏头痛和耳聋、突发性聋、急性耳鸣、慢性耳鸣的关系做一综述，扩展和深化对偏头痛和耳蜗症状关系的认识。

19.1 偏头痛和耳聋

偏头痛和耳聋的关系，最先受到关注的是偏头痛发作期出现的短暂可逆的单或双侧听力下降，和偏头痛的关系明确，多为个案报告。其后也有针对偏头痛间歇期听力下降的研究，不同研究中听力下降的发生率差别较大，纯音测听出现异常的比例为 3.3% ~ 14%，且程度很轻，和正常人比较，纯音测听及言语测听异常的比例无明显差别。随病程发展，平均随访 9 年的 VM 患者，听觉症状从初诊时 16% 增至 49%，听力下降从 12% 增至 26%，18% 的患者发展为轻度双侧聋，听力损伤随病程延长，虽发生率逐渐增高，但损伤程度进展缓慢。ABR 检查阳性率则高得多，在 20 例测听完全正常的偏头痛患者中，35% 的患者 ABR 检查结果异常，表现为不同波潜伏期及波间期异常。儿童偏头痛患者结果相似，虽病史更短，但 ABR 的Ⅴ波潜伏期及Ⅰ～Ⅴ波间期都出现一定异常，发作期更明显。有研究显示，在 50 名偏头痛患者中，虽纯音测听只有 7 例异常，但所有患者的 ABR 在不同波的潜伏期或波间期均出现异常，异常率与年龄、病史、偏头痛发作频率明显相关。虽不同的研究中 ABR 异常率有所不同，但都显示 ABR 是偏头痛患者中听觉通路损伤的最初表现，且波间期的异常进一步提示中枢听觉通路在偏头痛患者中功能异常，这也提示偏头痛机制从中枢层面自上而下影响听觉功能，这也解释了为何有些研究中偏头痛患者主观感受到的听力下降比纯音测听客观检查到的高很多。

19.2 偏头痛和突发性聋

偏头痛患者不管是否伴有前庭症状，可能都存在相关的亚临床前庭损伤，推测耳蜗损伤亦如此，这些损伤在偏头痛发作初期就已出现。除缓慢的损伤，某些偏头痛患者在偏头痛发作后 8～9 年，某一诱因可能导致发作性眩晕，即前庭型偏头痛。这些潜在的耳蜗功能损伤的偏头痛患者理论上也会出现严重的耳蜗症状，如突发性聋，尤其波动性聋及部分急性永久的听力下降，这也是耳蜗型偏头痛重要内涵之一。

突发性聋是耳鼻咽喉科的常见疾病，随经济发展，社会压力增加，发病率逐年增长，一直是耳科界最富挑战的热点之一。最早关于突发性聋与偏头痛相关的文献是 Virre 和 Baloh 在 1996 年报道了 13 例符合偏头痛诊断的患者出现无诱因的突发性聋，这 13 例患者均有典型的偏头痛病史，但在突发性聋发生时并无其他症状，其后几篇均为个案报告。近期几项大数据研究都显示突发性聋和偏头痛之间的密切关系，偏头痛组出现突发性聋的概率是对照组的 1.8 倍、1.22 倍、1.34 倍。

　　突发性聋的病因至今不完全明了，目前的发病机制包括病毒感染、内耳血管痉挛或栓塞、内耳积水、免疫机制等。突发性聋虽一直被认为与病毒感染有关，但疾病病程、发病前病毒感染史及颞骨病理都显示其与病毒感染的攻击类型不符。血管因素是目前比较公认的发病机制，但突发性聋在 40～50 岁高发，此年龄并非血管病高发年龄，虽有研究报道因突发性聋入院治疗的患者在之后的 5 年出现中风的概率是无突发性聋病史人群的 1.6 倍，但在卒中的高危因素中，偏头痛的作用不可忽视，似乎突发性聋和相关的卒中风险增加，是某一机制导致的并列结果，而非突发性聋和卒中之间有相关性。

　　除了病毒感染和血管因素，Merchant 等对突发性聋患者进行颞骨病理检查显示并不支持内耳血管阻塞、膜迷路破裂或免疫机制，内耳应激反应似乎是相当部分突发性聋更合理的病因解释。早期研究认为偏头痛机制引起内耳血管痉挛，从而出现突发性聋的表现。目前认为，虽偏头痛发病过程中会有血管机制参与，但偏头痛是以三叉神经血管系统受累为主的脑功能障碍性疾病，三叉神经通过分支中的眼神经，支配内耳迷路动脉，异常活化的三叉神经轴突释放出神经递质降钙素基因相关肽与 P 物质导致内耳血管扩张，引发血浆蛋白溢出、组织水肿等一系列无菌性炎症表现，影响内耳的功能，出现突发性聋症状，这点也恰好符合突发性聋病理中内耳应激反应的特点，也正是因为这是偏头痛机制下的内耳功能性改变，因此这部分突发性聋患者预后较好。

19.3 偏头痛和急性耳鸣

有关偏头痛耳蜗症状的研究中，耳鸣出现的比例远比听力下降高，伴有眩晕症状的偏头痛患者中尤其高，不同文献报道可达7.5% ～ 50%，随病程发展，平均随访9年VM患者，听觉症状从初诊时16%增加到49%，耳鸣从10%增至33%。耳鸣研究显示，27%的耳鸣患者主诉有头痛症状，且头痛的侧别和耳鸣的侧别明显相关，54.9%头痛发生在耳鸣之前，34.7%耳鸣发生在头痛前，10.4%两者同时发生。流行病学显示偏头痛是耳鸣的高危因素，台湾一项大数据研究显示偏头痛患者较对照组耳鸣发生率高3.3倍，理解偏头痛和耳鸣的相关性，首先要了解耳鸣的发生机制。

听力下降后，中枢听觉通路抑制功能下降，引起中枢听觉系统，包括各级听觉皮层过度兴奋及神经同步化、各级听皮层频率空间排列紊乱。目前普遍认为尽管听力下降是急性耳鸣的启动因素，但其后中枢系统发生的这一系列变化才是耳鸣出现的原因，此过程称为听觉中枢的重塑过程，因此有观点认为耳鸣属于"中枢重塑性疾病"，但临床显示耳鸣和听力下降之间的关系错综复杂，听力损失程度相似的患者耳鸣情况不一，相同耳鸣程度的患者听力损失程度各异，甚至相当比例耳鸣患者常规测听显示听力正常。研究证实听力损失后最活跃的听觉代偿发生在丘脑水平，丘脑水平的耳鸣信号只有传递至听觉高级皮层才被感知，耳鸣信号向高级皮层传递的过程中会经过以伏隔核为主的耳鸣清除系统，该系统作为"守门员"对无意义的信息进行处理，此理论解释了部分耳聋患者并不出现耳鸣，以及临床中急性和慢性耳鸣的自愈倾向。偏头痛发作时，可能损伤听觉系统，启动急性耳鸣，敏化的偏头痛中枢在中枢代偿中会产生过高的畸变耳鸣信号更易被感知，偏头痛相关的急性耳鸣可能在急性耳鸣中占有重要的比例，也是耳蜗型偏头痛重要的内涵之一。

急性耳鸣发生的原因众多，对耳鸣进行分类是巨大的挑战，是否伴发头痛可能是分类线索之一，当处理急性耳鸣时，应充分考虑偏头痛机制在其中的作用，随着偏头痛功能障碍恢复，内耳及情绪系统的波动逐渐恢复，经过一定的时间，耳鸣逐渐好转。可从偏头痛可逆性角度给予患者积极正面的咨询，同时给予相应的抗偏头痛处理，尽快稳定外周及中枢病变，对急性耳鸣的恢复帮助很大。

19.4 偏头痛和慢性耳鸣

流行病学调查中对耳鸣定义的设计和调查方式的不同，造成研究数据较分散，横断面研究中耳鸣的患病率为 7.6% ～ 20.1%，其中 10% 对患者生活造成影响，1.6% 造成严重影响，严重失能者占 0.5%，且这个数字可能过于保守，因只有 10% ～ 15% 的耳鸣患者寻求医疗帮助。在中美耳鸣指南中，将慢性耳鸣分为代偿性耳鸣和失代偿性耳鸣，在这两类慢性耳鸣中，非听觉系统，尤其情绪系统的参与程度完全不同。比较临床中耳鸣患者（失代偿性耳鸣）和耳鸣人群（代偿性耳鸣），心理疾病的发病率分别为 50% 和 20%，代偿性慢性耳鸣与生理因素相关性更大，包括耳蜗存在不稳定病变及耳鸣清除系统功能下降。偏头痛不断反复影响内耳和中枢功能，不断重复急性耳鸣的过程，是造成耳鸣慢性化的重要原因之一。

在失代偿慢性耳鸣中，情绪系统过度参与是最重要的原因。偏头痛患者发生焦虑抑郁的比例是正常人群的 2 ～ 10 倍，研究显示伴有抑郁的偏头痛患者与单纯抑郁、单纯偏头痛或正常人相比，全脑的灰质和白质体积均有减少，抑郁和偏头痛相互影响，两者在血清素和其他中枢递质的层面有共同的病理生理基础，因此，情绪系统受累及的偏头痛是慢性失代偿耳鸣重要的影响因素，偏头痛焦虑相关耳鸣（migraine anxiety related tinnitus，MART）应在慢性耳鸣中占有最重要的地位，这也是耳蜗型偏头痛重要的内涵，在慢性耳鸣的处理中，更要关注偏头痛机制。

除以上耳蜗症状，还有很多可能和偏头痛有关但目前还没有被认可的症状，如耳闷、耳痛、幻听、幻嗅及面瘫等，都可能和偏头痛有关，需多学科从不同的专业视角来关注同一发病机制在不同学科的表现，值得未来进一步深入观察研究。

20. 突发性聋

20.1 定义

特发性突发性感音神经性聋简称突聋（idiopathic sudden sensorineural hearing loss，ISSNHL），为耳科常见急症之一。中华医学会《突聋诊断和治疗指南（2015年）》将其定义为"72小时内突然发生的、原因不明的感音神经性听力损失，至少在相邻的2个频率听力下降≥ 20 dB HL"。

突聋的定义中包含了3个重要的问题。首先是原因不明的，是指还未查明原因，一旦查明原因就不再诊断突聋，此时突聋只是疾病的一个症状。其次定义为感音神经性听力损失，两个相邻频率，听力损失需超过20 dB。最后就是发病在72小时内，3天之内就达到一个峰值。这里要注意，原因不明，并不意味着没有原因，只是目前的认识所限，任何疾病均有病因，包括耳鸣，耳鸣的病因是相当复杂的，但并不是说它没有原因。

20.2 分型

突聋根据听力损失累及的频率和程度，分为高频下降型、低频下降型、平坦型和全聋型（含极重度聋）。不同的听力损失类型，发病机制可能不同，高频听力下降可能是因为外毛细胞损伤（最多 50 dB 听力损失）或内毛细胞损伤（至少 60 dB 听力损失）；低频听力下降主要机制可能为膜迷路积水，也可能为螺旋韧带局部供血障碍，造成组织缺氧损伤及电解质内环境紊乱所致；平坦型突聋主要考虑为内耳血管纹的功能障碍和（或）耳蜗供应血管血供障碍及组织缺氧所致；目前认为全聋或接近全聋的极重度聋可能是因为耳蜗总动脉或蜗轴螺旋动脉的血管栓塞或血栓形成。偏头痛目前也被认为是突聋的重要病因之一，可表现为所有听力下降类型。

（1）低频下降型

其病理生理机制主要可能为膜迷路积水，临床中其痊愈率及有效率最高，痊愈率可达 78.16%，且有些文献中报道其自愈率可达 50% 以上。1985 年美国的梅尼埃病治疗指南中的耳蜗型梅尼埃病，实际上就是这种类型。但在 1995 年的梅尼埃病指南中取消了这种分型，虽两者的病理生理基础都是膜迷路积水，但程度不同。内耳积水并非梅尼埃病特有的，其他的内耳疾病也会出现膜迷路积水。欧美有个传统是在患者去世后，会做尸检，发现不管有无症状，6% 的人有膜迷路积水，但只有 0.2% 的人有梅尼埃病史，相差了 30 倍。说明膜迷路积水和梅尼埃病不能等同。膜迷路积水是很多疾病共有的一个病理生理基础，包括低频下降型突聋，也包括其他波动性的低频下降的感音神经性聋，包括梅尼埃病、前庭型偏头痛，还有一些全身疾病引起的低频听力下降，如自身免疫性内耳病、甲状腺功能低下等，均可出现膜迷路积水。此外，低频下降型突聋很可能跟耳蜗性偏头痛混淆，也可能就是其中一种类型。

（2）平坦型

平坦型突聋主要考虑为内耳血管纹的功能障碍和（或）耳蜗供应血管血供障碍及组织缺氧所致。平坦型突聋的定义为所有频率的听力均下降，500、1000、2000、4000 Hz 平均听阈 ≤ 80 dB HL。全国突聋多中心研究结果显示平坦型突聋的痊愈率为 34.58%，有效率为 82.59%，仅次于低频下降型。马鑫等在突聋分型再认识中将平坦型突聋进一步分型：比较 1000 Hz 和 4000 Hz 的气导听阈，差值在 15 dB 以上者，按照上升或下降的趋势分为上升型和下降型突聋；1000 Hz 和 4000 Hz 气导听阈差值在 15 dB 以内者定义为一致型突聋。结果显示平坦型突聋中的上升型，预后相对比较好，而下降型和一致型与全聋相比差异无统计学意义，提示听力预后和曲线类型相关。研究提示突聋分型中的上升型，包括指南中提出的低频下降型、平坦型及全聋上升型突聋，这类突聋可能的发病机制以不同程度的积水或血管纹病变为主，预后较好；而下降型则包括指南中提出的高频下降型、平坦型及全聋下降型突聋，这类突聋以毛细胞损伤为主，预后较差。平坦—致型和全聋型突聋可能与血管血供障碍及潜在的迷路炎有关，预后较差。

（3）全聋型

全聋或接近全聋的极重度聋可能是耳蜗总动脉或蜗轴螺旋动脉的血管栓塞或血栓形成导致的。500、1000、2000、4000 Hz 平均听阈 > 80 dB HL 则定义为全聋。全聋型突聋痊愈率最低，仅为 14.49%，其中多为上升型全聋。许多临床报道及临床实践证明，改善内耳循环、降低血黏稠度及抗凝溶栓治疗可明显改善听力，且多数研究表明突聋患者的血浆纤维蛋白原水平较对照组显著升高。但目前全聋的治疗痊愈率及有效率都较低，故考虑还有其他发病机制的可能性。

全聋需考虑蜗神经炎的可能，既然有面神经炎、前庭神经炎，同样一定也存在着蜗神经炎，但目前没有给出明确的诊断标准。

关于内耳出血，通过 3D-FLAIR MRI 了解突聋患者的迷路病变情况，发现内耳异常高信号提示内耳出血的可能，这种患者多伴有眩晕，听力损失重，多为全聋，且恢复效果欠佳。如确有内耳出血为明确病因，就不能诊断为突聋，突发听力下降和眩晕一样只是内耳出血的症状。此外内耳 MRI 检查，看到内耳的高密度影，可能有很多其他的原因，如局限性迷路炎，它可有类似的 MRI 表现，故关于内耳出血还需进一步的证据来验证。

（4）高频下降型

高频听力下降可能是因为外毛细胞损伤（最多 50 dB 听力损失）或内毛细胞损伤（至少 60 dB 听力损失），其治疗痊愈率及有效率均仅高于全聋，且平坦型、全聋型中下降型患者疗效也欠佳。此外在李水静等的研究中发现，高频下降型患者发病时的纤维蛋白原水平显著升高，提示其发病可能掺杂了一些与前庭耳蜗支微循环障碍相关的因素，在今后临床研究中需考虑是否加用降纤药物治疗高频下降型突聋。

20.3 突聋伴耳鸣

80% 的突聋发作时伴有不同程度的耳鸣。突聋发生时，内耳突然遭受一定的损伤，声音信息的突然改变引起大脑的警觉，大脑一方面积极对听力损失进行代偿；一方面出现耳鸣对患者进行提醒。突聋伴发的耳鸣，就是大脑警觉的表现。突聋发病之初伴发一定强度的耳鸣，可更明确地给患者一个存在病变的提醒。

马鑫等研究发现听力损失程度和耳鸣强度之间无明显关系，不管听力损失如何，耳鸣强度多集中在 3～4 级。一方面，耳鸣会调动人体的情绪系统和交感神经系统，从而提高机体对听力损失的代偿效率；另一方面，又不会对患者造成太严重的影响。这提示耳鸣是机体的保护系统，一般不会出现特别严重的耳鸣，除非患者存在一些易感因素或本身处于焦虑状态。这点在 45 岁以上的女性患者中较明显，45 岁以上女性患者 4 级耳鸣的比例明显高于男性患者，考虑 45 岁一般为女性更年期的开始，一方面失去雌激素对听觉系统的保护作用；另一方面雌激素水平的变化可改变脑内受体对 5 -HT 的敏感性，而 5 -HT 在情绪系统中起重要作用。

另外还有一个现象要提醒大家，即在突聋的治疗过程中，突然出现耳鸣加重和畏声，这不一定是坏事，而且有可能是听力恢复的迹象，常在听力恢复到 60 dB 左右时发生。理解这个现象对于指导用药和患者恢复一些信心都有很大的帮助。

20.4 突聋伴眩晕

30% 左右的突聋患者会伴有不同程度的"晕"，可能是头晕，也可能是平衡不稳，也有可能是眩晕。眩晕又包括发作时间很短暂的，类似于耳石症的发作，也包括持续时间比较长的，情况都不太一样。所以一定要仔细去分析和判断。若是突聋后出现耳石症，通常都不会在突聋发生的当天，一般来说会滞后几天，因为突聋发生时首先出现内耳缺血，引起耳石脱落进入半规管，此过程需要时间，因此并不会在突聋发生的同时出现。如患者出现的是突然诱发的眩晕，症状类似耳石症发作，眩晕对听力预后的影响不大。而伴有长时间持续眩晕的患者，预后较差。另外还有部分患者出现头晕，病因较复杂，多涉及中枢，可能是脑供血不足，也可能是一个大脑充血的状态。另外全聋患者，常主诉耳朵像"死"耳朵一样，伴有耳闷胀感及耳周的感觉消失。在治疗过程中，耳周感觉的恢复往往也出现在听力改善之前。

突聋患者的前庭功能异常提示其内耳损伤的范围广、程度重。视频头脉冲试验可对3个半规管的损伤进行定性及定量分析，而前庭肌源性诱发电位可评估球囊及椭圆囊的功能。有研究表明突聋伴眩晕的患者的后半规管的功能异常比例最高，考虑其与内耳的血供相关，内听动脉分支为耳蜗总动脉，耳蜗总动脉又分为耳蜗支及前庭耳蜗支，而前庭耳蜗支主要供应耳蜗底转、后半规管壶腹及大部分球囊。但前庭功能的检查有一定的局限性，如冷热试验，仅能测评水平半规管的超低频功能，且在整个检查的通路上，任何一个地方出了问题，检查结果都会出现异常。

20.5 诊断

突聋的诊断，一定要首先排除危险的疾病，包括脑卒中、鼻咽癌、听神经瘤及全身肿瘤的转移等。临床上一定要明确原则，即要把对生命构成威胁的疾病放在首要来处理，而不是先处理听力这个局部问题。一般来说，单侧聋多为局部病变，而双侧聋则要考虑全身的问题，如免疫性疾病、内分泌疾病等。

20.6 治疗

在突聋的治疗中，《突聋诊断和治疗指南（2015年）》特别有意义的一个地方，就是提出按听力曲线分型治疗，分型治疗与最终疗效的关联性是很强的，其中低频型是治疗效果最好的，平坦型次之，而高频下降型和全聋型治疗效果较差。此外，急性发作期多数是内耳的血管病变，建议使用糖皮质激素加血液流变学药物，改善内耳微循环的药物和糖皮质激素联合用药会优于单一用药。

（1）糖皮质激素的使用

正常人体内的糖皮质激素主要为皮质醇，又称氢化可的松，健康成人每天分泌量为 15 ～ 25 mg，在体内作用广泛。药理剂量的糖皮质激素主要有抗炎、抗免疫、抗休克等作用。但糖皮质激素在抑制炎症、减轻症状的同时，也会降低机体的防御功能，可致感染扩散、阻碍创口愈合。因此在临床工作中，应合理应用糖皮质激素。糖皮质激素的生理分泌规律为在 2 ～ 4 时开始增高，8 ～ 10 时达到高峰，24 时降至最低。

1）常用糖皮质激素类药物：糖皮质激素类药物按其生物效应期分为短效、中效和长效激素。短效激素如可的松、氢化可的松，为天然激素，其抗炎效力弱，作用时间短，不宜用于突聋的治疗，主要作为肾上腺皮质功能不全的替代治疗。中、长效激素为人工合成激素。中效激素包括强的松、强的松龙、甲基强的松龙、去炎松。长效激素包括地塞米松、倍他米松等。地塞米松抗炎效力强，作用时间长，但对下丘脑－垂体－肾上腺轴（HPA 轴）抑制明显，不宜长疗程用药。倍他米松主要用于局部封闭，现常用的是复方倍他米松。突聋治疗常用的药物一般为中效、长效的糖皮质激素，包括强的松、甲强龙、地塞米松、倍他米松等。

常用糖皮质激素之间的等效剂量换算、抗炎作用强度、与受体的亲和力、药物半衰期、作用持续时间、水钠潴留强度、HPA 轴抑制时间等详见表 4。根据每种药物的特点和不同的给药方式，如何选择最佳的药物及剂量，将在下文中详述。

表4　常用糖皮质激素对照表

类别	常用名	成分名	抗炎等效剂量（mg）	抗炎作用强度	受体亲和力	血浆半衰期（分）	作用持续时间（小时）	HPA轴抑制强度	HPA轴抑制时间（天）	水钠潴留作用
中效	强的松	泼尼松	5	4	5	60	12～36	4	1.25～1.50	0.8
	甲强龙	甲泼尼龙	4	5	1190	180	12～36	5	1.25～1.50	0.5
长效	地塞米松	地塞米松	0.75	25	710	100～300	36～54	50	2.75	0
	倍他米松	倍他米松	0.6	25	540	100～300	36～54	50	3.25	0

2）糖皮质激素不同给药途径的优缺点：糖皮质激素是治疗突聋的一线药物，可经全身或局部给药，其中局部给药包括鼓室给药和耳后给药。

全身给药最常见的是口服给药和静脉给药，这实际上是两种不同的给药途径。口服给药会经胃肠道吸收，然后再进入血液中，现在发现人体内70%的免疫细胞是在胃肠道，口服糖皮质激素对于肠道的免疫功能有抑制作用。此外，经肠道吸收进入血液中的量一定会少于直接静脉给药的量，也就是说，虽然都是全身给药，同样的剂量到达内耳的激素浓度静脉给药优于口服给药。单侧突聋多为局部病变，建议静脉给药；双侧突聋全身因素更为主要，建议口服结构。

局部给药现在有两种方式，一种方式是鼓室给药，一种是耳后给药。鼓室给药的药物进入内耳后主要分布于耳蜗的底回和前庭，包括球囊和椭圆囊，且外淋巴液中浓度最高。本课题组的研究成果在Hearing Research上以封面文章的形式发表：激素经不同给药途径在耳蜗内的分布特点不同——全身给药后激素在血管纹处分布较多，而局部给药在 Corti 器中分布更多，3 种给药途径中，鼓室给药在蜗底（高频区）产生更高的药物浓度，全身给药和耳后给药在蜗顶（低频区）的药物浓度高于鼓室给药，提示给药途径可能影响不同类型突聋的疗效。因此不同的病变，可采取不同给药方式：耳蜗底回和前庭病变，如高频的突聋和部分前庭疾病（如 Tumarkin 倾倒），或声刺激后出现眩晕，建议鼓室给药。而低频型突聋，如梅尼埃病和前庭型偏头痛，耳后给药的效果应优于鼓室给药。另外，鼓室给药的优点是药物不会入血，缺点也是没有入血，如病变位于内耳的血管，仅鼓室给药是起不到作用的。耳后给药有一部分药物能入血，但血液中的浓度很低。

关于是否能用局部给药来代替全身给药，实际上口服给药、静脉给药、鼓室给药和耳后给药这 4 种给药方法互相没有替代性，因各种给药方法的作用原理和靶点都不太一样，可联合应用。

3）全身给药：目前突聋的治疗首先建议全身给药。糖皮质激素可能是通过抑制免疫反应、改善微循环、减轻膜迷路积水等方式对内耳发挥作用。全身给药药物通过血液循环最终进入内耳靶器官，与内耳中的糖皮质激素受体结合从而发挥效果。同时在到达靶器官的过程中可直接作用于受损伤的血管内皮，且可作用于听觉相关系统。

①药物选择

强的松（泼尼松）：临床常用制剂为醋酸泼尼松，口服片剂，是最经典的中效糖皮质激素，价格低廉，口服方便，在临床中应用广泛。其优点为对 HPA 轴抑制强度小；但其缺点也很突出，强的松在体内需经肝脏代谢才能转化成有抗炎活性的强的松龙，故有肝脏疾病的患者慎用，且在用药时需考虑患者是否同时应用其他肝脏代谢的药物，可能会加重肝脏的负担，引起肝功能异常。突聋治疗中的一线用药巴曲酶经肝脏代谢，且有肝功能异常的不良反应，故两者合用时需注意监测肝功能指标。其盐皮质激素活性虽有所减低，但仍有 0.8 的活性，因此大剂量应用有保钠排钾引起水钠潴留的问题，特别要注意与排钾利尿药（如噻嗪类药物或呋塞米）合用，可能造成过度失钾，且合并高血压的患者应注意对血压的调整。总体而言，其更适合小剂量长期用药。

甲强龙（甲泼尼龙）：临床常用制剂为口服甲泼尼龙及甲泼尼龙琥珀酸钠注射液。同为中效糖皮质激素，其主要优点为与受体结合力非常高，是强的松的 600 倍；无须肝脏转换在体内直接发挥抗炎作用；对 HPA 轴抑制强度小。其缺点为仍有一半的盐皮质激素活性，故用药时仍需注意水钠潴留的影响；其单价较高，增加了患者的治疗费用。目前在突聋糖皮质激素冲击治疗中，甲强龙为全身给药推荐用药。

地塞米松：临床常用制剂为地塞米松磷酸钠注射液，为长效糖皮质激素，其优点为抗炎作用强，受体亲和力较高，无须肝脏转换在体内直接发挥抗炎作用，无水钠潴留作用。但其缺点为作用持续时间长，对 HPA 轴抑制时间长，抑制强度大。其价格低廉，在各基层医院比较普及，但其抗炎作用强，不良反应也最大，连续用药时需注意其药物的蓄积作用，应合理调整用药剂量，特别提醒不宜长期用药。地塞米松的生物半衰期约 190 分钟，组织半衰期约为 3 天，蓄积会在第 5 天达到 26 mg（其等效剂量约为 175 mg 强的松），并一直持续至第 10 天。详见表 5。

表5　地塞米松 10 mg/d×10 天的体内药物代谢蓄积情况（mg）

天数	1	2	3	4	5	6	7	8	9	10
1	10	7.5	5	2.5	1					
2		10	7.5	5	2.5	1				
3			10	7.5	5	2.5	1			
4				10	7.5	5	2.5	1		
5					10	7.5	5	2.5	1	
6						10	7.5	5	2.5	1
7							10	7.5	5	2.5
8								10	7.5	5
9									10	7.5
10										10
总量（mg）	10	17.5	22.5	25	26	26	26	26	26	26

②给药剂量及疗程。德国指南推荐高剂量短疗程方案，即前 3 天每天至少应用泼尼松 250 mg；美国指南建议应用强的松 1 mg/（kg•d），使用 7～14 天后逐渐减量。英国指南建议口服 60 mg 泼尼松逐渐减量，总疗程 10～14 天。基于中国突聋多中心研究的结果制定的突聋指南（2015 年），建议强的松 60 mg/d，给药 3 天，若有效，可延长到 5 天，也可静脉给予等效剂量的甲强龙或地塞米松，其最大总剂量为 300 mg，同属短期冲击疗法。

另外，中国突聋指南中的全身给药的治疗方案，并非美国大剂量使用 2 周的方案，因目前的观点认为突聋多为急性血管病变，需激素短期冲击治疗，不需长时间的使用激素。美国激素的方案更适合于神经损伤类型的疾病，包括贝尔面瘫，因此若考虑该患者是蜗神经炎，可考虑采用美国方案。

给药剂量：糖皮质激素抗炎作用的基本机制是其与靶细胞浆内

的糖皮质激素受体结合后，影响了参与炎症的一些基因转录而产生抗炎效应。以强的松为例，当用药剂量在 0.15 ～ 0.6 mg/kg 或 7.5 ～ 30 mg/d 时，其糖皮质激素受体占有率为 50% ～ 100%，当用药剂量在 0.6 ～ 2 mg/kg 或 30 ～ 100 mg/d 时，其糖皮质激素受体占有率为 100%，故以 60 mg/d 的剂量推测其受体占有率为已达 100%。一项多中心前瞻性队列研究结果显示选择较低剂量的甲强龙还是选择较高剂量的地塞米松对全频下降型突聋患者疗效无影响。推测可能与甲强龙受体结合力高有关，其较低剂量即可达到受体的饱和，起到 100% 抗炎效果。同时提示糖皮质激素的应用并非"多多益善"，故在指南推荐的短期冲击疗法中，推荐使用甲强龙，以降低糖皮质激素的使用总量。

疗程：疗程小于 5 天为冲击治疗，可迅速停药，不良反应较小。长期大剂量应用糖皮质激素可引起内分泌代谢紊乱、消化道溃疡出血或穿孔、诱发或加重感染、电解质紊乱和骨质疏松等并发症，特别是对于糖尿病、高血压病、胃溃疡等患者不良反应明显。且大剂量应用糖皮质激素可刺激骨髓造血功能，使红细胞、血红蛋白、血小板增加，提高纤维蛋白原浓度，缩短凝血时间，刺激骨髓中的中性粒细胞释放入血。目前认为突聋最主要的机制还是各种原因导致的内耳微循环障碍，因此推测在治疗中若长期大剂量应用糖皮质激素，可能会增加外周血黏稠度，加重微循环障碍，影响血液流变学治疗的效果。故在最新突聋指南中强调联合用药，建议早期糖皮质激素短期冲击疗法联合血液流变学治疗，效果更佳。

停药：外源性的糖皮质激素给药可抑制 HPA 轴，糖皮质激素的快速停药可能诱发肾上腺皮质功能减退的症状。故若临床工作中选用美国指南的用药方案（每日最大剂量 60 mg，疗程为 10 ～ 14 天，强调用药总量应达到 540 mg），或其他糖皮质激素大剂量使用超过 7 天的，需先减量逐渐停药。强的松可每 3～5 天减少 5～10 mg/d；地塞米松停药往往比较困难，药物蓄积情况严重，对 HPA 轴影响大，故在临床中切忌长期使用。国内已有使用地塞米松 10 mg，连续使用 10 天治疗突聋后出现股骨头坏死，并引发医疗纠纷。

③给药方式。全身给药常用口服强的松、甲泼尼龙，静脉滴注甲强龙、地塞米松的方式。美国指南中只提到了口服强的松，并未与静脉或口服其他糖皮质激素比较，这可能与其医疗保险有关，因为欧美国家静脉输液都是医生操作，每次需支付医生 50～100 美元，为减少医疗费用，欧美国家会尽量减少输液。目前德国正在进行一项较大规模的临床研究，拟比较口服与静脉给予糖皮质激素是否在疗效上有差异。我国指南推荐口服强的松或静脉给予等效剂量的甲强龙、地塞米松等。国内外关于口服与静脉给予糖皮质激素治疗突聋的有效性及安全性研究尚无定论，缺乏大规模前瞻性队列研究结果。但在其他疾病的研究中有显示长期应用糖皮质激素口服给药安全性优于静脉给药。糖皮质激素口服给药可吸收 80%～90%，用药方式比较灵活，适合无静脉给药条件的患者。静脉给药较口服给药体内分布快、起效快，适合突聋的短期冲击疗法，若患者就医条件许可，建议静脉给药。

④给药时间。内源性糖皮质激素的分泌有昼夜节律性，其峰值为上午 8 时，低谷是 0 时。且外源性糖皮质激素的血浆清除率也与每天的给药时间有关，泼尼松龙和甲泼尼龙在早晨给药的清除率比夜间给药的清除率低 18%～28%。这种特点再加上外源性糖皮质激素影响皮质醇的昼夜节律，为了减少对 HPA 轴的抑制作用，增加药物的药效，建议糖皮质激素给药时间为上午 8 时左右，1 次 / 天。

⑤禁忌与注意事项。在给予糖皮质激素治疗前，应充分考虑到选择的药物可能出现的使用禁忌及可能出现的不良反应。应评估患者出现不良反应的危险因素，并将此作为决定给予糖皮质激素治疗安全性及药品种类、剂量选择的重要参考因素。存在危险因素，如高血压、糖尿病、消化性溃疡、近期发生的骨折、青光眼、（慢性）感染、血脂异常及合并应用其他药物等，可能出现严重不良反应的患者应考虑适当减少剂量甚至不予全身给药。

临床上，对控制良好的高血压、糖尿病及脑血管病患者，建议检测血压、血糖等指标并给予相应的对症支持治疗；对控制欠佳的患者应考虑适当减少剂量甚至不予全身给药；高血压患者尽量不选用强的松。

消化性溃疡是激素的不良反应之一，与剂量有关。因突聋冲击疗法每天应用糖皮质激素剂量大，为标准中的中大剂量范畴，建议可加用质子泵制剂或其他胃黏膜保护剂，特别是有合用非甾体抗炎药的患者或有消化道溃疡病史或家族史的患者。

根据我国突聋多中心研究结果，突聋发病的平均年龄为 42 岁，其中 51.95% 为女性，故应考虑到高发人群中的更年期妇女，应特别注意糖皮质激素引起骨质疏松的不良反应，建议用药时同时补充钙及维生素 D，必要时加用二磷酸盐制剂。

有青光眼的患者禁用糖皮质激素，但一般局部应用糖皮质激素或长期全身应用糖皮质激素才会诱发药物性青光眼，用药中若出现眼部症状，应及时检查眼压。

此外，有文献指出糖皮质激素在 40 mg/d 以上可增加诱发精神神经症状的风险，而 80 mg/d 以上其风险明显增加，且多出现在治疗开始的 1 周之内，可提高中枢兴奋性，引起欣快、激动、失眠、精神失常、抑郁、癫痫发作等。

妊娠期妇女使用糖皮质激素，对胎儿的影响仍有争论。一般认为，泼尼松不易通过胎盘屏障，如剂量小于 30 mg/d，对胎儿影响不大。而地塞米松可通过胎盘，小剂量也会影响胎儿发育，故妊娠期妇女慎用，特别是孕早期。

哺乳期妇女应用生理剂量或维持剂量的糖皮质激素对婴儿一般无明显不良影响。但哺乳期妇女接受中等剂量、中程治疗方案的糖皮质激素时不应哺乳，以避免经乳汁分泌的糖皮质激素对婴儿造成不良影响。

糖皮质激素可影响儿童生长发育。大剂量激素 [泼尼松 1 mg/(kg•d)] 长期应用，儿童身高会停止生长，故儿童用药需慎重，宜短宜少。

糖皮质激素全身给药，由于有血 – 迷路屏障存在，药物难以在内耳达到治疗所需的浓度和持续时间。增加给药剂量和延长给药时间，可提高药物进入内耳的有效剂量，但可能会导致全身其他系统的不良反应，自半个世纪前，学者们开始了糖皮质激素局部给药方式的探索，目前比较成熟的局部给药方式为鼓室给药及耳后给药。

4）鼓室给药：药物通过圆窗或卵圆窗膜进入内耳，从而跨越了血 – 迷路屏障，在内耳达到较高的药物浓度，在临床上取得了良好效果。但鼓室给药有导致鼓膜穿孔、中耳炎等潜在风险，且药物经咽鼓管流失，持续给药效果不稳定。德国对 170 余例全聋型突聋患者行手术探查发现约有 30% 的患者圆窗被瘢痕或肉芽组织封闭。目前常用的鼓室给药方式除了鼓膜穿刺外，还有鼓室置管、经咽鼓管给药、圆窗膜安置微量泵等。常用药物有甲强龙、地塞米松、倍他米松等。美国指南中将鼓室给药和全身给药作为同等的初治方案；我国指南则强调早期联合用药及鼓室给药作为全身糖皮质激素治疗未痊愈后的补救治疗。

①药物选择。地塞米松：临床常用剂型为地塞米松磷酸钠，水溶性，无须肝脏转换，在体内直接发挥抗炎作用，可通过（卵）圆窗膜渗透进入内耳。甲强龙：临床常用剂型为甲泼尼龙琥珀酸钠注射液，水溶性，无须肝脏转换，在体内直接发挥抗炎作用，可通过（卵）圆窗膜渗透进入内耳。需注意的是其溶剂中含有苯甲醇，鼓室注射时对鼓室黏膜有刺激，故疼痛感强。其他药物：如曲安奈德、布地奈德，为新型人工合成糖皮质激素，水溶性佳且增加了脂溶性，更易为黏膜吸收；故临床上开始尝试其为鼓室给药，但尚无大规模临床研究。在既往关于鼓室给药的各项临床研究中，地塞米松及甲强龙究竟哪种药物疗效更好，尚无定论。

②给药剂量及疗程。因鼓室内容积有限，故其给药剂量受限制，一般不能超过 0.5 mL。有文献显示药物浓度越高疗效越好。但受目前药物临床制剂类型的限制，最常用的剂型为地塞米松磷酸钠 5 mg/mL，甲强龙 40 mg/mL，故同样给予 0.5 mL，甲强龙的等效剂量要高于地塞米松（3.75 ： 2.5），且甲强龙的糖皮质激素受体亲和力高于地塞米松，故在临床应用中，鼓室给予甲强龙从理论上可能效果会更佳。

建议根据不同药物的作用持续时间，决定其给药间隔时间。如地塞米松，其作用时间为 36 ～ 54 小时，故建议隔日给药。甲强龙的药物作用时间为 12 ～ 36 小时，可尝试连续给药。根据既往文献，一般给药次数不超过 7 次，时间不超过 14 天。

③给药方式。鼓膜穿刺、鼓室内注射，是目前国内外临床最常用方法，优点是创伤小、易操作，但局限性在于不能掌握到达圆窗膜的药物量，以及不能控制药物与圆窗膜的接触时间。鼓膜穿刺针穿刺鼓膜的前下或后下象限，每次注入地塞米松或甲泼尼龙 0.5 mL，坐位注

射后嘱患者头偏向对侧 45°，卧位注射后保持患耳朝上，持续 30 分钟，尽量不要吞咽及说话。在治疗期间要保持外耳道干燥，注意预防中耳感染。除此之外，还有虹吸管芯给药、微导管控制给药、经咽鼓管给药等，此外更多的控释给药新装置在研究中。

5）耳后给药：耳后给药是在临床工作中最新发现并逐步展开研究的一种微创给药方式，大量临床实践证明了耳后给药的安全性及有效性。操作简单，并发症少，因此受到患者和医生的欢迎。动物实验中，将耳后给药与全身给药相比，发现相同的给药剂量下耳后给药在内耳中可达到相对较高的浓度，且维持时间较长，并在体循环中保持着相对较低的浓度，从而降低了糖皮质激素引起全身不良反应的可能性。推测耳后给药药物经过体循环、局部渗透、乙状窦 – 内淋巴囊等多种途径进入内耳，最主要的途径可能是药物经耳后静脉回流汇聚在乙状窦，再通过乙状窦与内淋巴囊之间的密切脉络关系，经过内淋巴囊进入内淋巴液，从而直接在内耳中起作用。

①药物选择。目前耳后给药常用的药物有甲强龙、地塞米松、复方倍他米松等。地塞米松：其分子量为 516.41，渗透性好，可通过耳后区域的多种可能途径进入内耳，应注意其进入体循环后仍有引起血糖、血压升高等不良反应的可能。甲强龙：其分子量为 496.53，可通过耳后区域的多种可能途径进入内耳。特别需要注意的是其溶剂中含有苯甲醇，其不易被人体吸收，长期积留在注射部位，可能会导致周围肌肉的坏死，故注射时需注意一定要在骨膜下，且禁止儿童注射。复方倍他米松：为复方制剂，其组分为每支（1 mL）含二丙酸倍他米松 5 mg、倍他米松磷酸钠 2 mg，其中倍他米松磷酸钠为水溶性，二丙酸倍他米松为脂溶性。其水溶性成分为速效成份，性质近似地塞米松

磷酸钠；脂溶性成分在组织中缓慢释放，逐渐代谢发挥作用。

②给药剂量及疗程。由于局部组织的限制，耳后给药剂量一般不超过 1 mL。地塞米松作用时间为 36 ～ 54 小时，故建议隔日给药。甲强龙的药物作用时间为 12 ～ 36 小时，鉴于耳后局部吸收能力，隔日给药局部的不良反应会更小，亦可尝试连续给药，但需注意局部皮肤的情况，同时可尝试与鼓室给药交替用药。复方倍他米松的脂溶性成分二丙酸倍他米松在组织中缓慢代谢，其药物代谢时间大于 10 天，故两次注射时间间隔建议至少 10 天。

③给药方式。耳后注射部位的选择：耳后区域，平外耳道口平面，距耳后沟 0.5 ～ 1 cm，颞骨乳突部筛区的体表投射面。

根据注射药物的不同，选择不同的注射方式。水溶性药物（如甲强龙、地塞米松），注射到骨膜下层，即进针直达骨面后，于骨面与骨膜间注射。此种注射阻力较大，且地塞米松和甲强龙均含有酒精，故注射时患者痛感较明显，可适量应用利多卡因以减轻疼痛感，也便于患者接受。因水溶性药物会迅速通过局部微循环吸收进入血液中，骨膜下注射由于骨膜的屏障，可延缓其局部的吸收速度，增加局部渗透的药量。复方倍他米松作为一种复方制剂，因其中二丙酸倍他米松为缓释成分，故需肌内注射，使其在肌肉组织中缓慢释放，逐渐发挥作用，故复方倍他米松的注射深度为颞肌层。需注意复方倍他米松的注射需与耳郭有一定距离，且深度不能太浅，以避免软骨萎缩及皮肤萎缩的不良反应。临床使用注意事项详见表 6。

复方倍他米松注射时无明显痛感，但其剂量相对稍低。另外，伴全身特殊情况的突聋患者，如高血压、糖尿病、尿毒症、癌症及妊娠期妇女，医生可提出诊疗建议，要跟患者商量诊断和治疗。医生最大的权力是充分解释告知，但医生没有决定权，应把各种可能性告知患者，让患者自己选择采用何种治疗，包括激素。我科最近的一个全国的问卷调查，了解一下患者愿意接受哪种治疗，收到了2000多份答卷，目前来看，可能因为耳后给药更容易为患者所接受，一半以上的医生和单位采用了耳后给药。

表6 不同糖皮质激素的比较

	甲强龙	地塞米松	复方倍他米松	
成分	甲泼尼龙琥珀酸钠	地塞米松磷酸钠	倍他米松磷酸钠	二丙酸倍他米松
类型	中效	长效	长效	
剂型	溶液型	溶液型	混悬型	
溶解性	水溶性	水溶性	水溶性	脂溶性
分子量	496.53	516.41	516.41	504.59
等效剂量比例	4	0.75	0.6	
维持时间	12～36小时	36～54小时	36～54小时	＞10天
注射位置	骨膜下	骨膜下	颞肌	
间隔	1～2天	2天	＞10天	
不良反应	疼痛	疼痛	皮肤萎缩	

（2）巴曲酶的使用

巴曲酶是从巴西蝮蛇的毒液中提取的精制络氨酸蛋白酶的单成分制剂，是一种凝血酶类似物，可促使内皮细胞释放组织纤维溶酶原激活剂，分解纤维蛋白原、抑制血栓形成，同时可降低血黏度，抑制红细胞凝集，增强红细胞的变形能力及血管通透性，降低血管阻力，加快血流速度，改善内耳微循环供血，从而改善微循环。

李水静等的研究表明低频下降型突聋发病与纤维蛋白原水平高低无明显相关性，高频下降型、平坦下降型、全聋型突聋的发生均与发病时高纤维蛋白原水平有关。而方璇等关于纤维蛋白原水平与全频下降型突聋疗效相关性分析表明治疗前患者的纤维蛋白原＜ 2 g/L 或＞ 4 g/L 时，疗效较差，无效率均为 50%。治疗第 3 天时，纤维蛋白原达到最低值，波动于 0.7 ～ 0.9 g/L 时，疗效最好，总有效率为 73.9% ～ 83.3%。治疗第（7 ± 1）天时的纤维蛋白原（Fib7）对疗效有预测价值，有效患者的 Fib7 显著低于无效组，Fib7 ＜ 1 g/L 时，疗效最好，且 Fib7 值越高，无效率越高。在整个治疗过程中，巴曲酶安全性较好，无鼻腔、口腔、消化道出血或全身出血倾向。

（3）扩血管药物

需首先区分扩张什么血管，是动脉、静脉还是毛细血管？对于低频型突聋来说，因考虑其原理为膜迷路积水，不建议用大剂量的单纯扩张动脉血管药物，建议采取疏通静脉血管的药物，如巴曲酶、小剂量金纳多（一般用 2 ～ 3 支）、七叶皂苷钠、口服金纳多、迈之灵、大剂量倍他司汀等。而全频型突聋患者，其发病多为血管痉挛与血管栓塞导致，建议用足量金纳多，金纳多的作用主要在于：①扩张血管，扩张冠状动脉及外周血管，还可扩张脑血管，增加脑血流量；②抗血栓形成，可抑制二磷酸腺苷（ADP）和胶原诱导的血小板聚集，升高纤溶组织酶原激活物（t2PA），降低纤溶组织酶原激活物抑制物（PAI），抑制血小板血栓形成。此外前列地尔也是一种选择，其主要作用：作为外源性前列腺素 E1 激活细胞内腺苷酸环化酶，使血小板和血管平滑肌内的 cAMP 水平成倍增加，致使产生惰性血小板及血管扩张。因内听动脉无平滑肌，前列腺素其实是作用在其上一级的血管，因此在推测其病因为血管痉挛的突聋患者中，效果可能较好，特别适用于糖尿病患者。

此外还有传统的扩血管作用的中药。其实中药很有讲究，如常用的丹参、红花等也是有区别的。丹参的主要作用是活血，但它还有养血的作用，故可生新血，因此对有贫血的突聋患者，可能比较适用。丹参药性微寒，适合在热证时用，即有感染迹象时，用丹参较好。而红花药性偏于温性，适合化散在全身各处的瘀血，但其无养血作用。而土鳖虫有抗凝血、抗血栓、扩张血管等作用，破瘀血力道比丹参和红花大，它对血液凝集的散瘀效果较好。因此低频型、全聋型的突聋患者可能适合用土鳖虫。故熟练掌握药物的特性、作用机制（靶点）及其不良反应，有助于正确选择药物。

（4）营养神经的药物

突聋治疗中常用的营养神经药物有甲钴胺、鼠神经生长因子、单唾液酸四己糖神经节苷脂。甲钴胺广泛用于周围神经病变的患者中，能促进轴突运输功能和轴突再生，促进卵磷脂合成和神经元髓鞘形成。鼠神经生长因子有促进损伤神经恢复的作用，亦可减少动物胫神经的髓鞘肿胀发生率和变性胫神经纤维的数量。单唾液酸四己糖神经节苷脂可通过促进"神经重塑"（包括神经细胞的生存、轴突生长和突触生成）而促进中枢神经系统的功能修复，本药还对损伤后的继发性神经退化有保护作用，可改善脑血流动力学参数和减轻损伤后脑水肿，通过改善细胞膜酶的活性减轻神经细胞水肿。临床上突聋特别是对于考虑有蜗神经炎的突聋患者，可加用营养神经药物。临床上来讲一般建议先使用疏通血管药和激素，再加用营养神经的药物，鼠神经生长因子对全聋型的修复作用可能更好一些，而对于高频损伤的患者单唾液酸四己糖神经节苷脂由于其具有的"神经重塑"作用，与巴曲酶合用可能会取得较好的疗效。

（5）抗氧化剂

临床常用的抗氧化剂有硫辛酸、依达拉奉、丁苯酞等。硫辛酸的抗氧化作用常用于糖尿病的周围神经病变；而依达拉奉、丁苯酞是脑梗死急性期的脑保护剂，通过抑制神经细胞的氧化损伤和抑制神经细胞凋亡起作用。因此全聋型若用此类药物，应尽早应用。但抗氧化剂在临床应用上的问题是药理作用很明确，但临床应用作用并不显著。原因有很多，其一是动物实验时，给予的往往是超大甚至致死剂量，所以对局部的细胞组织肯定是有效的。另外还需考虑药物是否能通过血 – 迷路屏障作用于内耳毛细胞。因此虽然我们也考虑用抗氧化剂，但是总体来讲，效果不显。

（6）其他药物

甲磺酸倍他司汀可有效减轻膜迷路积水，但疗效与剂量相关，国外有研究发现当使用计量 48 mg/ 次、3 次 / 天时，减轻内耳积水的效果最好，而我国的使用计量一般是 6 ～ 12 mg/ 次、3 次 / 天，这个剂量远远不够，建议改为 12 mg/ 次、3 次 / 天，餐后服用，若两三天后患者无明显胃肠道不适，可逐渐加量，最终加至 24 mg/ 次、3 次 / 天，该用法在梅尼埃病一节中有详细介绍。此药安全性很好，国外口服数年未见明显不良反应，可长期使用。

20.7 药物使用的顺序

突聋的药物治疗，首先要根据不同的类型选择不同的药物，同样的药物如金纳多，在低频型和全频型突聋患者中应用的剂量有所不同。此外突聋指南中提出了联合用药的效果要优于单一用药，但联合用药时，应注意用药的顺序，对疗效也会有影响。以全频型突聋为例，首先需用巴曲酶来疏通血管（打通道路），然后静脉滴注激素，可减轻血管内皮水肿（拓宽道路），再用改善微循环、抗氧化剂等药物（补充营养物质）。一般在听力有所恢复，或有音感之后，才会加用营养神经的药物。如考虑病毒感染，可尽早应用营养神经的药物。

20.8 儿童突聋的治疗

儿童治疗的原则跟成人有明显区别，儿童一般不会出现内耳缺血，突聋最常见的原因是病毒感染和偏头痛。儿童眩晕的首位病因是前庭型偏头痛，儿童也会发生耳蜗性偏头痛。在治疗中一定要区分病因，这两种病因的治疗原则有很大差异。在药物的选择方面，若疗效都差不多，尽量选择不良反应较小的药物。

20.9 突聋与偏头痛

2018 年台湾的赖仁淙教授发表了一篇文章，提出了耳蜗型偏头痛的概念。在此之前，已有多篇文章提出偏头痛可能是突聋的一个危险因素。且台湾的大数据研究发现有偏头痛病史的患者，更易出现耳鸣和其他耳蜗相关的病变，偏头痛组耳蜗功能障碍的发生率显著高于非偏头痛组（81.4% *vs.* 29.4%）。

偏头痛的机制很多，包括血管神经的过度兴奋、血管功能的异常，还有离子通道异常等。在各种机制的作用下，产生了内耳的病理改变，即引起内耳膜迷路积水，当然免疫、外伤、炎症等也可引起膜迷路积水。偏头痛诱发的突聋患者，有反复发作的特点，且每次发作的听力图可能一直有多种变化，这种变化用毛细胞损伤完全解释不通，多以低频下降型为主，也有全频下降型，严重的也会有全聋型。故推测偏头痛诱发的突聋，可能不仅只是引起膜迷路积水，同样可使内耳的血管出现痉挛，无菌性迷路炎也是可能机制之一。

偏头痛导致的突聋的痊愈率应该是最高的，其自愈率也是最高的。不同类型听力下降伴偏头痛的发生率有差异，低频型和高频型的伴发率为 10%，上升平坦型为 20%，下降平坦型为 14%，一致型为 11% 左右，故上升平坦型伴偏头痛比率最高。以低频下降为主的全频型突聋，需考虑其是否与偏头痛相关，全部频率下降一致的，听力图曲线呈一条平线，考虑还是跟血管痉挛、栓塞、出血和蜗神经炎等因素有关。

21. 耳后给药

由于糖皮质激素全身给药的不良反应大，而鼓室给药是一种有创治疗，多年来耳科学者一直在探索一种安全、有效、简捷的给药方式。自杨晓琦等首次用耳后给药作为补救性治疗 23 例单侧低频型感音神经性聋的患者以来，耳后注射因其微创、安全、高效等特点备受国内学者关注。耳后给药的注射部位为乳突部筛区的体表投射面，即耳后平外耳道平面、耳后沟外侧 0.5 ~ 1.0 cm。2015 年中国突聋诊疗指南推荐耳后给药为全身给药的补救治疗。耳后给药的常用药物为甲强龙 20 ~ 40 mg 或地塞米松 5 ~ 10 mg，隔日 1 次，连用 4 ~ 5 次。若患者复诊困难，建议使用复方倍他米松 2 mg（1 mL），耳后注射 1 次即可。耳后注射作为初始治疗、补救性治疗或联合治疗的有效性已被多个临床实验所证实。静媛媛等对 45 例全频下降型的 SSNHL 患者进行补救性耳后治疗，研究得出耳后给药组比全身给药组疗效显著 [（平均听阈提高值（20.01 ± 14.11）dB $vs.$（10.47 ± 8.53）dB，P=0.0087）]，尤其对低频听力提升更佳。王明明等对 218 例 SSNHL 患者给予耳后注射为初始性治疗,研究发现耳后给药组患者痊愈率为 30.3%,显效率为18.8%,有效率为 15.6%,总有效率为 64.7%。高子雯等的研究表明耳后注射联合全身给药方式治疗 SSNHL 的有效率为 50%,平均听力改善值为(17.78 ± 18.12)dB。

21.1 耳后给药治疗低频下降型 SSNHL 的疗效

杨晓琦等首先报道了利用耳后注射倍他米松治疗顽固性低频下降型 SSNHL 的有效性,通过对 23 例和 18 例初始治疗失败的低频型SSNHL 分别进行耳后注射和全身给药治疗,得出耳后给药组疗效明显高于全身给药组(有效率 82.6% vs. 22.2%,$P < 0.05$);耳后注射激素可有效地治疗顽固性低频下降型 SSNHL,而对双侧患者疗效较差。王明明等通过对耳后给药和全身给药治疗低中频型 SSNHL 的疗效进行对比得出,耳后注射组的治愈率(65.0%)明显高于全身给药组(41.7%),差异有统计学意义($P < 0.05$),进一步表明耳后注射糖皮质激素治疗中低频型 SSNHL 疗效最佳。推荐低频下降型 SSNHL 采用耳后注射方式治疗。

21.2 耳后给药治疗高频下降型 SSNHL 的疗效

王明明等对比了全身给药和耳后给药治疗中高频型 SSNHL 的疗效,得出耳后给药组的总有效率为 63.2%,全身给药组的总有效率为75%,差异无统计学意义。但对于血压、血糖控制不佳者,应选择耳后给药治疗方式。王翡等通过对比糖皮质激素经全身给药和耳后给药方式治疗中高频下降型 SSNHL 的疗效,得出耳后给药组的总有效率为76.0%,全身给药组的总有效率为 55.6%,耳后给药疗效显著,差异有统计学意义。

21.3 耳后给药治疗全频下降型 SSNHL 的疗效

赵群等通过研究耳后给药治疗全聋型 SSNHL 的疗效，将耳后给药组与全身给药组进行对比，得出耳后给药组低频区（125 ~ 500 Hz）听力提高值明显，差异有统计学意义。课题组前期对 45 例全聋型 SSNHL 进行补救性耳后注射激素治疗，发现耳后给药组比全身给药组在全部频率平均听阈均提高，尤其在低频区（250 Hz，500 Hz）提高更显著（$P=0.0018$，$P=0.0027$），故认为耳后注射激素治疗全频下降型 SSNHL 疗效显著，且对低频听力提高效果更优。

21.4 耳后给药治疗平坦型 SSNHL 的疗效

赵群等对比了耳后给药和全身给药治疗平坦型 SSNHL 的疗效，研究得出耳后给药组的治愈率为 24.2%，而全身给药组仅为 6.7%，差异有统计学意义，提示耳后给药治疗平坦型 SSNHL 能提高治愈率。而王明明等的研究表明耳后给药治疗平坦型 SSNHL 的总有效率为 41.2%，而全身给药的总有效率为 32.9%，虽耳后给药组高于全身给药组，但无统计学意义。

21.5 耳后给药的基础研究

尽管大量的临床实验证实了耳后给药的有效性及安全性更高，然而关于耳后给药的基础实验相对不足。静媛媛等的研究表明，耳后注射组乙状窦血的药物浓度峰值是全身给药组的 3.03 倍，乙状窦药物浓度曲线下面积是全身给药组的 2.93 倍。耳后给药能维持乙状窦高的药物浓度，且在体循环中维持较低的药物浓度。提示耳后给药能够保持局部较高的药物浓度，同时有降低糖皮质激素引起的全身不良反应的可能性。林运娟等运用酶联免疫吸附法测量和比较耳后给药和全身给药在内耳的药物浓度，得出耳后给药比全身给药在内耳局部药物浓度高，差异有统计学意义（$P < 0.05$），且具有出现高峰时间早、持续时间长等特点。Li 等运用 7.0 T 核磁共振技术测量和比较了全身给药和耳后给药的信号时间曲线，得出与全身给药相比，耳后给药具有药物曲线下面积更大、达峰时间更晚、作用内耳药物总量更大等特点。石菱等对比了耳后给药和鼓室给药的外淋巴药物浓度时间曲线，得出尽管耳后给药的外淋巴药物浓度明显小于鼓室给药组，但耳后给药具有半衰期长、达峰时间早等特点。陈爱平等利用动物体内可见光成像技术研究耳后给药的作用路径及药物代谢动力学特点，得出耳后给药具有明显的缓释效应，能在局部保持较长的药物浓度，且在全身其他脏器分布较少。刁桐湘等以异硫氰酸荧光素 – 右旋糖酐（FITC-Dextran）为示踪剂探讨耳后给药的可能路径，得出药物经耳后给药比全身给药更容易进入内淋巴液，推测示踪剂到达乙状窦，然后通过乙状窦与内淋巴囊的脉络联系进入内淋巴液。Wang 等的研究发现激素经不同给药途径在耳蜗内的分布特点不同，全身给药后激素在血管纹处分布较多，而局部给药在 Corti 器中分布更多，3 种给药途径中，鼓室给药在蜗底（高频区）产生更高的药物浓度，全身给药和耳后给药在蜗顶（低频区）的药物浓度高于鼓室给药，提示给药途径可能影响不同类型突聋的疗效。因此不同的病变，可采取不同给药方式。

综上所述，耳后给药比全身给药能够产生更高的内耳药浓度和乙状窦血药浓度，且维持较低的体循环药物浓度，内耳药物持续时间长。而与鼓室给药相比尽管外淋巴药物浓度较低，但是具有半衰期长、达峰时间早等特点。糖皮质激素经耳后给药不仅对全身血压、血糖等影响较小，适合于糖尿病、高血压患者，且能有效避免鼓室给药的有创性和药物不稳定性等缺点。

21.6 耳后给药的可能作用路径

目前认为药物经耳后注射后可能经过体循环途径、解剖裂隙渗透途径和乙状窦－内淋巴囊途径等多条通路到达内耳。

（1）体循环途径　药物经耳后注射后，一部分药物可能经两种途径进入体循环。①药物首先经耳后毛细血管、淋巴管吸收，然后耳后静脉汇入颈外静脉，最后通过锁骨下静脉进入体循环。②药物经乳突导静脉直接进入乙状窦，然后回流至颈内静脉进入体循环。药物再通过颈内动脉和椎动脉系统进入颅内，最后经迷路动脉（细分为前庭动脉和耳蜗动脉）到达内耳。

（2）解剖裂隙渗透途径　在正常人的颞骨解剖中，一些天然裂隙，如鼓乳裂、筛区等存在于耳后和中耳，这些天然裂隙相互沟通，能够使小分子物质如地塞米松等通过渗透作用从耳后区域进入中耳。Cros等利用 micro-CT 技术测量了人类的颞骨，发现其中存在大量的微小通道连接中耳和乳突。药物经耳后给药后，有可能经过微小通道直接进入中耳。进入中耳的药物然后经过圆窗膜或镫骨区进入内耳。

（3）乙状窦－内淋巴囊途径　药物经耳后注射后，被局部的毛细血管或淋巴管吸收入血，汇入耳后静脉，然后一部分经颈外静脉汇入锁骨下静脉，进入体循环。另一部分经乳突导静脉直接到达乙状窦。乙状窦位于内淋巴囊远端，两者通过结缔组织紧密结合。内淋巴囊周围被毛细血管、毛细淋巴管、微静脉和微动脉形成的血管网所包绕，经前庭水管静脉回流至乙状窦。药物可能经耳后注射后到达乙状窦，然后扩散至内淋巴囊。乙状窦中的药物可能经乙状窦与内淋巴囊之间的脉络连接进入内淋巴囊。Friis 和 Qvortrup 将实验动物的前庭水管远端阻塞，用荧光显微镜观察前庭管静脉，发现流向内耳的反向血流，从而推断乙状窦的静脉血可以反流入内耳。

22. 耳闷

耳闷胀感（aural fullness，AF）可表现为耳胀满感、阻塞感、压迫感，为耳鼻咽喉科常见症状，研究表明约 1.4% 的耳科门诊患者以耳闷为主要症状就诊。耳闷患者可伴有自听过响、听力下降、眩晕、耳鸣等症状，亦可为单一症状。除外耳、中耳、内耳病变相关耳闷外，仍有约 13.4% 的患者未能找到耳闷的明确病因，即特发性耳闷。尽管有很多针对耳闷的描述性研究，但多将其作为耳部疾病的伴随症状，很少将其作为主诉来研究，目前还没有明确的诊断标准及治疗方法。

耳闷本质上为一种主观感觉症状，任何感觉都是通过传导通路发挥作用，耳闷起自外耳道、中耳黏膜、鼓膜、圆窗膜等部位黏膜表面神经末梢压力感受器，神经支配包含来自外耳道、中耳和内耳的一般躯体感觉纤维和一般内脏感觉维维两种。外耳道的感觉神经包括三叉神经下颌支的耳颞神经，颈丛的耳大、枕小神经，面神经耳后支，舌咽神经耳支，迷走神经耳支；中耳的感觉神经包括鼓室丛、舌咽神经鼓室支和颈内动脉交感丛的岩深支、三叉神经下颌支；内耳的感觉神经包括三叉神经眼支。外耳、中耳和内耳的神经信号，分别通过三叉神经半月节、三叉神经脊束核、背侧丘脑腹后内侧核到达中央后回下 1/3 感觉区，以及舌咽神经下神经节、脑干孤束核、背侧丘脑腹后内侧核到达大脑皮质岛叶，最终对耳闷的感知来自大脑皮层，此处才是耳闷这种异常感觉的最终形成处。

从神经传导通路来看，耳闷的产生机制可能有 3 种。①第 1 种机制是耳部病变对神经末梢产生过度刺激，如耵聍栓塞对外周感觉神经纤维的过度刺激上传到中枢，产生耳闷感；如分泌性中耳炎及咽鼓管功能障碍，引起中耳负压，压力刺激中耳感受纤维，传递到中枢，产生耳闷感；当内耳积水或内耳出现偏头痛导致的无菌性炎症，也有可能过度刺激内耳三叉神经眼支，从而出现耳闷感。②第2种机制则是外耳、中耳、内耳并无过度刺激，而神经及中枢皮层对本不引起异常感觉的刺激产生过度反应，从而感受为耳闷，类似英文中的 "allodynia"（异常性疼痛），即原本不会引起感觉的轻微刺激或无害刺激最终诱发了疼痛的感觉。这一发病机制或可解释部分特发性耳闷的存在，此类患者无或仅伴轻微耳部病变，但由于神经传导通路过度敏感，最终出现耳闷症状，该发病机制目前在临床中没有受到关注。③第3种发病机制可能为以上两种机制的混合型。

常见耳闷症状可由以下原因引起：

（1）咽鼓管及中耳通气系统功能异常（详见中耳炎与中耳通气系统一节）。

（2）感受中枢过度敏感。1987年Yuasa等曾对118例（143耳）以耳闷为主诉的患者进行研究，入组患者均不伴或仅伴有轻度感音神经性听力下降，并排除中耳相关疾病、眩晕、梅尼埃及严重的心脑血管疾病，研究发现这类患者同早期梅尼埃病患者在发病年龄、耳部不适、肩部及颈部僵硬等方面存在很多相似之处，由此推测此类中耳及纯音听阈均正常的耳闷患者与梅尼埃病患者为同一疾病的不同阶段，而两者均与自主神经功能紊乱密切相关，对其进行自主神经阻滞治疗，患者耳闷症状较大缓解。近年随着前庭型偏头痛认识的逐渐深入，很多此前诊断为早期梅尼埃病的患者认为更可能是前庭型偏头痛。由此推测，特发性耳闷与偏头痛可能存在相同的发病机制。2017年Moshtaghi等对11例平均耳闷病史4年、除外其他可能病因的反复耳闷患者严格执行偏头痛作息和饮食，并给予维拉帕米及阿米替林治疗，在平均接受治疗5周后（2～6周），其中8名患者（73%）耳闷明显缓解，很好地证实了特发性耳闷与偏头痛可能存在某些相同的发病机制。然而，Moshtaghi 的研究中仅有 6 例（54%）患者符合偏头痛诊断标准，因此有关偏头痛的认识也应扩展，可能部分患者不符合偏头痛的诊断标准，具有中枢敏化的表现。因此认识中枢敏化的概念对临床诊断有重要意义。中枢敏化已有的问卷，一方面没有汉化；另一方面内容主要是慢性疼痛相关的症状，我们根据文献结合中枢敏化综合征和我科常见的疾病，初步设计问卷（见中枢敏化综合征一节），若 2 个以上条目阳性或同一条目下 2 项以上阳性，即使不符合偏头痛的诊断标准，也考虑可能与中枢敏化有关，可尝试使用抗偏头痛药物，尤其推荐抗癫痫药物和 SSRI 或 SNRI 类药物，可分别作用于敏化的上行通路和下行通路，后者对伴有情绪障碍的耳闷患者更加适合。更年期女性特别要注意雌激素的问题，雌激素对人体从生理到心理多方面都有广泛的影响。

（3）神经病变。不久前听内分泌医生讲糖尿病神经病变同样会引起异常感觉，由此想到，在耳闷的诊疗框架中，除了外周刺激过多、中枢感受过于敏感，神经病变也是重要的参与部位，影响这一通路的任何因素，都会引起耳闷的感觉。耳闷是一个复杂的、与全身因素相关的症状，需要有整体医学的观念，值得深入探索。

23. 中枢敏化综合征

2012 年 Bárány 学会提出确定的前庭型偏头痛（vestibular migraine，VM）与可能的 VM 的定义及诊断标准，作为最常见的发作性头晕疾病，VM 引起国内广泛关注，先后出版了两版有关前庭型偏头痛的专家共识。其中，既往存在偏头痛病史，数年后出现反复发作的伴或不伴头痛的中重度前庭症状；或既往无偏头痛病史，50% 中重度前庭症状发作时合并偏头痛样症状（不一定为头痛）均被列为可能的 VM，甚至在 ICHD-3 中将无偏头痛背景的以眩晕为主要表现的良性阵发性眩晕（benign paroxysmal vertigo，BPV）列为偏头痛的等位症。VM 从属于偏头痛还是一个独立的疾病，尚有争议。更棘手的是，临床中有大量不符合 VM 诊断标准的良性复发性眩晕患者，如何处理目前尚无定论。更好地理解偏头痛机制才能更好地理解前庭型偏头痛。偏头痛的发病机制经过长期争论，最早认为偏头痛是一种神经风暴，之后血管扩张理论占据了一席之地，也有观点认为偏头痛是一种无菌性炎症。随着对脑功能障碍认识的深入，目前认为偏头痛是一种原发性、可逆的脑功能障碍性疾病，是超敏的大脑，这个概念和中枢敏化综合征关系密切，偏头痛也是中枢敏化综合征家族中的主要疾病之一。本文简要介绍中枢敏化综合征的概念及其他相关疾病，进一步深化和扩展对偏头痛的认识，从而更加深入地认识一些原因不明的头晕、耳闷、耳痒、咳嗽等常见症状。

23.1 历史

1981 年 Yunus 首次提出纤维肌痛症（fibromyalgia syndrome，FMS）、肠易激综合征（irritable bowel syndrome，IBS）、紧张性头痛（tension-type headache，TTH）、偏头痛四者密切相关，并认为这 4 种疾病的关联点是肌痉挛。1984 年 Yunus 首次描述 FMS、IBS、TTH 和原发性痛经之间的临床重叠，并在维恩图中清楚地描述了它们之间的相互关系。但此观点饱受争议，最突出的一个问题是：骨骼肌和内脏平滑肌如何联系？1989 年 Woolf 等在大鼠实验中，发现外周组织损伤引起脊髓神经元的超兴奋性，首次提出中枢敏化（central sensitivity，CS）的概念。1993 年 Woolf 和 Chong 第 1 次将此概念用于临床。早期研究中，Bennett 综述了 FMS 中枢敏化的证据。2000 年 Yunus 认为多种疾病的病理机制可能都与中枢敏化有关，并将这类疾病归为一个家族，首次提出中枢敏化综合征（central sensitivity syndromes，CSS）的概念。2007 年 Yunus 更明确地提出 CSS 的概念并将这一系列以中枢敏化为主要发病机制的疾病进行扩展，包括 FMS、IBS、颞下颌关节紊乱病（temporomandibular disorders，TMD）、偏头痛、肌筋膜疼痛综合征（myofascial pain sydrome，MPS）等。

23.2 发病机制

并非所有 CSS 成员对所有刺激都表现出相同的敏感性，这种差别提示 CSS 成员间的异质性。可能与 CSS 相关的因素包括遗传、交感神经过度活跃、内分泌功能紊乱（如肾上腺皮质功能相对低下和生长激素下降）、病毒感染、外周持续痛觉刺激（如关节炎）、睡眠不佳、环境刺激（天气、噪音、化学物质、不良的童年经历）和心理压力等。CSS 不仅受多因素影响，更有多因素倍增效应，即若干因素合力通过相互作用和协同作用可放大和维持中枢敏化和（或）引起的各种综合征。因此 CSS 的发病机制，包括遗传基础上、外周持续疼痛刺激下、外伤和病毒感染促使免疫系统释放细胞因子共同作用，使疼痛上升（激活）通路活性增强，下降（抑制）通路活性降低，由此产生过度敏感反应在临床上表现为对非疼痛刺激（如触摸）产生痛觉，以及对正常的疼痛刺激产生过度敏感的痛觉。下行抑制功能障碍也意味着抑制疼痛扩散的正常过程丧失，导致继发性痛觉过敏（邻近皮肤的过敏）和广泛性痛觉过敏（远端痛觉过敏）。目前尚不清楚是否需要外周的"过度刺激"才能维持 CS 的存在？虽骨关节炎手术替换受影响的关节并消除骨关节炎疼痛后，似乎 CS 过程得到逆转，但更多证据表明 CS 是脊髓上神经网络功能失调，是中枢过度处理，无须外周持续刺激。

23.3 中枢敏化机制相关疾病

（1）肠道功能性疾病

肠道菌群是复杂的群落，有助于维持动态的生态平衡。据估计，成人体内大约有100万亿个细菌，胃肠道的微生物占人体微生物总量的78%以上。肠道微生物组成并不固定，随年龄增长，同时受各种应激因素影响，不同个体之间微生物基础水平及动态变化明显不同，不同性别间肠道菌群的发展也有很大不同。肠道菌群与大脑间通过复杂的神经网络、内分泌网络及神经递质网络进行双向联系。神经网络通路包括：①消化道全程壁内广泛分布的、有"肠脑"之称的肠神经系统；②连接肠道菌群和大脑之间的迷走神经；③中枢神经系统。神经系统主要对内、外传入信息进行整合，调控胃肠道功能，并完成内脏感觉。脑－肠轴双向通路是神经解剖学和神经生理学的基础。包括FD、IBS、GERD、IBD和腹腔疾病在内的多种功能性和器质性胃肠道紊乱涉及黏膜刺激和（或）慢性炎症，涉及有害神经冲动从胃肠道向中枢神经系统。频繁的疼痛传递，最终导致中枢敏化和胃肠道痛觉过敏。

（2）耳闷（详见耳闷一节）

（3）顽固性瘙痒

近年研究表明痒信号在脊髓中枢主要通过上行途径兴奋脊髓背角神经元，包括伤害性感受特异性神经元、广动力范围（wide dynamic range，WDR）神经元及机械不敏感神经元，分泌相关神经肽或递质传递痒觉，此外，传导痛觉的脊髓中枢兴奋性氨基酸递质谷氨酸也参与痒觉中枢敏化机制，因此对一些慢性瘙痒特别是神经病理性瘙痒，可使用作用于电压门控钙离子通道 $\alpha2\delta$ 亚单位的药物如加巴喷丁和普瑞巴林，通过减少神经末梢钙离子内流引起的去极化，降低神经传导兴奋性，同时调节突触前神经递质如谷氨酸的释放，进而调节神经活性，从而显著控制慢性瘙痒特别是神经病理性瘙痒症状。此外，通过下行通路也可调节痒传导，这与临床上应用靶向调节下行通路的5-羟色胺肾上腺素再摄取抑制剂及其他抗抑郁药物治疗慢性瘙痒有效一致。临床中部分患者表现为特别明显的耳部瘙痒不适，或许也与此机制关系密切。

（4）血管运动性鼻炎和变应性鼻炎

血管运动性鼻炎是指和特异性过敏原无关的鼻腔高敏反应，血管运动性鼻炎和偏头痛之间有共同的神经通路，均与疼痛调节通路异常有关。变应性鼻炎和偏头痛之间的关系研究很多，不同研究表明变应性鼻炎患者中偏头痛的发生率及偏头痛患者中变应性鼻炎的发生率都升高，显示两者存在密切关联。甚至早期研究给予偏头痛患者饮食限制，去除可能的过敏原后，偏头痛完全缓解，有观点认为"偏头痛其实是免疫疾病"。研究证实纤维肌痛和变应性鼻炎及其他非变应性鼻炎间关系密切，正如前面CSS机制中所说，免疫异常释放各种炎症因子在CSS的发生中起重要作用，疼痛处理异常和免疫异常之间相互影响。

（5）反复发生的突聋（见偏头痛和耳蜗症状一节）

有关偏头痛的认识也应扩展，可能部分不符合偏头痛的诊断标准，但具有中枢敏化的其他表现，故认识中枢敏化的概念对临床诊断有重要意义。国外已有中枢敏化的问卷，涉及身体多部位慢性疼痛、焦虑、抑郁、睡眠、对外界刺激过度敏感、不宁腿综合征、慢性疲劳综合征、颞下颌关节综合征、肠易激综合征等多方面，提示作为一种脑病，偏头痛及背后中枢敏化机制的表现可能是全身多系统的，不同个体在不同时期表现可能完全不同，在该病的诊断中需多学科联合，才能从不同的视角更加全面地认识同一病理机制在不同系统的表现。临床中反复头晕、突聋、耳闷、耳痒等症状的患者，即使不符合目前偏头痛的诊断标准，也要放宽视角，全面评价患者是否符合中枢敏化的标准，这可给疾病诊断和治疗提供更加整体的思维。我们根据文献结合中枢敏化综合征和我科常见的疾病，设计如下问卷（表7），若2个以上条目阳性或同一条目下2项以上阳性，即使不符合偏头痛的诊断标准，也考虑可能与中枢敏化有关，可以尝试进行抗偏头痛治疗。

表 7　中枢敏化综合征评估问卷

分 类	临床表现
A：过度敏感	对视觉刺激过度敏感 对运动过度敏感 对声音和光线过度敏感 对气味过度敏感 对天气变化过度敏感 对药物过度敏感
B：家族史	偏头痛家族史 梅尼埃病家族史 晕动症家族史 反复眩晕家族史
C：痛觉敏感	慢性身体疼痛 窦性头痛病史 反复发作颈部僵硬史
D：耳部情况	反复发作突发性聋 慢性耳部闷胀感，麻木感
E：胃肠道疾病	肠易激综合征 胃食管反流疾病
F：鼻部变态反应症状	血管运动性鼻炎 变应性鼻炎

* 对多种药物低剂量敏感，出现不良反应。

24. 老年头晕和平衡障碍

世界卫生组织提出的老年人划分标准：60～74岁为年轻老年人，75以上为老年人，90岁以上为长寿老人。此外将44岁以下称为青年人、45～59岁称为中年人。我国历来称60岁为"花甲"，并规定这一年龄为退休年龄；同时由于亚太地区普遍将60岁以上人群称为老年人，所以我国现阶段以60岁以上为划分老年人的通用标准。截至2017年底，我国60岁及以上老年人口2.41亿，占总人口的17.3%。一般认为60岁及以上老年人口占人口总数达到10%，即意味着进入老龄化社会。我国从1999年进入人口老龄化社会，到2017年老年人口净增1.1亿，其中2017年新增老年人口首次超过1000万，预计到2050年前后，我国老年人口数将达到峰值4.87亿，占总人口的34.9%。

24.1 老年人头晕及平衡障碍发生率

75岁以上的老人中，头晕是最常见的症状。可达到就医程度或影响日常活动的头晕，60～69岁老年人发病率为20%，70～79岁为30%，而80以上达50%。正常老化过程中，60岁后行走速度每年减少1%，若行走速度低于0.6 m/s，需要干预；若在1 m/s以上，则无问题。60～69岁老年人有85%行走正常，70岁以上老年人中有65%行走正常；85岁以上只有20%行走正常。美国一项调查中，对40岁以上的5086例患者采用坚固及随动平台的改良闭目直立试验发现：70～79岁、80～89岁及90岁以上平衡障碍的比例分别为49.4%、68.7%和84.8%。美国每年有两百万人跌倒并产生严重损伤，跌倒也是急诊常见的原因之一。跌倒是65岁以上老年人因伤致死及非致死损伤最主要的原因，50%的65岁以上老年人每年至少跌倒1次，以前有跌倒史的老年人中，50% 每年跌倒 1 次以上。75 岁以上老年人中，跌倒的发病率和死亡率居于首位，还有一个重要的事实：75 岁以上跌倒的老年人跌倒后 50% 的人在 1 年内死亡，髋骨骨折常被称为 "人生的最后一次骨折"，这使得跌倒及跌倒后损伤成为影响老年人健康最严重的因素。

24.2 老年人头晕是衰老综合征还是疾病？

随年龄增长，人体的感觉系统、中枢和外周神经系统、肌肉及关节都在老化，多系统改变都会影响平衡功能。以前庭系统为例，随着年龄增长，前庭所有的结构都有所老化，但不同的结构老化的时间不同，前庭毛细胞从出生开始，每 10 年减少约 6%，前庭传入神经，尤其是有髓鞘神经，中年后开始减少，70 ～ 85 岁时只有 35% 保留，前庭神经节 40 ～ 90 岁每 10 年减少 3%，球囊和椭圆囊的耳石在形态、数量、大小上都有老化，尤其球囊老化明显。前庭功能检查，Vemp 随年龄下降明显，但最重要的 VOR 检查在 75 岁仍可保持正常。由此得出这样的结论：虽然老化存在，但大部分老年人前庭系统功能并不受老化的影响。但如果多个平衡系统均有老化，累积起来难免对平衡系统产生影响，因此老年头晕，部分可找到明确病因，是衰老基础上累积的疾病状态，部分多因素平衡障碍的患者则可能是衰老综合征的表现。但即使真的是衰老综合征，也不代表不应干预，而是要选择合适的干预手段，否则对老年人生活质量有很大影响。部分老年患者头晕可找到明确病因，如 BPPV 仍是老年头晕的第 1 位病因，给予针对性的治疗，完全可治愈。故对老年头晕患者，需仔细查找原因，不要武断地归为自然老化，更不要因部分患者属于衰老综合征的头晕，就不给予任何干预。

24.3 随着年龄增长，头晕疾病谱的改变及不同综合征中关注点的变化

研究显示随年龄增长，头晕的疾病谱发生变化，老年头晕眩晕疾病谱为 BPPV（眩晕）、体位性低血压（头晕）、梅尼埃病（眩晕）、双侧前庭病（头晕）、中枢性（眩晕、头晕）、药物相关头晕（头晕）。下面简单介绍不同的前庭综合征中老年头晕患者的特点。

（1）急性前庭综合征

最常见的疾病有 PCI、前庭神经炎、突聋伴头晕。对急性前庭综合征，鉴别良恶性是重点，且随年龄增长，血管病的危险因素增加，恶性眩晕的比例大增，老年人尤其值得关注。除了关注常见的典型中枢神经体征外，尤应关注脸部麻木、轻微头部尤其是后枕部疼痛这些非特异的症状。另外考虑到 MRI 的假阴性，一定要在必要时复查 MRI，不要漏诊。不准确的问诊、不全面的查体及过度相信 CT，都可能导致漏诊恶性眩晕。

（2）发作性前庭综合征

①老年人发作性前庭综合征的首要病因，BPPV 仍占第 1 位。60 岁以上 BPPV 患病率是 18～39 岁人群的 7 倍，80 岁时 BPPV 累积发病率可达 10%。虽不同文献中 BPPV 高发年龄多为 60 岁，这与随年龄增长 BPPV 发生率逐渐增加的结论并不矛盾，正因对老年人头晕关注不够，很多情况下认为是衰老综合征，或因为行动不便等其他原因，导致其就诊比例不高，但实际发病率不低，且社区 100 例无头晕主诉的老年人群中 BPPV 发生率为 9%，故目前老年人中 BPPV 发生率被严重低估。位置试验用来诊断良性阵发性位置性眩晕，每位 65 岁以上老年头晕患者都应检查。随着年龄增加，前庭功能逐渐退化，旋转感可能不明显，且老年人行动缓慢，自己并不能诱发出位置性眩晕或眼震，但常以持续的昏沉感为表现，因此这是老年头晕必查项目之一。

② MD 和 VM 在年轻患者中高发，尤其 VM 被认为是最常见的发作性前庭综合征疾病，发病率是 MD 的 10 倍左右，但随年龄增加疾病谱有所改变。MD 的首发年龄多为 30～50 岁，40～50 岁是发作高峰，从 MD 的自然病程来看，绝大部分研究认为 MD 相关的眩晕随着病程逐渐好转，最初 8 年内发作频率迅速下降；9～20 年发作频率稳定，20 年后发作频率缓慢降低，故老年人中（80 岁以上），发生率应大大降低。考虑到 VM 的发生以偏头痛为前提，而偏头痛的发作年龄多较早，80 岁以上首次自发发作眩晕，少考虑 VM 的诊断。个人认为，老年人自发的发作性前庭综合征，间断性代偿不良可能是重要原因，如前所述，随年龄增长，中枢整合能力下降，原本代偿良好的病变，在某些情况下，出现代偿不良，从而表现为眩晕，焦虑紧张、气压温度改变、外伤感冒都可能是引起中枢代偿能力下降的原因。

（3）慢性前庭综合征

这是老年头晕中最难诊治的一部分。老年人慢性头晕发病率大增，以上提到的所有随年龄生理心理的改变，都会增加慢性头晕和平衡障碍的发生率，尤以 3 个病因最值得关注。一是药物性头晕，老年人常服用多种药物，头晕后，又常加用可能对前庭功能有抑制作用的药物，对前庭代偿无益，因头晕导致焦虑紧张，由此加用抗焦虑药，也是重要的药物性头晕原因，且随年龄增长，药物代谢会发生一定改变，更易出现不良反应。二是全身基础疾病也是造成慢性头晕的原因，鉴于学科知识的限制，识别全身因素导致的头晕在临床中有困难，值得关注。三是多因素头晕和平衡障碍，随年龄增长比例逐渐增加。目前对双侧前庭病和老年性前庭病都有明确的诊断标准，值得注意的是，即使有些老人甩头试验正常，不足以诊断为老年前庭病，但叠加其他危险因素，慢性头晕和平衡障碍的可能性大增。

24.4 老年人前庭功能检查注意事项

前庭功能检查必不可少。眼震电图（electronystagmogram，ENG）测试中，很多项目的正常值因年龄不同而不同，最明显的是视眼动系统，数项研究都证实扫视、跟踪及视动检查随年龄的增长退化。一项50岁以上正常人的测试数据显示，50岁以上每增加10岁扫视潜伏期增加10～20 msec。同样，扫视速度50岁以上每增长10岁下降10 s/m。准确性随年龄增加也会下降。平稳跟踪对年龄的改变最敏感，50岁以上的老年人，每增长10岁平稳跟踪的增益平均下降5%，跟踪速度下降。转椅试验对年龄的改变也较敏感。温度试验也显示随年龄的增长双侧反应下降。

24.5 老年人头晕平衡障碍的治疗

（1）明确病因且可治疗的疾病，如PCI、前庭神经炎、突聋、BPPV和MD都可进行针对性的治疗，药物治疗在每章都有介绍，要考虑老年人药代动力学和药效动力学的特点，也要考虑肝功、肾功等全身情况，酌情使用。尤其药物性头晕老年人常见，要注意尽量少给药物，且对服用药物进行优化处理。

老年人BPPV的复位治疗，也要多加注意。因老年人颈椎、血压在体位改变中的变化，复位时需注意有所调整。老年人多伴有一些限制复位治疗的疾病，包括颈椎增生、脊柱后凸及侧弯等，这些患者可采用Brandt-Daroff习服练习。

（2）年龄越大的头晕平衡障碍患者，代偿不良及不明原因的多因素平衡障碍比例越高，康复是非常重要的干预措施。已证明即使病因不明的头晕，康复仍能获益。通常老年人不如年轻人有动机进行家庭练习，尽可能让家庭其他成员参与非常重要。"监督者"能提高练习的安全性及动力。长期练习也很重要，如练习间断，代偿好的平衡状态可重新出现失代偿。太极是一项较好的长期练习项目，可提高平衡能力，减小跌倒的危险，减少跌倒的恐惧。

25. 年龄相关性听力损失与认知功能减退

最新的调查结果显示，听力损失已成为全球第三大致残因素，是影响全球人类健康尤其是老年人健康的重要因素。已有研究表明年龄相关性听力损失（age-related learing loss，ARHL）与认知功能障碍、各认知域表现受损及痴呆发生率增加之间存在一定的相关性。在 2017 年于伦敦举行的国际阿尔茨海默症协会大会上，柳叶刀预防、干预和护理协会提出了一种新型的基于寿命的痴呆风险模型，其中听力损失被认为是痴呆相关的九种健康和生活方式中最大的潜在并可被改变的危险因素。

ARHL 与认知功能障碍之间的具体关联尚不明确。随着人口老龄化的加剧，认知障碍和老年痴呆给全球健康及社会关怀带来了严峻的挑战，积极制定痴呆预防的措施并深入研究听力损失在认知功能减退中的作用至关重要。在本文中，我们概括地介绍了目前提出的几种关于听力损失和认知功能障碍的假说，并探讨了相关的检测及干预措施。

25.1 年龄相关性听力损失

ARHL 大多表现为双侧、进行性、对称的感音神经性听力下降，少数合并外耳或中耳疾病的患者可表现为混合性听力损失。该病以高频听力减退、言语识别率下降（尤其是在嘈杂的环境中）、声音信息的中枢处理速度变慢及声源定位能力受损为主要特征。ARHL 可由全身或局部原因引起，在诊断前需对患者进行全面的评估，主要包括病史、体格检查、听力筛查及听觉测试四个方面。其中患者病史收集及听力测试至关重要，通常由耳科医生或听力学家进行。此外，还需要进行血液检测、X线、CT扫描或MRI来除外其他可能导致听力损失的原因。

25.2 认知功能障碍

认知功能减退是衰老过程中不可避免的现象。轻度认知功能障碍（mild cognitive impairment，MCI）被定义为认知能力持续下降过程中的"痴呆前阶段"，其特征表现为客观存在的、但未严重到影响日常生活的认知障碍。

2011年全美抗衰老协会（National Institute on Aging，NIA）和阿尔茨海默症协会（Alzheimer's Association，AA）对1984年制定的痴呆及阿尔茨海默症（Alzheimer's disease，AD）引起的痴呆的诊断标准进行了修订，并制定了MCI的诊断标准。区分MCI和AD的关键是社会生活功能能力 [activities of daily living（ADL）和 instrumental activities of daily living（IADL）] 的独立性及在社交或职业功能上没有重大损伤。MCI的诊断标准具体包括：①由患者，或关注患者的专业信息提供者，或资深临床医生提出的患者认知改变；②由相关认知测试提供的，一个或多个认知领域（包括记忆、执行功能、注意力、言语或视觉空间能力）受损的客观证据；③保持功能能力的独立性（尽管患者在执行ADL/IADL时可能比过去效率低下并且更易犯错）；④没有证据表明患者社交或职业功能严重受损（即"未痴呆"）。

25.3 年龄相关性听力损失与认知功能障碍的相关假说

目前关于ARHL与认知功能障碍的假说主要包括以下4种："认知负荷假说"（认知功能减退→听力下降）；"信息退化假说"（听力下

降→可逆性认知行为改变）；"感觉剥夺假说"（听力下降→认知功能减退）；"共同原因假说"（第3种因素同时导致听力下降和认知功能减退）。

（1）认知负荷假说

认知负荷理论最初来源于教育心理学，现已成为认知领域最主要的理论之一。根据该理论，认知功能的减退会加重听觉知觉的认知负荷，从而导致听觉知觉的减退。对于伴有听力损失的患者，听觉努力，即理解言语所需的注意力（attention）和关注力（concentration）必须始终存在。认知负荷假说认为听力损失导致听觉信号减弱，听觉知觉过程需更多的认知资源，更多的认知资源由其他认知领域调配至听觉努力过程，最终导致认知储备资源的耗尽。即听力损失患者的认知负荷会减少其他认知领域的认知资源分配，例如工作记忆，这将最终导致认知功能的减退。

（2）信息退化假说

提出老年人认知功能的减退是对受损的听觉输入过程代偿的结果（包括正常衰老或病理性听力下降）。Pichora-Fuller 在 2003 年提出由于更多的认知资源被用于听觉知觉的代偿，导致知觉障碍"向上"级联，最终损伤了更高级别的认知。老年人因更多的认知资源被用来补偿感觉障碍，导致其他认知领域可利用的资源减少，最终导致认知功能减退。总的来说，信息退化假说在一定程度上解释了为何一些老年人在听力损失时会出现认知功能减退，且强调了听力往往是听觉努力的结果。研究表明 ARHL 患者即便在提供了听觉放大措施后，也通常会因为伴随而来的听觉努力的增加而产生更多的疲劳。因此，认知功能减退可能是长期听觉努力导致疲劳的结果，但这种改变短暂且可逆。

（3）感觉剥夺假说

认为听觉知觉下降会导致永久性认知功能减退，即对于言语知觉的补偿可能导致神经可塑性的改变，进而引起总体认知功能的减退。不同于信息退化假说，感觉剥夺假说强调认知资源的长期重新分配可能会随着时间的推移导致认知功能发生永久性改变。感觉剥夺假说的可能机制之一是由于长期的感觉剥夺导致听觉系统传入信号减少，神经萎缩，随后发生重组。在生命早期发生的听觉剥夺似乎更易导致听觉区域生理及功能的重组，研究表明年龄相关或噪声引起的听力损失都可能导致皮质改变，从而引起受累皮层的相关认知功能的改变。

（4）共同原因假说

提出由广泛的神经变性引起的认知、听觉及其他感觉的年龄相关性变化存在一种共同的作用机制，听力损失和认知障碍都是衰老大脑中常见的神经退行性过程的结果。在这个假说中，听力损失被认为是与神经病理学原因导致的认知障碍同时发生的，因此无明确的因果关系，即不能说是听力损失导致了认知障碍或认知障碍引起了听力损失。ARHL 和认知功能障碍都具有多病因及临床表现异质性的特点，两者具有部分相同的潜在病因，包括微循环功能障碍、一般身体状况、吸烟、糖尿病、遗传因素和氧化应激等。已有研究表明认知老化的特征是广泛的与年龄相关的神经变性、多个皮层区域尤其是前额叶区域皮质体积和密度的减少及树突棘长度的缩短。多知觉 / 认知领域同时发生变化提示可能出现了系统性中枢神经系统病变，与常见的神经退行性病变类似。要想全面解释听力损失与认知功能减退之间的联系，就必须考虑到其他感觉功能的下降，共同原因假说是最直接且全面的解释。

综上所述，"信息退化"与"共同原因"是目前可信度较高的两种假说。"信息退化假说"很好地解释了感觉及知觉障碍对于认知障碍的独立影响。"共同原因假说"则很好地解释了伴随认知功能减退会出现多种感觉功能减退的现象。然而，目前还没有一个假说能够很好地解释所有问题，表明多种发病机制可能共存。因为"感觉剥夺假说"本身可信度较弱，常将其与"信息退化假说"结合在一起，统称为"感觉假说"。Wayne 等绘制了一个框架图（图 10），应用"共同原因假说"及"感觉假说"共同解释 ARHL 和认知功能减退之间的联系。

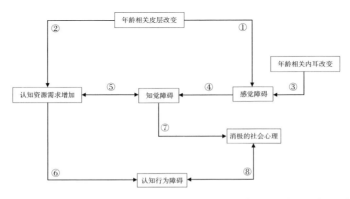

注：神经退行性过程将导致听力下降，①引起感觉和知觉障碍及②对认知资源需求的增加，使得听觉感知过程必须⑤争夺已经减少的共享认知资源库。由中枢神经系统变性和内耳退行性病变导致的③感觉障碍将引起更大的④感知挑战，导致⑤认知资源需求的增加，同时由于②认知库资源已经减少或紧张，可最终导致⑥功能性认知障碍。⑤认知资源的减少也可能导致知觉障碍。感知困难可能会影响沟通，导致⑦社会退缩及消极的社会心理出现。抑郁症可能加剧⑧认知功能的减退。

图 10　应用"共同原因假说"及"感觉假说"共同解释年龄相关性听力损失和认知功能减退之间的联系

25.4　相关临床检查

（1）中枢听觉功能检测方法

中枢听觉处理是一个复杂的交互过程，要求对听觉信号进行编码的上行通路和对言语信息进行编译的下行通路高效地工作，中枢听觉处理障碍是 ARHL 的重要组成部分。目前主要的检测方法包括行为学测试和电生理检查。

1）行为学检查：主要包括以下 4 种测试。

①两耳分听言语测试（dichotic speech test）：两耳分听数字测试（dichotic digits test，DDT），要求受试者在双耳都听到数字的情况下，分辨并重复单侧耳或双侧耳听到的数字。DDT 被证明对脑干及中枢病变敏感，由于刺激声没有携带语言信息，被认为更能单纯地反映听力问题。交错扬扬格词（staggered spondaic words，SSW）测试，扬扬格词重叠地出现于双耳，前一个扬扬格的第 2 词和后一个扬扬格的第 1 词重叠出现。该测试对脑干及中枢病变敏感，可通过错误类型来判断听觉障碍的类型。

②单耳的低冗余度言语测试（monaural low-redundancy speech test）：在评估中枢听觉处理能力时，需要对言语测试材料进行敏化，常用方法包括低通或高通滤波、时间压缩等，以克服冗余力的影响，从而反映真实的中枢听觉神经系统功能。其中，竞争声信号下的合成句识别（synthetic sentence identification，SSI）测试被广泛应用于临床。检查时在测试耳播放无语义的合成语句，在同侧耳或对侧耳播放一段有故事情节的言语信号，记录 10 ～ –20 dB 信噪比的同、对侧竞争条件下的言语识别率。若受试者脑干存在损伤，则同侧得分比对侧差。

③双耳整合测试（binaural interaction test）：双耳整合测试的刺激声常非同时呈现在双耳，或单耳听到的信息只是完整信息的一部分，需双耳整合作用来理解完整的信息。除此之外，还包括声源定位、定侧等功能测试。

④时间处理能力测试（temporal processing and patterning test）：时间处理能力测试包括通道内及通道间间隔探测、向前和向后掩蔽、时间模式感知等，在我国还未被广泛应用于临床。

2）电生理检查：主要包括以下 2 种测试。

①听觉中潜伏期反应（middle latency response，MLR）：MLR 是在 ABR 波之后 10 ～ 90 ms 出现的反应，与 ABR 相同，亦由短纯音或短声激发。MLR 所记录的成分通常包括 Na、Pa、Nb 和 Pb，其中以 Na 和 Pa 信度最高，因此常在临床中用于评估听觉神经系统功能。

②事件相关电位（event-related potentials，ERP）：P1-N1-P2 复合波，是一种出现在刺激声后 50 ～ 300 ms 的诱发慢反应电位，反映了听觉中枢在有意识地分辨信号之前感受到的声刺激能力。失匹配负波（mismatch negativity，MMN），MMN 反映了听觉中枢对声刺激信号改变认知前的加工过程，是自动的听觉分辨指标。P300 幅值和潜伏期反映了大脑对听觉信息处理的程度和速度。

（2）认知功能检测方法

1）心理认知评估量表：近年来神经心理评估量表无论在神经科临床，还是在科研评价中所起的作用越来越大。将神经心理测评的敏感度作为早期诊断的重要手段，可早于 CT、MRI 等影像学检测发现大脑认知功能的异常。目前最常应用的神经心理评估量表大致可分为两类：全面的神经心理功能评估量表和针对各个认知域的神经心理测验。

①全面的神经心理功能评估量表：是指成套、标准化的神经心理功能量表。包括 H-R 神经心理测验、鲁利亚神经心理测验、剑桥自动化成套神经心理测验等成套的神经心理测验。

②各个认知域的神经心理测验：针对不同认知域的功能进行评估，多从注意、记忆、计算、推理、判断、常识等多个维度来评定认知功能。目前主要应用的不同认知域的神经心理测试包括：智力功能测评；记忆功能测评；注意测验；痴呆的神经心理测查；失语检查；忽视检查；失用检查；失认检查；失算检查。

2）功能性脑成像技术：功能性脑成像技术使得直接窥视活体大脑活动情况成为可能，为研究大脑提供了更先进、更精确的技术手段，从而成为脑科学研究的前沿。功能性磁共振成像（functional magnetic resonance imaging，fMRI）与正电子发射断层扫描术（positron emission tomography，PET）是目前比较成熟、先进的脑功能成像技术，它们都是通过检测大脑在进行各种感觉或认知活动时血流动力学参数的变化来进行大脑激活皮层的定位，从而识别各个功能区域。

① fMRI：是以去氧血红蛋白的磁敏感效应为基础的磁共振成像技术，其通过检测大脑功能区活动时内部血氧水平的变化间接研究大脑功能，具有无辐射、无试剂侵入、快速和高分辨率等特点。研究方法包括静息态功能磁共振（resting-state functional MRI，rs-fMRI）和任务态功能磁共振（task functional MRI，task-fMRI）。其中 rs-fMRI 可根据静息状态下神经元活动造成的血流动力学改变，寻找大脑的功能反应区域。相比 task-fMRI，rs-fMRI 克服了扫描噪声对听觉试验的影响，且无须设计烦琐的实验任务，不需考虑受试者执行任务能力的差异，使研究的可重复性和可操作性增强。

② PET：是最先被作为揭示大脑功能的工具，虽然 PET 在时间、空间分辨率上不如 fMRI，但其在研究各种神经递质的受体方面具有独到的优点。PET 脑显像的关键点在其分子靶向探针，目前在 AD 中常用的显像剂包括 Aβ 靶向显像剂和 Tau 蛋白显像剂两类。

25.5 年龄相关性听力损失引起认知功能障碍可能的干预措施

听力损失与认知功能障碍在老龄化人群中均极为常见，随着社会经济水平的提高和医学技术的进步，越来越多的临床防治技术得以发展，利用各种措施，早期、有效地为 ARHL 伴认知功能障碍患者提供听力及认知相关的医学干预，或许能避免和减缓痴呆的发生，提高患者生活质量。

（1）助听器

助听器是 ARHL 患者听力康复及改善听觉交流障碍的主要途径，通过提高日常生活中声音的可听度能够有效地改善患者的社交、情绪和沟通能力，进而提高患者的认知功能。尽管对于助听器影响认知功能的具体机制仍有争议，但越来越多的循证医学证据支持使用助听器对于提高认知能力具有积极的作用。

（2）人工耳蜗植入

尽管助听器具有使用方便、无创的优点，但其对于重度、极重度聋患者并不适用，且在嘈杂环境中的应用受到一定限制。当配戴助听器无法改善患者的言语识别及交流能力时，需要通过人工耳蜗植入来实现听力康复。研究指出人工耳蜗植入有利于提高老年患者的言语识别、社会功能和总体生活质量。目前，全世界每年大约实施 5 万例人工耳蜗植入手术，其中约半数患者为成年人，65 岁以上的老年人是接受人工耳蜗植入手术的患者中增长最为迅速的群体。

（3）其他辅助听力设备

除了常用的助听器、人工耳蜗以外，ARHL 患者还有其他辅助听力设备，如骨导助听器、人工中耳以及辅助助听装置（assistive listening devices，ALD）等可以选择。通常这些辅助助听装置可以由患者自行购买且通常价格较助听器更为低廉。

（4）药物治疗

最新研究表明氧化应激和线粒体 DNA 损伤可能在 ARHL 的病理生理机制中发挥重要作用，一些动物试验发现减少氧自由基的治疗可能对 ARHL 有效。基于此机制，许多药物如钙离子通道阻滞剂、他汀类药物、内耳血管扩张剂等被作为可选的治疗方法，但上述药物的有效性并未得到验证。目前，一项 JNK 抑制剂鼓室内给药抗凋亡治疗重度、极重度特发性感音神经性聋的Ⅲ期临床试验正在进行中。除此之外，由于治疗可能需要多次按时给药，植入式或可穿戴的自动内耳给药系统也正在研发当中。

（5）功能训练

言语康复训练包括对语言、交流及学习技能等受听力障碍影响的各方面的功能训练。据美国语言与听力协会（American Speech-Language-Hearing Association，ASHA）估计，由痴呆引起的认知性交流障碍患者，是言语康复训练师接诊患者中增长速度最快的群体。言语康复训练师报道，在他们接诊的患者中，大约 15% 是痴呆患者，而在有经验的看护机构中，言语康复训练师为痴呆患者提供服务的时间大约占总工作时间的 27%。

听力康复除了特定的言语训练课程外，也贯穿在患者的日常生活中。无论是言语训练师在康复训练的过程中，还是照护者在平时的交流过程中，都需要注意沟通的技巧和营造的良好环境，比如减少环境噪声，在对话开始前呼唤患者的名字，对话过程中尽量面对患者，发音清晰，使用文字、图片和肢体语言协助患者理解等。

（6）对 MCI 的治疗

目前尚无经证实或批准用于治疗 MCI 的药物，但可优化患者的一般身体及功能状况，提供有关驾驶和家庭安全等问题的咨询服务，可最大限度地提高患者和护理人员的健康水平及相关医学知识，降低负面结果的风险。定制干预措施可改善 MCI 患者合并的步态功能障碍并降低跌倒风险。此外，改善视觉及听觉敏锐度可能会起到改善认知功能的作用。同样，对睡眠呼吸障碍患者进行持续正压通气（continuous positive airway pressure，CPAP）治疗也可能降低认知功能减退的风险。

虽然研究表明抑郁症可能会导致或促成 MCI，但抗抑郁治疗是否能改善认知障碍目前还存在争议。鉴于越来越多的证据表明抗胆碱能药物对老年人的认知功能存在负面影响，应避免使用具有明显抗胆碱能特性的抗抑郁药（如阿米替林、去甲替林和帕罗西汀）。一项临床试验表明，对老年人停药和简化用药方案可能会改善认知功能。

（7）预防

鉴于 ARHL 与认知功能障碍之间的紧密联系，听力下降可能会阻碍老年人进行社交娱乐活动和体育锻炼，导致社会隔绝和精神忧郁，进一步引起认知功能减退，因此需积极防治听觉通路中各环节的功能下降和认知障碍具有的共同易感因素。系统性疾病，如高血压、糖尿病、高脂血症等均可诱发和加速听觉功能减退和认知障碍，对于老年人，保持良好的生活习惯，戒烟忌酒，加强锻炼，能在一定程度上避免 ARHL 和认知障碍的发生，这也是治疗的基础。患者教育是改善老年人听力与认知健康的干预措施中不可或缺的基础部分。

根据世界老年痴呆症报道，全世界有 4600 万痴呆症患者，预计每 20 年会增加一倍的病例数。尽管目前尚无能有效预防或延缓痴呆进展的方法，但通过治疗合并的疾病、积极控制症状使患者尽可能投入社会生活是目前的共识，其中，ARHL 不仅是痴呆最常见的合并疾病之一，也是老年痴呆患病率增加的首位可调控的高危因素，且听觉障碍会显著影响功能训练的效果和患者的社会活动。多项研究均表明，针对听觉及认知障碍的干预措施也许能够极大程度地延缓认知障碍的进展，提高老年性认知功能障碍患者的生活质量，这需要听力学家、神经科医生及言语康复训练师合作提供结构化的干预措施。

26. 耳鸣

耳鸣一词源于拉丁语"tinnire"，意思是"鸣响"，几乎每个人一生中都至少经历过一次耳鸣，虽然大多数情况下，这种耳鸣会在几秒、几分钟或几小时后消失，但相当一部分人的耳鸣持续，并影响生活。声音在人类的生存中很重要，不仅对语言的发育和交流起重要作用，还有重要的警示作用，经验会赋予声音不同的含义，因此不同声音会引起不同的情绪反应。耳鸣虽为无意义的声音，但同样会引起各种不同体验，包括各种情绪反应、压力、睡眠障碍、注意力不集中等，部分耳鸣可严重影响患者生活质量。

根据耳鸣是否有客观声源，可分为客观性耳鸣和主观性耳鸣。客观性耳鸣（objective tinnitus）是指有真正的物理性声波振动，可被他人觉察或用仪器记录的耳鸣（详见客观性耳鸣一节）。

主观性耳鸣（subjective tinnitus）则是指没有外界声源时出现的无意义的声音感受，没有真正的物理性声波振动，无法被外人觉察或用仪器记录的耳鸣。主观性耳鸣和客观性耳鸣的治疗原则完全不同，本节主要介绍主观性耳鸣。

26.1 概念

很多人都曾感受过短暂的"耳内噪声"，指伴有暂时听力下降的突发耳内噪声，常单侧随机出现，无预兆，发作时可伴耳闷感，多持续1分钟左右消失，这种一过性耳内噪声也称为短暂的自发性耳鸣。2014年美国耳鸣指南中将其列为正常生理现象。而病理性耳鸣定义一直未统一，一般认为持续5分钟以上且1周内反复出现的耳鸣才属病理性。

26.2 流行病学

有关耳鸣的流行病学曾有很多研究，但耳鸣是主观症状，流行病学调查中最重要的是对耳鸣问题的设计和调查方式：英国通过邮寄方式对 17 ～ 80 岁人群进行调查，调查表定义耳鸣为"持续超过 5 分钟的耳鸣"；瑞典的研究也是邮寄调查表，将耳鸣定义为"常常或一直发生的耳内噪声"；美国则采用家庭调查，且将耳鸣定义为"过去 12 个月内耳内或脑内出现奇怪声"；挪威的研究则采用患者自填调查表的方式，因此不同的研究数据较分散。耳鸣的患病率在 7.6% ～ 20.1%。美国耳鸣的终生患病率为 25.3%，至少每天 1 次的或经常出现耳鸣的患病率是 7.9%，且这个数字可能过于保守，因只有 10% ～ 15% 的耳鸣患者寻求医疗帮助。耳鸣是非常常见的全球性问题，McCormack 对 1980—2015 年文献进行回顾分析，发现耳鸣的患病率为 5.1% ～ 42.7%，随着年龄增长和噪声暴露时间的延长有所增加。我国尚无全国范围的耳鸣流行病学研究，但曾进行过小范围的研究，显示中国人耳鸣患病率为 10% ～ 15%。郑亿庆等在广东省的调查结果显示城市耳鸣人群中 25% 的耳鸣患者主诉耳鸣影响日常生活，1% ～ 3% 的耳鸣患者表示受到严重影响。耳鸣及其相关的疾病会造成巨大的经济损失。美国退伍军人事务部针对耳鸣和听力障碍的年度伤残补偿金额 2009 年超过 20 亿美元，是美国从伊拉克和阿富汗战场归来的退伍军人中最常见的主诉，预计这个数字还将进一步增加。瑞典大型前瞻性队列研究显示因耳鸣造成病假的比例是其他疾病的 3 倍，且耳鸣患者自杀的风险较无耳鸣人群高 10 倍。

26.3 发生的危险因素

（1）年龄

尽管不同的横断面研究获得的耳鸣患病率有一定差别，但一致认为，随年龄增加，耳鸣的发病率增加，文献中老年人耳鸣患病率在 20% ～ 31.4%，值得注意的是，不同研究都显示耳鸣在一定年龄达到高峰，其后发病率降低。Sindhusake 认为 65 岁前耳鸣发病率随年龄增加而增加，65 岁后有下降趋势。也有研究认为 60 ~ 79 岁耳鸣发病率达高峰，其后下降。原因一是耳鸣和心血管疾病病因相似，具有相同危险因素的耳鸣患者可能寿命较短；二是随年龄增加，身体状况下降，耳鸣已不是老人最严重的负担；三是噪声在耳鸣的发病中很重要，随年龄增加，职业及生活噪声的影响下降，故耳鸣的发病率有所降低。

（2）听力下降

耳鸣发生的另一危险因素即听力下降，针对年轻耳鸣患者的一项研究多因素分析发现年龄、性别和耳鸣之间都无明显线性相关，与听力损失（$OR=3.20$）的相关性最明显，听力损失使耳鸣发生风险增加 2 倍。听力下降可能和多种因素有关，包括年龄、噪声、耳部感染等，故听力损失是所有高危因素的最后通路，是耳鸣最相关的危险因素。听力损失和耳鸣的相关性尤其在年轻人中更明显（65 岁为分界）。研究显示患耳鸣的风险与听力下降的程度呈正相关，PTA 每增加 5 dB，耳鸣的发生率提高 17%，与 3000 Hz 和 6000 Hz 阈值关联性更大。听力损失除与耳鸣的发病有关外，也影响耳鸣的自然转归，研究显示在 481 例有耳鸣的人群中，5 年后 346 例（81.6%）仍有耳鸣，78 例耳鸣消失；和持续存在耳鸣的人群相比，听力损失的发生率有差别（44.9% *vs*. 32.1%），伴听力下降的耳鸣相比听力正常的耳鸣更难消失。

（3）性别

性别对耳鸣的影响一直有争议，挪威一项大型调查显示 21.3% 的男性主诉耳鸣，女性则只有 16.2%，其中 9.6% 的男性和 9.3% 的女性为低强度耳鸣；7.3% 的男性和 4.8% 的女性为中等强度耳鸣；4.4% 的男性和 2.1% 的女性主诉耳鸣严重。75 岁以下的耳鸣患者中男性患病率高，

75 岁以上的耳鸣患者中男女患病率相似，这点和心血管疾病的患病率发生规律类似，提示耳鸣可能和心血管疾病拥有共同的发病因素。虽大部分流行病学数据显示男性发病率高，但均为单因素分析，考虑其他因素后，发现男女发病无明显差别，甚至有时男性发病率偏低。男女分别拥有不同的耳鸣高危因素，雌激素可对女性很多方面产生影响，对听觉系统有一定保护作用；男性耳部感染也和耳鸣发生相关，而性别和耳部感染明显相关，中耳炎可能因病史长影响内耳，从而出现耳鸣；非西班牙籍白人男性，身体指数（BMI）$\geqslant 30 \ \mathrm{kg/m^2}$，伴有高血压、糖尿病、血脂异常或焦虑的患者耳鸣患病率明显增高，因此男性和耳鸣的相关性，可能不是因为性别，而因噪声、感染、外伤这些危险因素可能在男性较多。还有一些危险因素也有性别差异，如女性饮酒和耳鸣发生之间存在负相关，而男性则不明显。

（4）其他可能危险因素

其他危险因素包括头部外伤、吸烟史、关节炎病史、中耳炎及鼻窦病史、严重的颈部外伤、偏头痛等。头部外伤是耳鸣的危险因素，提示中枢在耳鸣中参与。关节炎和耳鸣的发生有关，虽可能与使用NSAID 药物有关，但即使考虑了药物因素，关节炎仍是耳鸣的独立危险因素，提示系统性炎症可能影响耳鸣。抑郁与耳鸣之间的相关性十分复杂，耳鸣的突然发生可能引起抑郁，它们之间存在恶性循环。

和耳鸣相关的因素中，没有一项是独立诱发因素，各个因素之间互相影响，互相作用，在耳鸣的发生中共同起作用。

26.4 耳鸣的自然病程

美国慢性耳鸣指南中一个重点是建议将急性发作的耳鸣和慢性耳鸣进行鉴别，指南认为急性发作的耳鸣在 6 个月内有缓解的可能，应避免昂贵、费时的检查和治疗。研究中 28% 的急性耳鸣患者（短于 6 个月）仅在健康教育下，或只经数月观察后缓解，尤其是病史较短的年轻患者。急性发作的耳鸣随时间延长，会逐渐减轻，一方面耳鸣强度可能减弱；另一方面患者对耳鸣产生适应，对耳鸣的感受度降低，其实可能耳鸣的响度并未减轻。

指南中强调长于 6 个月的持续性的非代偿性耳鸣自我缓解的概率较小，但确有纵向研究显示 481 例耳鸣患者，5 年后 346 例（81.6%）仍有耳鸣，耳鸣的自然缓解率约 20%，研究中虽未对耳鸣病史进行分期，但以慢性耳鸣为主。耳鸣的程度也有一定波动，初次调查时为轻度耳鸣的患者，5 年后 39.6% 的患者进展为中度耳鸣，5.9% 的患者进展为严重耳鸣；相反，开始为重度耳鸣者，一半以上 5 年后减轻，51.8% 的患者减轻为中度耳鸣，3.6% 的患者减轻为轻度耳鸣。总体来讲，随病程的延长，一半左右的耳鸣患者会减轻。

耳鸣自然病程的研究大部分都未采用随机临床试验设计，但有行为认知疗法的研究中采用了随机临床试验设计，对这 11 项研究进行荟萃分析显示 314 例患者观察 6 ～ 12 周，采用量表评价，耳鸣减轻 3% ～ 8%；对耳鸣问卷表（tinnitus questionnaire，TQ）、耳鸣障碍量表（tinnitus handicap inventory，THI）和耳鸣反应问卷表（tinnitus response questionnaire，TRQ）等待前后的得分进行比较，平均得分分别降低 7.39%、8.94%、2.45%。结论：首先告知患者现有新疗法，耳鸣可治，但因患者过多，需等待一段时间（这本身也属于一种治疗），耳鸣的心理症状会有减轻。这和大宗心理调查研究结果类似，相当比例急性焦虑和抑郁症状等待一段时间，症状都会有所减轻。

27. 客观性耳鸣

客观性耳鸣（objectivity tinnitus）是指有真正的物理性声波振动、可被他人觉察或用仪器记录的耳鸣，但部分有客观声源的体声因强度较小，难以被他人察觉，这部分耳鸣属于客观性还是主观性耳鸣尚有争议。本节中将有客观声源的耳鸣均列为客观性耳鸣。客观性耳鸣的声源来源大概分为 3 种，包括血管、肌肉及呼吸源性，其中血管源性客观性耳鸣最常见，也是本节介绍的重点。

27.1 血管源性客观性耳鸣

血管源性客观性耳鸣表现为和患者心跳一致的搏动性耳鸣，耳鸣患者中占比不足 10%，大部分搏动性耳鸣为单侧发病，少部分全身血管病变或颅内中线部位血管病变（如上矢状窦动静脉瘘）可表现为双侧搏动性耳鸣。经细致全面的检查，70% 的血管搏动性耳鸣可明确病因。血管搏动性耳鸣源自血管内血液流动，正常情况下，血液流动的声音并不能被听到，以下 3 种情况可引起血管搏动性耳鸣：①血管内产生异常声音，包括各种原因引起的血液流动加速或血流形成湍流，血流声较正常增大，如甲亢、贫血、妊娠等可引起血流加速，血管局部扩张则可能形成湍流。②声音感受异常，包括内耳第三窗疾病、分泌性中耳炎、乳突乙状窦骨壁部分缺损等，可感受到正常或异常血液流动声音。③偏头痛、颅内高压等全身因素。临床上，按照搏动性耳鸣病变来源进行分类更实用，分为动脉源性、静脉源性和其他病因。

（1）动脉源性搏动性耳鸣　其强度不会因指压颈内静脉试验而改变，且体外听诊时易发现杂音。

1）颈动脉粥样硬化：是引起动脉源性搏动性耳鸣最常见的病因，尤其是存在高血压、糖尿病、冠心病、脑血管疾病、高脂血症或吸烟等高危因素的中老年患者，客观性搏动性耳鸣可为该类患者的首发症状，患者多存在动脉重度狭窄，狭窄部位血流发生湍流进而导致耳鸣。其次，颈动脉纤维肌性发育不良也是动脉源性搏动性耳鸣的重要原因之一，是一种病因不明的非动脉粥样硬化性、非炎性的血管病变，中年女性多发，主要累及中小血管，使管腔狭窄，头颈部血管中以颈内动脉最常受累。此外，颈内动脉内膜剥脱，动脉异位，镫骨动脉未闭、畸形等都可出现动脉源性搏动性耳鸣。

2）动静脉畸形及瘘：硬脑膜动静脉瘘是一种常见的颅内动静脉畸形，颅内动静脉畸形中占 10%～15%，常累及横窦和乙状窦，其次是海绵窦。可表现为颈外动脉、颈内动脉、椎动脉脑膜支等供血动脉与相应部位引流静脉吻合形成瘘。动静脉瘘的形成多源于静脉窦血栓形成和闭塞，血栓可能是自发性或继发于外伤、肿瘤、手术及感染等。血管栓塞后由于代偿机制，侧支循环建立，从而引起动静脉吻合，即动静脉瘘。该类患者常有患侧硬脑膜静脉窦的血管杂音和客观性搏动性耳鸣。与颅内动静脉瘘相比，颅外动静脉瘘引起搏动性耳鸣较少。

3）高血流动力状态：甲亢、贫血、妊娠、高血压等都可引起高血流状态。

4）Paget 病及耳硬化症：耳硬化症引起的耳鸣，多为非搏动性，但也有少部分是搏动性，可能是由于正常血管、耳硬化骨组织血管、黏膜血管之间产生交通。Paget 病致搏动性耳鸣可能继发于新血管形成和动静脉瘘形成。

5）桥小脑角血管神经压迫：常表现为高频滋滋声，MRI 检查发现第八颅神经处有血管襻压迫，卡马西平治疗常有效，发生机制可能是血管压迫神经后导致神经周围髓鞘融解及神经发生重组，神经元放电增加所致。但也有研究发现，无耳鸣症状人群与耳鸣患者冗长血管襻压迫蜗神经的发生率相近，进而认为血管襻压迫内听道内蜗神经与耳鸣发生之间无直接关系。要慎重选择手术适应证，评估手术风险与取得的疗效是否值得选择手术。

（2）静脉源性搏动性耳鸣　1977 年 Otto 首次提出静脉源性搏动性耳鸣的概念，其产生机制一般为横窦 - 乙状窦 - 颈内静脉系统内血流增加或湍流，按压患侧颈内静脉或将头转向患侧时耳鸣强度会减弱甚至完全消失。

1）良性颅高压综合征（benign intracranial hypertension，BIH）：是静脉源性搏动性耳鸣常见原因之一，年轻肥胖女性多发，头痛、短暂性视物模糊及搏动性耳鸣为颅内压增高典型三联征，有时搏动性耳鸣可为其唯一临床表现，部分患者还会并发听力下降、眩晕、耳胀满感等其他症状。BIH 引起的搏动性耳鸣常为单侧。该病的病理生理学机制不明确，目前推测可能与脑脊液生成增加、脑脊液吸收异常、特发性脑水肿或静脉窦闭塞等因素有关。一些疾病如肥胖、贫血、红细胞增多症、皮质激素异常、甲状旁腺功能减退、甲状腺功能亢进、垂体腺瘤、尿毒症、维生素 A 过多和维生素 D 缺乏等可能与之相关，同时，一些药物如喹诺酮类抗菌药物、类固醇或苯妥英钠等也可引起该病。影像学较特征的表现包括空蝶鞍等；腰椎穿刺测量脑脊液压力为确诊的直接依据，通常 BIH 患者脑脊液压力增高至 250 mm H_2O 以上而脑脊液细胞学检查正常。

2）乙状窦相关病变：乙状窦相关搏动性耳鸣（sigmoid sinus associated pulsatile tinnitus，SSAPT）是目前研究最多的搏动性耳鸣，包括多种情况，乙状窦憩室、乙状窦骨壁缺损、横窦乙状窦交界区狭窄、乙状窦区膨大、乙状窦异常交通血管等均可导致患者出现搏动性耳鸣，其中乙状窦憩室和乙状窦骨壁缺损是两种常见类型。乙状窦憩室是指乙状窦血管壁局部突入乳突气房或乳突骨皮质，形成囊袋状结构；2000 年 Houdart 等首次提出"乙状窦的硬脑膜血管瘤"是一种新发现的引起搏动性耳鸣的原因。2002 年 Sanchez 等首次将其称为乙状窦憩室。2007 年 Oto 等报道类似病例并沿用"憩室"的名称。乙状窦憩室形成搏动性耳鸣的机制可能是乙状窦憩室内血液发生涡流，增加对局部管壁的撞击力；同时，乙状窦与乳突气房之间骨质缺损，使乙状窦自身搏动引起中耳乳突腔空气的振动，从而被患者感知。据报道，乙状窦憩室在静脉源性搏动性耳鸣中占 22%，但目前尚缺乏大宗病例资料。上述两种病变多发生于静脉回流的优势侧。虽乙状窦憩室和（或）乙状窦骨壁缺损可引起搏动性耳鸣，但乙状窦憩室或骨壁缺损同样存在于正常人群中，这表明乙状窦解剖异常并不一定会引起搏动性耳鸣。颞骨气化良好及含气是引起乙状窦源性耳鸣的重要条件之一。小气房使声音传导能力下降，故气化不良小气房包绕在乙状窦周围构成声学屏障，阻碍乙状窦壁振动传导至耳蜗。值得注意的是，骨壁缺损，CT 测量往往比实际缺损明显要大，可能是因为随着 CT 使用时间延长，球管老化，使得 CT 测量值出现偏差；或由于物理光学系统精度的限制及图像重建过程中要损失部分数据，显示和测量微小结构造成误差，可将缺损周边菲薄的骨板误诊断为缺损。

SSAPT 的诊断主要依据明确的病史、仔细的查体及典型的影像学检查结果。根据既往文献报道，SSAPT 的诊断要点包括：①与脉搏节律一致的搏动性耳鸣症；②鼓膜像正常；③按压患侧颈部（压颈试验），耳鸣可消失或基本消失；④影像学检查发现乙状窦区解剖异常；

⑤排除其他引起搏动性耳鸣的原因（如特发性颅内高压、乳突导静脉异常等）。SSAPT 与特发性颅高压均高发于青中年肥胖女性，而搏动性耳鸣的症状和乙状窦的解剖异常在特发性颅高压患者中高发，因此SSAPT 可能是特发性颅内高压的临床表现之一。这部分患者，单纯行乙状窦重建术不仅不能纠正患者的颅高压，且术后还可能出现因乙状窦受压引起血液回流受阻，加重颅高压的症状。故 SSAPT 患者术前需排查颅内高压。

3）鼓室球瘤和颈静脉球瘤：副神经节瘤是新生物致搏动性耳鸣最常见的原因。其起源于与神经伴行的血管球体（副神经节），其中颈静脉球瘤、鼓室球瘤和颈静脉–鼓室球瘤是引起搏动性耳鸣的常见原因。颈静脉球瘤的来源是颈静脉球体外膜的副神经节，若其向上突入鼓室，则称颈静脉–鼓室球瘤，CT 可见颈静脉窝扩大和周边骨质吸收破坏，MRI 上有"盐和胡椒"征。鼓室球瘤是源于迷走神经耳支和舌咽神经鼓室支的副神经节瘤，多发于鼓岬，透过鼓膜可见淡红色搏动性鼓室内肿块，CT 及 MRI 可协助诊断。

4）颈静脉球异常（颈静脉球高位或鼓室底壁裂缺）：颈静脉球高位引起搏动性耳鸣的原因尚未完全明确，可能与血流动力学变化相关。亦有学者认为单纯的颈静脉球高位并不能引发搏动性耳鸣，但若并发颈静脉球窝骨质缺损，则会引发搏动性耳鸣。颈静脉球高位通常以其与鼓环下界、耳蜗底转、圆窗下界位置关系来判定，而最常用的是以耳蜗基底转下缘为标准。颈静脉球高位和大颈静脉球、畸变或变形颈静脉球等同归为颈静脉球异常，临床特征为鼓室底壁骨质缺损，颈静脉球突入鼓室超过骨性鼓环，与鼓膜和听骨接触或阻塞圆窗，引起搏动性耳鸣、听力下降、鼓膜下部发蓝。

5）静脉优势回流侧静脉窦管径差异：窦腔前有狭窄、后有扩张的结构或窦腔直径正常，但远端明显扩大可能是静脉搏动性耳鸣形成的解剖基础。如静脉优势回流侧颈静脉球明显扩大、枕窦和岩下窦直径正常或明显纤细，都会形成直径差，快速血流冲击颈静脉球就会出现涡流而导致血管源性耳鸣的发生。

6）乳突导静脉异常：乳突导静脉扩大目前尚没有统计的定义，Forte 的研究表明人群中 60% 乳突导静脉直径 < 2.0 mm，25% 直径在 2.0 ～ 3.5 mm，15% > 3.5 mm。乳突导静脉扩大导致的搏动性耳鸣，按压耳后乳突区，耳鸣常可减弱甚至消失可作为诊断的依据之一。

（3）其他引起搏动性耳鸣的病因

目前已知的原因包括分泌性中耳炎、内耳第三窗疾病、偏头痛等。分泌性中耳炎因中耳液体渗出，发生堵耳效应，低频骨导听阈变好，同时正常体声不能通过咽鼓管释放，可听到血管搏动声。上半规管裂综合征由 Minor 等于 1998 年报道，上半规管表面位于中颅窝的部位缺乏骨质覆盖，表现为受强声刺激或中耳、颅内压增高时引发眩晕，可伴有低频听力下降或自听增强，即患者能听到自己的脉搏（搏动性耳鸣）、走路时的脚步声或自语声，更有患者因自听增强，不敢大声讲话和唱歌。此外，有研究推测，偏头痛也是搏动性耳鸣原因之一。有关偏头痛和搏动性耳鸣的研究不多，有文献报道既有偏头痛又有耳鸣的患者中出现搏动性耳鸣的比例为 1.9%（16/145），其中 11 例通过偏头痛饮食或联合药物治疗后搏动性耳鸣和头痛均有所缓解。偏头痛引起搏动性耳鸣的机制目前还不清楚，可能和偏头痛引起的中枢听觉敏感有关，也可能和偏头痛导致的血管扩张有关。

（4）血管源性搏动性耳鸣诊疗流程

1）病史采集：搏动性耳鸣患者的病史采集包括耳鸣发生前是否有诱因，如外伤、疾病等；耳鸣的部位，左耳、右耳或颅内；耳鸣的持续时间，耳鸣声是否与脉搏节律一致；耳鸣声音的特点，动脉性搏动性耳鸣声常呈粗糙、尖锐的声音，静脉性搏动性耳鸣声为节律明显的嗡嗡样机器声；耳鸣加重或减轻因素，是否与体位相关，扭头是否改变耳鸣音调等；是否伴有其他症状，如耳聋、眩晕等；是否伴有其他全身症状，如甲亢、贫血、偏头痛等；耳鸣影响患者工作生活的严重性；既往治疗情况；患者的既往史、个人史和家族史等。

2）体格检查：视诊包括外耳道、鼓膜、眼底检查等。耳镜检查可排查外中耳病变（如外中耳新生物、中耳积液等）。鼓室内肿块常见原因为鼓室内肿瘤、颈静脉球高位等，可根据肿块颜色做出初步判断。

触诊应重视耳周及颈部。耳周震颤可能是动静脉畸形所致；触诊颈部是否有肿块或结节，初步排查可能存在的甲亢或是颈部肿块等；分别对颈部两侧血管区做指压试验，能初步判定是动脉源性还是静脉源性，静脉源性搏动性耳鸣的强度可因压迫同侧颈内静脉而消失或明显减轻，而动脉源性搏动性耳鸣其强度不因此法改变。

听诊的区域包括耳道、耳周、颞眶、颈部和胸部。绝大多数情况下，其共同特点是在距离病变最近的体表位置听诊可获得与心脏跳动一致的吹风样杂音，如海绵窦区的 AVF 根据瘘血引流的方向不同，可在同侧或对侧眼球表面和眶上听到搏动性杂音；前颅凹或后颅凹的 AVF 可在眶上、颞区或枕后位置闻及杂音。由于静脉窦内血流杂音的分贝数较小，一般情况下静脉系统的耳鸣在体表听诊难以获得。

另外，神经系统检查和眼底检查也是必要的。如副神经节瘤可侵犯颅神经，引起相应症状，尤其是外展神经、面神经和听神经，而良性颅内高压综合征可出现视乳头水肿。

3）纯音测听：客观性搏动性耳鸣和主观性耳鸣不同，多不伴相关听力下降。部分静脉源性搏动性耳鸣若检测到 20 dB 及以上的低频听力损失，若与耳鸣相关，则指压患侧颈内静脉，重复检测可发现听力改善。

4）影像学检查：影像学检查在搏动性耳鸣的诊断中非常重要，基于不同影像检查方法的优势及局限，建议对搏动性耳鸣进行影像学检查，路径包括以下类型。

①一般搏动性耳鸣患者：首选"一站式"颞骨双期增强 CT 检查，观察动脉、静脉及骨质异常改变，若发现静脉早显或硬膜窦边缘毛糙，行 DSA 进一步检查；如疑肿瘤，可行常规内耳 MRI 检查。虽国内搏动性耳鸣指南中推荐使用颞骨双期增强 CT 检查，但从搏动性耳鸣病因分析，头颈部双期增强 CT 可能检查范围更加全面，可涵盖包括颈部血管狭窄、矢状窦等结构。

②碘对比剂过敏患者：在行颞骨 HRCT 的同时行常规头颅 MRI 和增强 MRA/V 检查，综合显示骨质和血管异常改变。

③CT、双期增强 CT 和 DSA 均未发现异常者，行内耳 MRI 明确有无内听道小肿瘤或血管襻压迫蜗神经。

影像学检查评估指标：包括 12 个常见病因指标：乙状窦骨板缺损；乙状窦憩室伴或不伴乙状窦骨板缺损；乙状窦内充盈缺损；颈静脉憩室突入下鼓室和（或）乳突气房；脑回流静脉对比剂反流；脑回流静脉提前显影；上半规管裂口紧邻血管；颞骨区及颅内肿瘤；颞骨内颈内动脉瘤样扩张；颞骨内异常走行血管伴骨板缺损；颈部动脉狭窄；是否存在空蝶鞍。

5）血液学检查：怀疑甲亢、贫血及其他血液流变学有改变的患者，进行相应血液方面检查。

（5）血管源性搏动性耳鸣的治疗

1）手术治疗：责任血管明确的搏动性耳鸣，如动静脉畸形、动静脉瘘、乙状窦憩室、鼓室球瘤等疾病，行责任血管结扎或瘤体切除常可减轻症状或治愈。介入治疗困难的动静脉畸形和动静脉瘘者，亦可考虑手术切除。

血管憩室及周围骨壁缺损致搏动性耳鸣者可通过骨壁修补及憩室还纳，如乙状窦重建术、中耳下壁重建术等，使耳鸣减轻或消失。近年来 Oto 等采用"乙状窦重建术"来治疗患有乙状窦憩室的患者，在乙状窦外侧壁用颞肌筋膜填塞或骨蜡修补，术后患者耳鸣均消失。此类手术对于乙状窦憩室的疗效确定，但对于单纯乙状窦骨壁缺损疗效尚不确定。此外，颈静脉球高位或鼓室下壁裂缺，可用乳突骨皮质、自体软骨或骨蜡等行中耳下壁重建。

特发性搏动性耳鸣必要时可行颈内静脉结扎，但该手术疗效不肯定，且有颅内压升高的风险。良性颅内高压综合征可行胃旁路手术和胃减容手术，腰椎蛛网膜下隙－腹腔分流术降低脑脊液量可达到降颅压的效果。耳硬化症可通过镫骨手术减轻耳鸣。中耳积液引起的搏动性耳鸣可通过穿刺抽液或鼓膜置管缓解症状。

2）介入治疗：血管内介入治疗多用于颅内外动静脉畸形和动静脉瘘、乙状窦憩室、动脉狭窄、横窦狭窄等疾病。相对于外科治疗，血管内介入治疗的优点为局麻操作、微创、定位精细、疗效稳定、恢复快、危险性低、并发症少等。但由于其血管内操作的特性，血栓形成的风险较外科手术大，且不能对缺损的骨壁进行修补。

3）药物治疗：通常针对原发病的药物治疗，良性颅高压综合征可使用乙酰唑胺、呋塞米等药物，同时建议患者减重、改变生活方式，必要时手术降低颅内压。贫血、高血压、糖尿病、Paget 病、偏头痛可予以内科药物治疗，病因不明的搏动性耳鸣可用利多卡因、抗癫痫药、镇静剂、抗抑郁药物等治疗，但疗效缺乏有效临床证据。

4）其他治疗：对于病因不明者，可通过耳鸣习服疗法、掩蔽疗法、重复经颅磁刺激治疗及电刺激疗法等方法进行治疗。搏动性耳鸣早期诊疗及耳鸣宣教，有利于避免耳鸣带给患者的困扰和极端情绪。

27.2 肌源性客观性耳鸣

肌源性耳鸣指因为中耳肌或腭肌痉挛引起的耳鸣，累及的肌肉主要包括鼓膜张肌、镫骨肌、腭帆张肌和腭帆提肌，目前研究较多的以中耳肌肉为主，中耳肌阵挛（middle ear myoclonus，MEM）是鼓膜张肌和镫骨肌异常运动所致的少见耳鸣，MEM 人群中发生率不明，明尼苏达的奥姆斯特德县人群中的流行病学研究显示平均年发病率（1976—1990 年）是 1.3/100 000。鼓膜张肌和镫骨肌均为横纹肌，分别受三叉神经运动支和面神经镫骨肌支支配。鼓膜张肌收缩时，鼓膜向内拉紧使鼓膜紧张度增加，并相应地引起镫骨足板推向前庭窗，镫骨肌收缩时牵引镫骨头向后内拉紧，足板前部翘起，因不同阵挛引起的鼓膜运动幅度和部位的差异，鼓膜张肌引起的肌源性耳鸣多为咔嗒声，镫骨肌阵挛多为嗡嗡声，但临床也有很多其他描述，如悸动、叩击、像蚱蜢一样噼啪作响、冒泡、滴答、抽搐、吹鼓样的砰砰声、像蝴蝶样扇动、嗖嗖地或喷涌而出等。耳鸣常有节律性、规则性或不规则性、连续性或间断性、单侧或双侧。频率、音高和强度在个体内部和个体之间均不同。耳鸣常是客观的，检查者也能感觉到，但也可是主观的，只有患者能感觉到。MEM 男女发病类似，任何年龄均可发生，多见于

30岁，肌源性耳鸣的患者常经数年才得以确诊，该病能否自愈难以确定。可能有3个机制参与肌源性耳鸣的发生：①中耳肌阵挛收缩的声音传至内耳；②中耳肌阵挛收缩引起鼓膜振动，从而引起声音感觉；③中耳肌阵挛收缩使听骨链振动引起声音感觉。

临床表现可疑MEM的患者，首先进行耳鸣听诊，其次所有的患者都应行鼓膜的显微镜检查，以免遗漏鼓膜的细微运动，观察腭部肌肉运动，是否存在和耳鸣一致的异常运动。长时间声导抗检查可能出现锯齿状鼓室图。在考虑MEM的诊断时，要注意进行鉴别诊断，也要努力寻找可能引起中耳肌阵挛的原因，如中枢血管、感染性和脱髓鞘疾病及焦虑、创伤和肿瘤疾病需排除。出现精神状态异常、癫痫发作、共济失调或其他运动障碍、全身性肌阵挛综合征都需适当转诊。

根据症状的严重程度、年龄和相关的医疗条件，以及患者的需要量身定制治疗方案。首先向患者解释病情，尤其需说明该病并非恶性疾病，一般无严重不良后果，缓解患者的焦虑紧张。可选择保守治疗，文献中可见的药物包括苯二氮䓬类、卡马西平、肌松剂、肉毒毒素。保守治疗虽可获得一定程度的短期疗效，但很难持久，且很难痊愈，同时也要注意药物的不良反应。

大多数研究建议当患者病情严重时，局麻下对中耳进行探查。目前还没有明确、客观的方法区分鼓膜张肌还是镫骨肌阵挛，既往面神经麻痹/损伤史的患者可提示镫骨肌阵挛可能性大。因此探查术建议在局麻下进行，局部麻醉的优势在于患者可确定症状是否在每次腱鞘松解术后都能得到缓解。如未见肌收缩，应考虑对两种中耳肌进行肌腱松解术。理论上存在术后发生听觉过敏的风险，但尚未在文献中报道。

此外，放松治疗、心理治疗、耳鸣掩蔽治疗、生物反馈治疗也有报道，放松治疗针对压力相关的肌源性耳鸣效果较好。

27.3 呼吸源性客观性耳鸣

呼吸源性客观性耳鸣主要见于咽鼓管异常开放症（patulous eustachian tube，PET），该概念最早于 1864 年由 Schwartze 提出，他描述了鼓膜与呼吸同步运动的特征性体征。咽鼓管失去正常静态时的闭合功能，管腔及开口持续开放，导致鼓室压随呼吸气流升降，使鼓膜内外扇动。PET 的主要症状为耳闷胀感、自听增强、听到与自身呼吸脉搏等生理活动一致的声音。深呼吸、跑步后、擤鼻、吞咽时加重，低头、弯腰、卧位时症状减轻。可在呼吸或擤鼻时看到鼓膜同频运动。PET 曾被认为是一种临床罕见疾病，但近年来关于 PET 的临床特征、病理机制、诊断和治疗的研究渐增，报道的发病率为 0.3% ～ 6.6%。与阻塞性咽鼓管功能障碍相比，PET 易被漏诊。常见的病因包括：①咽鼓管萎缩，体重下降、大量出汗、低血压、衰老、鼻咽癌放疗、萎缩性鼻炎及鼻咽部术后瘢痕可引起咽鼓管黏膜、黏膜下层弹力纤维及 Ostomann 脂肪垫萎缩，咽鼓管失去维持其闭合状态所需要的组织压力，而导致咽鼓管不能闭合或闭合不良。②咽鼓管表面活性物质生成增多，当妊娠、口服雌激素、口服避孕药时体内雌激素水平增高，使咽鼓管表面活性物质生成增多；③其他，包括变态反应、胃食管反流、颞下颌关节综合征、吹奏管乐、畸形、外伤、上颌牵引术、咽喉手术等少见病因。④三叉神经第三支受损，咽鼓管主动开放主要和腭帆张肌收缩有关，而腭帆张肌受三叉神经第三支下颌神经支配。

咽鼓管异常开放的诊断主要依靠症状，耳闷、自听过强、可听到与呼吸同步的呼吸声是主要症状，但咽鼓管阻塞患者也会出现类似症状，两者的鉴别主要在于：①咽鼓管阻塞的患者喜捏鼻鼓气，增加鼻咽部压力，促使咽鼓管开放，而咽鼓管过度开放的患者，则喜吸鼻，造成短暂的鼻咽部负压，促进咽鼓管闭合。由于反复吸鼻，咽鼓管异常开放的患者阻抗检查会出现 C 或 B 型曲线，这也是咽鼓管异常开放易伴胆脂瘤的原因。②咽鼓管异常开放和体位关系很明显，低头及平躺耳闷明显减轻，与体位改变时咽鼓管静脉充血有关，头颈于水平位时静脉血流增加。

咽鼓管异常开放的治疗：间断出现症状者，可不予干预，持续出现、影响生活者，建议从三方面尝试，即生活管理、保守治疗和手术治疗。生活上可从增加体重、放松、调节三叉神经功能着手，增加咽鼓管周围脂肪垫的体积，放松神经，避免腭帆张肌过度紧张收缩。

保守治疗包括盐水冲洗鼻腔，口服镇静剂，局部使用雌激素滴剂、水杨酸 - 硼酸粉和黏液增稠剂。然而大多数这些干预措施只是起到短暂疗效。文献中介绍鼻咽部生理盐水冲洗方法：仰卧，鼻孔尽量向上，每鼻孔滴生理盐水 3 ～ 5 mL，尽量将咽鼓管咽口泡于盐水中，每天 2 ～ 3 次。

咽鼓管异常开放最常见的术式包括咽鼓管阻塞、咽鼓管软骨填塞、烧灼、缝扎、咽鼓管成形术。不同的研究中采用的评价标准不同，有效率差别较大（22% ～ 100%），最常见的并发症似乎是中耳积液，部分患者可能需要鼓膜置管。在缓解 PET 症状和引起中耳积液之间似乎空间很窄，目前还不确定哪种术式更易出现并发症，是否与术前筛选及手术技巧有关。虽目前大多数研究多为小样本群体，但累积的数据似乎表明外科干预是治疗顽固性 PET 的一种可行手段。

鼓膜成形术增加鼓膜厚度的方法也可用于 PET 症状的处理。鼓膜比鼻咽通气口更易暴露，鼓膜成形术作为一种外科技术是安全的，且为耳鼻咽喉科医生所熟悉。此外，术前贴补试验是预测手术效果的有效方法。

28. 主观性耳鸣

28.1 发病机制

有关耳鸣最早的文字记载见于 3600 多年前古埃及，公元前 5 ～ 4 世纪，古希腊希波克拉底（Hippocrates）描述了耳鸣，认为耳鸣主要是静脉搏动引起的。我国经典医著《黄帝内经》的《灵枢·口问篇》中记载 "人之耳中鸣者，何气使然？岐伯曰：耳者宗脉之所聚也，故胃中空则宗脉虚，虚则下溜，脉有所竭者，故耳鸣"。认识耳鸣的历史虽很久远，但长时间内对耳鸣的认识都处于混沌状态，近代医学对于耳鸣的认识，分为以下几个阶段。

（1）耳鸣来源于耳

70% ～ 90% 的耳鸣患者伴有可检测到的听力下降，44% 伴听觉过敏。耳鸣多为高频，多同时存在高频听力下降，且患者多无主观感觉听力下降，特别是逐渐听力下降的患者。研究还发现，耳鸣频率多与听力曲线中听力损失最大的频率吻合，多为纯音调耳鸣。突然听力下降，如突聋或噪声性聋，耳鸣也是常见的伴随症状，因此很长时间认为耳鸣的病因是耳部病变，且研究也显示耳鸣患者内耳外毛细胞功能多有一定异常。观察到生活中声音有互相掩蔽的效果，因此很早掩蔽就用于治疗耳鸣。也有尝试通过耳部手术治疗耳鸣的研究，但 414 例听神经瘤患者切断听神经后，仅 40% 耳鸣改善，和安慰剂效果相似；另外，临床中很多听力下降的患者并无耳鸣，而听力正常者在绝对安静环境下也会出现耳鸣。以上这些提示耳部病变不是耳鸣的全部原因。

（2）耳鸣是外周和中枢神经系统共同参与的结果

对耳鸣最具革命性的进步是认识到耳鸣的出现，须有中枢神经系统参与，Tonndorf 是最早的研究者之一，他提出耳鸣的产生与中枢神经系统相关的模型。Jastreboff 首次提出耳鸣的神经生理学模型，认为外周听力损失只是耳鸣的启动因素，继发的中枢听觉皮层通路重组，才是耳鸣产生的原因，认为耳鸣是"中枢重塑性疾病"，而重塑过程中激活的边缘系统引起对耳鸣的负面情绪，是耳鸣慢性化的原因。耳鸣神经生理模型及由此引申出的各种治疗，一直占有重要地位。

已证实成熟的听觉系统仍有重塑能力，调整自身适应听觉环境的任何变化。许多因素可激活听觉神经系统重塑，听觉剥夺是最重要的启动因素，耳或神经病变、缺乏环境声音都可产生听觉剥夺；过度刺激也可激活神经重塑引起耳鸣；一些内源性因素，如炎症等也可能涉及开启神经重塑；外周听力损伤后在听觉系统内、外都会产生以补偿听力损失为目的的神经重塑，重塑的过程中可引起耳鸣。

1）听觉系统内对听力损失产生的神经重塑

听觉系统内的神经重塑可能通过以下机制实现，包括神经的兴奋抑制失调、侧抑制、神经同步化及听觉下行抑制系统功能降低等。

①兴奋抑制失调：单一听神经纤维有兴奋和抑制两种反应，声音同时激活神经纤维的抑制和兴奋反应，听力下降后神经纤维的兴奋和抑制反应失调，神经元抑制降低比兴奋降低更大，从而引起听神经过度兴奋，整个听觉上行通路包括大脑皮层都存在着抑制和兴奋之间的相互作用。

②侧抑制：指相邻近的神经元之间彼此抑制的现象，即当刺激某一个神经元使其兴奋，再刺激其周围邻近的另一神经元时，后者对前者的反应有抑制作用。从外周神经系统到神经中枢的信息处理中，侧抑制都起重要作用。侧抑制在下丘脑特别常见，听力下降后，可记录到下丘脑一些神经元放电率增加，提示听力剥夺降低了上行听觉通路

中三级神经元的抑制，三级神经元都可产生过度兴奋反应，这些电信号被感知，可能就是耳鸣的原因之一。

③神经同步化：在听力正常的动物中，神经元细胞有频率特异性，听觉皮层也呈频率特异性空间排列，听力损失导致初级听皮层排列紊乱，受损区域的听觉皮层细胞开始调整自己的频率向周围频率改变。受损频率周围频率神经元电活动增强可能是耳鸣产生的基础，然而，一个重要的心理声学现象是匹配后的耳鸣频率多与受损频率匹配，而非受损频率周围频率，耳鸣匹配和听力损失频率吻合，提示损伤频率神经同步化可能是耳鸣的原因之一。

④听觉下行系统功能降低：声刺激后，经内侧橄榄耳蜗束交叉至对侧外毛细胞，释放神经递质乙酰胆碱作用于外毛细胞，使膜电位超极化，抑制外毛细胞主动运动。听力损伤发生后，内侧橄榄耳蜗束传出神经功能降低，提高患侧耳外毛细胞功能和听觉系统传入效率。研究显示90%的耳鸣患者的内耳功能，尤其是外毛细胞功能有缺陷，约50%的耳鸣和听觉过敏患者中的外毛细胞功能亢进，可能均与内侧橄榄耳蜗束传出神经功能降低有关。

2）听觉系统外对听力损失进行代偿产生的神经重塑

听力剥夺发生后的即时重塑过程还体现在可激活正常情况下因无效突触封闭的通路。对耳鸣来说这种特性很重要，有迹象表明在某些耳鸣患者中非经典通路以此方式活化。上行听觉通路包括经典通路及非经典通路。经典通路中，丘脑核中的细胞投射到初级和次级听觉皮质，非经典通路则越过初级皮质，直接投射到次级听觉皮层，非经典通路可接收其他系统输入信息的刺激，如躯体和视觉系统的输入。已证实三叉神经核和耳蜗背侧核之间，以及脊髓上部和耳蜗背侧核之间存在确切联系，不同系统的输入信息在耳蜗背侧核整合，但此通路只有在儿童和耳鸣患者中才是激活状态，神经重塑打开正常情况下因无效突触而封闭的通路，也是对听觉输入减少进行补偿。非经典通路的活化，可解释临床上常可看到的躯体对耳鸣的调节现象，颞下颌关节疾病、咀嚼肌疾病、颅颌疾病伴耳鸣并不少见，这些疾病统称为颞颌关节病（TMD），临床中发现治疗 TMD 疾病可减轻耳鸣，也验证了两者间的关系。也有观点认为颞颌关节疾病与偏头痛有关。

3）情绪系统在听力损失和耳鸣中发生的作用

在听觉代偿过程中，涉及的经典通路和非经典通路都可与杏仁核发生重要联系，经典通路和情绪系统的联系为高通路，非经典系统和情绪系统的联系为低通路，高通路的活跃可能和声音的重要特性有关。声音对生存非常重要，起重要的警示作用，听觉系统一直在搜索周围环境中有意义的及可能有危险的声音，无意义或被认为无危险的声音，很快被适应。正常人中低通路不活动，仅在儿童和耳鸣患者中才发现低通路的活动。有研究显示低通路与情绪系统的联系和高通路可能不同，一旦低通路启动，更易引起情绪系统过度反应，引起注意。Jastreboff 认为耳鸣出现后负面情绪的启动是耳鸣慢性化的重要原因，如患者持续关注耳鸣，且赋予负面意义（如耳鸣可能会越来越重、耳鸣会导致耳聋、耳鸣预示着某些严重疾病），会进一步产生焦虑、紧张、恐惧、抑郁、绝望，放大对耳鸣的感受，控制这些负面的、不正确的心理反应在耳鸣的治疗中至关重要。

综上所述，耳鸣是由听力损失启动，各级听觉中枢及听觉系统外结构发生一系列重塑过程，从而在中枢内产生过度的电信号，这些电信号被感知为耳鸣，同时听觉系统和情绪系统发生广泛的联系，促使耳鸣慢性化。

但这与临床观察存在一定不符，听力损失和耳鸣之间的关系绝非简单直接，首先，相同听力损失的患者，耳鸣情况不同，相同耳鸣程度的患者，听力情况各异。其次，动物试验证实，噪声暴露后暂时性阈移的动物，即使听力完全恢复，听神经也会出现进展性的损伤，和相同年龄无噪声暴露者相比，其螺旋神经节细胞在一年后仍有退化，那么中枢重塑的过程会一直存在，但临床中噪声暴露后出现暂时性阈移的患者，脱离噪声后听力恢复，耳鸣也会逐渐消失。即中枢神经系统重塑过程中虽都会产生过度电信号，但并非所有电信号都被感知为耳鸣。重塑过程产生的耳鸣信号是否被感知为耳鸣，还有另外系统参与，即"耳鸣管控系统"。耳鸣管控系统包括两部分，一部分为位于中枢的耳鸣门控系统，一部分为咽鼓管系统。

5）耳鸣管控系统

①耳鸣中枢门控清除系统：Hallam 等于 1984 年提出耳鸣习服理论（Habituation theory），为有效运作，大脑会选择忽略一些无意义或不重要的刺激，对大多数人来说耳鸣属中性刺激，反复感知的耳鸣会让其觉得耳鸣是非危险信号不值得注意，无须大脑反应，从而感知不到耳鸣存在，这也是耳鸣自愈的机制之一，但该理论很大程度上一直停留在理论层面。近年则有新的研究结果，即听力下降后，听觉系统各级中枢抑制功能下降，中枢重塑积极对听力损失进行代偿。研究证实最活跃的听觉代偿发生在丘脑水平，初级听觉皮层产生的电信号只有通过广泛的皮层下网络结构，传递到高级听觉皮层中枢，才会感知为耳鸣。Rauschecker JP 认为这些广泛的网络结构对上传的信息进行评价，起守门员（gatekeeper）的作用，决定信号是否上传，达到管控（耳鸣或疼痛）的效果，这个复杂的中枢网络结构可能就是耳鸣中枢门控

清除机制发生的部位。不同听力损失程度、速度，对耳鸣中枢门控清除系统能力要求不同，造成了耳鸣和听力下降之间错综复杂的关系，听力下降速度快及程度增加，对耳鸣中枢门控清除系统功能要求逐渐增加，耳鸣的发生率逐渐增加，急性听力损失，耳鸣发生率很高，90%的突聋患者伴不同程度的耳鸣；但稳定听力损失中耳鸣的发生率则大大降低。统计 150 例 60 岁以上老年人听力情况及耳鸣的发生率，其中78% 的伴有听力下降，调查时有耳鸣 77 例（51.3%），持续耳鸣者 35例（23.3%），其中耳鸣持续时间大于 3 个月的仅为 31 例（20.7%）。

②咽鼓管系统：生理状态下，人体的呼吸、血流、关节活动等声音都通过一定的机制减噪，使其不被听觉中枢察觉。动物实验显示，凹耳蛙咽鼓管的主动关闭对低频声音（3 ～ 10 kHz）产生近 26 dB 的衰减，而对高频声音（10 ～ 32 kHz）可产生 20 dB 的增益，从而突出超高频声音进行种族内交流。人类咽鼓管呈由外向内变窄的漏斗形，表面存在黏膜皱襞，这些结构类似消声器，有利于吸收和缓冲声波或噪声，部分耳鸣信号可通过咽鼓管系统泄压释放。当咽鼓管系统功能异常，耳鸣信号及脑内正常的一些电信号不能正常释放，被放大后，可能更易被感知，出现耳鸣。

耳鸣中枢门控清除系统和外周咽鼓管系统统称为"耳鸣管控系统"。听力损失是耳鸣的启动因素，耳鸣的出现、自愈、慢性化是耳鸣启动因素和耳鸣管控系统之间的"博弈"，由此引发听力损失和耳鸣的复杂关系。影响门控系统的因素包括睡眠、情绪、激素、头痛等诸多全身因素，影响咽鼓管系统的因素则包括咽喉反流、过敏、鼻腔鼻窦疾病，这些后面有详细介绍，这些因素都远超听觉系统范畴，通过对耳鸣管控系统的认识，看待耳鸣的视角从听觉系统扩展到全身，为寻找耳鸣的病因及治疗提供更加广阔的思路，这也是近年对耳鸣认识最大的变化。值得注意的是，以上所有可能与耳鸣相关的因素，和耳鸣之间都不是直接的因果关系，耳鸣是类似疼痛的感觉，就像疼痛的刺激达到一定阈值才会出现疼痛，耳鸣也是多种因素共同作用达到耳鸣发生的阈值才会出现，不同的因素在不同的耳鸣患者中所占的权重不同，总结患者特点，将来可建立针对病因的耳鸣分类和治疗。

28.2 生理因素

与耳鸣相关的 3 个系统的生理因素分别如下。

（1）启动系统：听力下降

不同的听力损失类型和耳鸣的关系差别很大，总体来讲，可分为 5 种听力损失类型。

1）急性听力损失

不同的听力下降类型及听力下降程度对耳鸣的影响各不相同，其中和耳鸣最明确相关的为急性听力损失，即突聋。突然的听力输入不足，听力补偿立即启动，各级听觉中枢及非听觉系统对输入不足进行代偿，耳鸣信号源自各级听觉中枢过度兴奋产生的"副产物"。耳鸣虽为畸变的声音信号，但也可作为部分声音补偿存在，在突聋发病之初，为了进行更有效的听力补偿，耳鸣门控系统评价后允许最大量的声音信号传入大脑皮层，但耳鸣门控系统不允许过强的烦人的信号传入。这点通过临床证据得到证实，研究发现突聋发生之初耳鸣的程度和听力损失程度并无相关性，多为中度，既能补偿部分听力损失，又有一定的警示提醒作用，产生一定的焦虑紧张情绪，提高交感神经活性，从而提高听觉代偿效率，又不至于对患者造成严重的困扰。随着病情的稳定，耳鸣作为畸变的声音信号产生一些负面情绪反应，同时机体对听力损失逐渐适应，耳鸣门控系统启动，对耳鸣信号进行清除，耳鸣逐渐减轻。

2）波动性听力损失

反复出现的波动性听力损失，如梅尼埃病产生的耳鸣，是以上急性听力损失病变的反复发作过程，每次发作都会启动急性听力损失代偿，循环耳鸣出现、清除的过程；听力稳定后的耳鸣清除过程需一段时间，有文献指出大部分耳鸣可在1年左右缓解。反复波动的病变，耳鸣程度不断累积，清除系统无足够的时间起作用，耳鸣逐渐加重。不稳定病变对中枢代偿和耳鸣清除系统都是很大的挑战，病情波动期，耳鸣很难稳定。待病情稳定后，稳定的耳部听力损失，可通过给予一定的声音补偿，有效减轻中枢听力代偿的负荷，逐渐缓解耳鸣。

3）轻度稳定听力损失

临床中常可看到大量轻度稳定听力损失的患者，听力损失多发生在高频区域，可能与遗传、年龄及慢性噪声损伤有关，仅少数出现慢性持续性耳鸣，提示耳鸣和稳定的轻度听力损失之间无直接关联。理论上，即使轻度听力损失，也会启动各级听觉中枢听力代偿，产生耳鸣信号，但听力代偿及耳鸣的程度不重，如门控系统及咽鼓管系统功能正常，可以清除这种程度的耳鸣，耳鸣的出现提示耳鸣管控系统出了状况。这类耳鸣患者，着力治疗轻微的耳部这些不可逆病变，并无太大意义，应积极寻找可能影响管控系统的因素，积极治疗可改变因素，可能会将原本关掉的耳鸣再次"关掉"。

4）中重度稳定听力损失

如上所述，轻度稳定听力损失所产生的耳鸣信号，大部分可被正常功能的管控系统清除，随听力损失逐渐加重，听觉代偿更明显，耳鸣信号逐渐累积，对管控系统要求更高，同时管控系统功能受年龄影响比较大，启动因素变强，管控能力变弱，在老年人中，耳鸣慢性化的可能性增高。稳定对称性听力损失，只有听力损失达到相当的程度时出现的耳鸣才与听力损失有相对直接的关系，轻中度对称性听力损失患者耳鸣的直接病因多与耳鸣管控系统病变有关。

5）常规测听正常的耳鸣患者

文献中听力正常耳鸣患者占所有耳鸣患者的 7.4% ～ 20%，不同的听力标准，比例有很大差异，如常规测听以 ≤ 20 dBHL 为正常值，耳鸣患者 8% 听力正常，如以 ≤ 25 dBHL 为标准，约 30% 耳鸣患者听力正常。常规听力测试范围 125 Hz ～ 8 kHz，但人耳的感受频率为 20 Hz ～ 20 kHz，显然常规测试的范围不能涵盖所有人耳能够感知到的全部频率范围，扩展高频测试及其他更敏感检查成为耳鸣研究者关注的重点。不同的研究都表明常规测听正常的患者，耳声发射、扩展高频及 ABR 检查存在部分异常，提示可能存在"隐藏的听力损失"，即常规测听正常，也可能存在听觉系统的轻微损伤，但与上述轻度稳定听力损失相比，其与耳鸣之间可能无直接关联。因此着力寻找听觉系统细微的病变在耳鸣的诊断中并不是非常重要。这些耳部轻微病变多不可逆，而影响耳鸣门控系统的因素有些可以调整且可能是急性耳鸣发生的直接原因，也许效果更好。

（2）影响耳鸣中枢门控清除系统的生理因素

1）年龄

尽管不同研究统计的耳鸣发病率有一定差别，但公认随年龄增加，耳鸣的发病率增加，正常听觉中枢对听觉输入信息存在兴奋和抑制两种反应，随年龄增长，抑制功能下调，同时，随年龄增长，中枢神经系统功能下降，对耳鸣的滤过功能也有所下降。

2）耳鸣引起的负面认知

听力下降之初引起的情绪反应是对异常声音的自然警觉反应，应激状态可通过交感神经兴奋增加毛细胞及各级听觉中枢的敏感性来提高代偿效率。但持续的错误认知、反感态度、对耳鸣赋予的负面意义（如耳鸣可能会越来越重、耳鸣会导致耳聋、耳鸣预示着某些严重疾病等），产生焦虑、紧张、恐惧、抑郁、睡眠障碍，这些都可能过度激活大脑情绪系统，过度监视和警觉耳鸣信号，阻碍耳鸣中枢门控清除系统对耳鸣进行清除。控制这些负面的、不正确的心理反应在耳鸣的治疗中至关重要。耳鸣的神经生理学模型及大量文献已证实，情绪系统与耳鸣关系密切，尤与慢性耳鸣更加相关。

3）焦虑抑郁等情绪障碍

不同研究因方法不同，统计的耳鸣患者伴抑郁症（9.8%～90%）和焦虑症（10.2%～95%）的发生率有较大差异。很多研究显示，焦虑抑郁情绪及一定人格特质和耳鸣严重程度明显相关，而听力损失程度似与耳鸣的严重程度无关。尽管耳鸣与精神疾病（尤其是焦虑抑郁）同时发生率很高，但其因果尚不能直接确定。严重的耳鸣可引起心理不适，抑郁焦虑的存在又会降低对耳鸣的耐受力，从而夸大症状，形成恶性循环，耳鸣引起并加剧压力－压力引起并加重耳鸣，耳鸣可能并不总是这个周期的起点，许多耳鸣患者在症状出现之前都经历过一定程度的焦虑抑郁，但耳鸣会增加现有心理障碍或倾向的严重性。因此，耳鸣可能引起精神疾病，也可能是由精神疾病引起，两者关系错综复杂，互相影响。大量研究致力于探索焦虑抑郁和耳鸣的分子层面联系，提出两者有重叠的神经生物学基础，负责情绪和行为功能的边缘系统可能是两者共同的发病基础。证据显示耳鸣和焦虑患者的边缘系统被广泛激活，与听觉系统建立的潜在联系是慢性严重耳鸣的主要原因。安慰剂似对耳鸣有很强的效果，接受安慰剂治疗的耳鸣患者中，近40%与耳鸣相关的生活质量方面有所改善，支持心理因素在耳鸣严重程度上起重要作用。

4）失眠

大量研究证实慢性耳鸣和失眠之间关系密切，部分耳鸣患者出现失眠可能是情绪系统病变的部分表现。单纯失眠和耳鸣的关系一部分可能与中枢神经系统代谢有关。中枢神经系统是机体代谢最活跃的器官，神经元和神经胶质细胞对细胞外环境变化极敏感，中枢神经系统维持正常生理功能需要淋巴循环不断清除大脑代谢产生的蛋白"垃圾"。已证实脑内确实存在这样一个类似的系统，位于大脑血管周围空隙——血管周围间隙（perivascular space）。血管周围间隙的内壁由血管细胞（大部分是内皮细胞和光滑的肌肉细胞）的表面组成，外壁则由大脑和脊髓所特有的星形胶质细胞延展出的分支形成，这些星形胶质细胞足突中充满水通道蛋白，促进脑脊液在大脑中的流动，因其主要由胶质细胞组成，故称为胶淋巴系统（glymphatic system）。研究显示脑脊液从围绕动脉的管道泵入大脑，对大脑进行全面清洗，随后从围绕静脉的管道排出，睡眠或麻醉状态下脑组织间隙的体积是清醒状态的1.6倍，极大地提高胶淋巴系统的功能，失眠患者则因代谢产物清洗欠佳会损害大脑的功能。

5）偏头痛

研究显示27%耳鸣患者主诉有头痛症状，且头痛侧别和耳鸣侧别明显相关，54.9%头痛发生在耳鸣前，34.7%耳鸣发生在头痛前，10.4%两者同时发生。耳鸣和头痛都是常见症状，两者是偶然伴发，还是具有共同的病理生理基础？流行病学显示偏头痛是耳鸣的高危因素，台湾地区的一项大数据显示有偏头痛病史的患者，发生慢性耳鸣及突聋的比例大增，偏头痛组和非偏头痛组耳蜗障碍的发生率分别为 81.4% 和 29.4%，有学者提出耳蜗型偏头痛的概念，为慢性耳鸣及反复发作的突聋提出一个值得研究的发病机制。偏头痛可能从以下几个机制影响耳鸣的发生。第一，三叉神经系统活性增加，通过交叉模式，提高耳蜗背核自发放电率；第二，三叉神经通过眼支，支配内耳迷路动脉，异常活化的三叉神经轴突释放出神经递质降钙素基因相关肽与 P 物质导致内耳血管扩张，引发血浆蛋白溢出、组织水肿等无菌性炎症，影响耳蜗微环境，引起内耳病变，启动或加重耳鸣；第三，以大脑过度敏感为表现的偏头痛，严重影响中枢对耳鸣的代偿能力；第四，很多偏头痛患者伴某些影响耳鸣发生的共患疾病，如焦虑抑郁、激素水平下降、慢性睡眠疾病等，偏头痛患者发生焦虑抑郁的比例是正常人群的 2～10 倍，且心理共病是偏头痛慢性化的重要影响因素。伴偏头痛的耳鸣患者，耳鸣残障量表得分更高，生活质量更低，更高比例伴发听觉过敏、眩晕、颈部疼痛、颞颌关节紊乱、一般性疼痛及抑郁症状。

另外，偏头痛作为一种原发性脑病，可出现头痛以外很多不符合 IHS 诊断标准的症状，如视动敏感、光声敏感、气味敏感、偏头痛、梅尼埃病、晕动病家族史、痛觉敏感、反复听力下降、肠易激惹及变应性鼻炎等，偏头痛可能出现在头颅、颜面或颈部的任何部位的一些不舒适感觉。这些症状目前还未被重视，non-IHS migraine 是对偏头痛诊断有价值的补充，充分正确认识这些症状的意义，可使部分患者得到医生积极的正面解释和适当的治疗。

6）更年期女性雌激素水平波动

随着医学和科技进步及生活质量改善，人类寿命明显延长，我国妇女平均寿命已达 75.9 岁，妇女绝经后的时间占生命的 1/3。妇女绝经后，卵巢功能衰退，机体随雌激素水平降低出现各种退行性病理改变，严重影响生活质量。研究表明雌激素的作用远超生殖范畴。通过影响神经元的生长发育和突触的可塑性，影响神经递质如 5- 羟色胺的合成和再摄取及神经元兴奋性等参与神经系统的调节，以干扰交感神经的方式影响靶器官功能。更年期雌激素水平下降通过影响内耳雌激素受体、中枢 5- 羟色胺及交感神经功能，影响内耳及耳鸣中枢门控清除系统，使原本被管控的耳鸣信号出现。国内对绝经重视程度低，知晓度差，且潮热发生率在中国妇女中相对较低，受文化背景影响，很多更年期女性更关注耳鸣和咽异感症等常见躯体症状，就诊于耳鼻咽喉科。作为耳科医生，面对这些患者要有整体医学观念，仔细排除其他可能和耳鸣相关的因素，选择更年期因素占主要权重的耳鸣患者，尝试使用更年期治疗为主的综合治疗，有望取得好的效果。

7）阻塞性睡眠呼吸暂停低通气综合征

OSAHS 可能从以下方面影响耳鸣的发生。首先，OSAHS 诱导的低氧血症可能对听觉功能产生负面影响；其次，与 OSAHS 相关的交感神经活动及炎症反应可能在耳鸣的发病中发挥一定作用；再次，OSAHS 可能加重焦虑抑郁从而进一步加重耳鸣；还有，OSAHS 的患者因为胸腔负压，极易发生反流，从而影响咽鼓管及中耳功能；最后，OSAHS 患者很难进入深睡眠，导致脑内代谢产物清理不彻底，并常伴夜尿、糖尿病、高血压等，对耳鸣的产生也有一定作用。虽 OSAHS 确实有增加耳鸣的风险，但研究发现仅有 10% ～ 20% 的 OSAHS 患者出现耳鸣，且和呼吸暂停的程度无关，提示 OSAHS 只是增加耳鸣发生的风险因素之一，非直接的因果关系。

8）其他全身因素

如甲状腺素水平、慢性炎症、慢性免疫疾病等都在耳鸣的发生中起一定作用，值得未来进一步探索研究。

（3）影响咽鼓管系统的生理因素

常见的可能影响咽鼓管系统的生理因素包括鼻腔鼻窦病变、咽喉反流及 OSAHS 等，下面着重介绍咽喉反流对咽鼓管及耳鸣的影响。咽喉反流对咽鼓管的影响见"咽鼓管功能与表面活性物质"一节。

咽喉反流和耳鸣的关系，除了影响咽鼓管功能，还和双向复杂的脑肠轴有关。近年来，通过对内脏的刺激，采用大脑诱发电位、PET-CT、脑磁波描记术、功能性 MRI 等手段，记录大脑的反应，研究显示肠易激综合征患者中枢神经系统存在夸大的异常的内脏感知。对感觉起主要作用的中枢核团有扣带前回皮质、前额叶皮质、岛叶皮质。反流只是症状，具体发病机制目前不明，食道括约肌的松弛确实是反流的直接原因，但肌肉运动受神经内分泌系统调节，受大脑支配，脑肠之间复杂的双向联系，很难说清楚究竟是大脑功能影响肠道功能引起反流，还是紊乱的肠道功能影响大脑功能，或其之间互相影响，形成恶性循环。耳鸣中枢门控清除系统以 vmPFC 及伏隔核为主，包含杏仁核等边缘系统在内的网络系统，研究已证实肠道微生物和边缘系统间关系密切，因此中枢耳鸣清除功能深受肠道微生物功能影响。在耳鸣的治疗中，不管是稳定大脑还是胃肠道，对耳鸣的改善都不无裨益。这也为治疗耳鸣或反流提供了一个新思路，仅使用质子泵抑制剂治疗反流可能只是权宜之计，或许稳定中枢病变才是一条根治的道路。

从这些可能影响耳鸣的生理因素可看出，耳鸣的发生绝不仅限于听觉系统，太多非听觉系统因素在起作用，不关注非听觉系统的影响，只看到听觉系统病变，会有太多特发性耳鸣，若将视角放宽，会对耳鸣的治疗更有思路。人体是复杂精妙的整体，头痛医头、脚痛医脚的方式绝对是错误的，整体医学观必是医学发展的终极之路。但仅寻找耳鸣的生理因素还不够，美国耳鸣指南中明确指出耳鸣包括两部分，一部分为生理因素，一部分为心理因素，急性耳鸣和代偿性慢性耳鸣者可能以生理因素为主，耳鸣是身体生理方面出现状况的"警报"，而失代偿性慢性耳鸣，本身则是一种疾病，以心理因素为主，且随病程进展，心理因素的比例逐渐增加，这点在下一章详细介绍。

28.3 心理因素

理解心理因素在慢性耳鸣中的作用，可先回顾前庭神经炎慢性化过程。前庭神经炎患者经过一段时间大部分眩晕消失，但 20% ～ 50% 的患者出现失能性慢性头晕，且出现慢性头晕与外周病变的恢复程度并无明显相关性。耳鸣也相似，从急性耳鸣转变为慢性耳鸣，不是因为耳鸣的启动因素是否恢复，而是中枢内非听觉系统发生系列改变。虽不同慢性耳鸣患者对耳鸣的感受度千差万别，但通过对慢性耳鸣的患者进行响度匹配，发现绝大部分耳鸣响度都在阈上 5 ～ 10 dB，更加证实心理因素在慢性耳鸣，尤其是慢性失代偿耳鸣中的作用。几个耳鸣的模型对这一机制进行了解释。

（1）Jastreoff 的神经生理学模型

远古人类，异常听觉信号多作为报警信号，引起人类的各种防御反应。推理源于动物研究，在动物研究中，条件作用模式被用来诱导大鼠出现类似耳鸣的恐惧行为。神经生理模型分 3 个阶段：第 1 阶段在听觉周边产生听觉刺激；第 2 阶段检测与耳鸣有关的信号；第 3 阶段对耳鸣的感知评估。外周听器的病变或损伤产生异常神经电活动，即与耳鸣相关联的神经电信号，皮层下听觉结构可察觉耳鸣信号并对其进行初级处理，其过程类似于察觉和处理正常听觉信号，皮层下结构将耳鸣信号的处理结果向耳鸣皮层和大脑边缘系统输出，引起对耳鸣的主观感知和情绪反应。耳鸣信号到达大脑听觉皮层后引起的神经活动产生对耳鸣的最终意识和感知，包括耳鸣的音调和响度。听觉皮层以外的其他大脑皮层活动也可参与对耳鸣的描述、评价，患者可将耳鸣与其他声音类比，并控制分配给耳鸣的注意力。

大脑边缘系统在耳鸣症状群的产生中占有极重要的地位，也是耳鸣有关心理反应的主要产生部位，大脑边缘系统是控制行为与情绪表达的重要结构，主要结构有大脑额叶、眶额皮层、丘脑内背侧核与前核、端脑鞍区、边缘叶、海马、基底节的杏仁核及下丘脑的部分结构。边缘系统与大脑其他结构的联系广泛而复杂，各感觉包括视觉、听觉、嗅觉、味觉、痛觉、温觉、触觉，都向边缘系统输入信号，边缘系统整合来自各个系统的输入，完成认知、学习、记忆等重要功能。边缘系统同时广泛向大脑内多个系统和结构进行输出，控制和决定情绪反应。与耳鸣相关的神经电活动经皮层下听觉结构或听觉皮层投射到边缘系统，部分患者对耳鸣的出现产生不理解、疑虑或恐惧等不良心理反应，同时边缘系统对耳鸣的反应，还可强化听觉皮层结构对耳鸣信号的反应，增强识别、监测甚至放大。

大脑内各结构间各种连接和联系十分广泛复杂，如下丘脑睡眠中枢和脑干网状系统对维持觉醒状态有重要作用，并与脑内多个结构有广泛联系，耳鸣患者大脑内的异常神经电活动可波及上述结构，从而影响患者的睡眠。失眠本身往往可给主观心理感受带来不良的影响，即使在非耳鸣的其他患者中亦如此。

（2）认知模型

McKenna 提出耳鸣认知（行为）模型，在此模型中，对耳鸣信号的错误认知、焦虑及耳鸣信号引起的机体警觉系统过度激活，导致对耳鸣信号产生错误的、扭曲的感知和评价，这种错误的感知和评价又进一步加重对耳鸣的负面认知、焦虑和过度警惕，从而形成对耳鸣声音的扭曲感知，并出现恶性循环。对耳鸣的负面评估包含初级和二级评估两部分内容，初级评估主要是患者对耳鸣信号的评估，如患者将耳鸣信号评估为很有威胁性的信号，那么二级评估就是处理这种威胁信号的能力，这个能力包括自身的能力及医疗所提供的能力，第一部分的自我评估起着基础性作用，若二次评估得不到有效的支持和帮助，尤其是医疗的帮助，焦虑会明显增加，会进一步加重恶性循环。

（3）恐惧回避模型

耳鸣的恐惧回避模型提供了关于慢性耳鸣的认知和行为两方面的相互影响。感知到耳鸣信号后，机体自动产生情绪反应及交感神经反应，这些症状被解读为有害或威胁性信号，如信号持续，这种威胁（报警）状态一直存在，主观上对耳鸣信号的恶性化解读会引发恐惧反应，因恐惧，就会对耳鸣信号更加关注，并主动寻求安全行为（逃避和逃避行为）。这些安全行为（如古人通过奔跑释放因紧张而分泌的肾上腺素）可短暂的减轻耳鸣，缓解耳鸣带来的恐惧，正因这些短暂的效果，安全行为不断被重复，被加强，而持续的逃避行为会使恐惧反应持续存在（如过度警惕和寻求安全），这些安全行为一方面本身会影响一定的社会功能；另一方面又在不断的提醒耳鸣的危险性，从而加重耳鸣的焦虑，形成恶性循环。

以上用恐惧模型解释了适应不良的耳鸣，同时，这些模型也可解释适应良好的耳鸣，对耳鸣的积极或中性评价（系统认为其是良性的）不会产生恐惧反应，也不会使用逃避行为。耳鸣是身体的报警信号之一，如大脑预警系统认定其为非危险信号，耳鸣就会逐渐淡化、减轻乃至消失。如中枢评估系统功能障碍，尤其是患者不断去检测其存在，耳鸣可能会作为危险的信号保留下来。因此一定要建议患者不要去探寻耳鸣是否还在。

不同模型在解释耳鸣的发生和痛苦方面存在差异，但其之间存在着很多概念上的重叠，神经生理学模型和 McKenna 的认知（行为）模型都认为，有意识地改变对耳鸣的负面评价，会减少因耳鸣引起的自主神经系统的觉醒和痛苦，这两种模型都不太重视行为过程。基于学习过程的恐惧回避模型，既可解释认知改变缓解耳鸣的作用，也可解释行为改变改善耳鸣的效果。恐惧回避模型将认知模型整合到行为框架中，很多研究证明，认知和行为治疗方法对缓解耳鸣很有帮助，通过重新评估及改变耳鸣不良行为，能显著减轻耳鸣本身及继发的痛苦，改善耳鸣患者的生活质量和日常功能。

（4）门控模型

Rauschecker 提出的门控模型和 Jastreboff 的神经生理学模型不同，神经生理学模型中耳鸣出现后和边缘系统相互联系，耳鸣引发负面的情绪，从而进一步增加中枢神经系统对耳鸣的敏感性，并逐渐慢性化。而门控系统中虽重点也是边缘系统，但边缘系统的作用是主动清除耳鸣信号，若边缘系统功能出现异常，既往已存在的焦虑抑郁等负性情绪障碍影响耳鸣门控系统的功能，导致耳鸣信号不能被清除，而慢性化。两个模型中虽然都和边缘系统有关，但神经生理模型中边缘系统是耳鸣产生后激活的，是结果，门控系统中边缘系统病变先于耳鸣，是耳鸣的潜在原因。影响耳鸣门控系统功能的不仅是情绪障碍，还有很多其他生理因素，在前文已详细介绍。

了解心理因素在耳鸣发生和慢性化中的作用，在处理急慢性耳鸣时，除了努力寻找与耳鸣相关的生理因素，更要注意心理因素的干预。

28.4 治疗历史及现状

（1）奇葩的治疗历史

所有的疾病治疗都源于对疾病机制的认识，在最初对于耳鸣认识混沌的时代，各种奇葩的治疗方法可谓五花八门，使用过的方法甚至包括头颅开窗，服用鸦片、大麻、颠茄、泻药、各种草药，采取放血疗法等。

（2）针对耳部的治疗

很长时间一直认为耳鸣来源于耳部疾病，1924 年提出耳鸣掩蔽治疗，掩蔽治疗使用的声音性质经过很多变化，至今临床仍有应用。但声音的掩蔽现象是源于耳蜗基底膜两个行波发生相互作用，而耳鸣不完全是源于耳蜗基底膜的振动，故掩蔽治疗在不同的耳鸣患者中疗效难以预测。听神经切断也曾一度用于耳鸣患者，但只有 40% 的有效率，和安慰剂效果类似，手术逐渐被放弃。

（3）同时针对耳部及中枢神经系统的治疗

对耳鸣认识最具革命性的进步是 20 世纪 90 年代认识到中枢神经系统在耳鸣中的作用，认识到耳蜗病变只是耳鸣的启动因素，中枢神经系统针对耳蜗病变引起的重塑性反应，是耳鸣产生的原因，情绪系统的参与，是耳鸣慢性化的原因，由此引申出很多针对慢性耳鸣的治疗方式，主要从以下 4 个方面综合治疗耳鸣，也是目前国际上治疗耳鸣的主流。

1）针对感觉输入的变化：主要指对听力下降伴耳鸣的患者进行听力矫正或补偿，包括听觉训练、声刺激和助听器、音乐治疗、中耳植入设备、人工耳蜗植入、急性突发性聋的药物治疗、其他针对耳部的治疗（如手术）等。

2）调节躯体感觉输入治疗耳鸣：如扳机点疗法和针灸、耳周皮肤电刺激。

3）针对耳鸣产生的不良心理反应：让人烦恼的不是事物本身，而是对待事物的态度和应对行为。针对耳鸣不良反应的心理治疗主要通过解释和咨询，使患者通过知情、建议或支持获得信心，从而改变耳鸣患者心理的过程，包括放松、正念、催眠，目前得到公认的是认知行为疗法（cognitive-behavioral therapy，CBT）。

4）中枢神经调制治疗：针对外周听觉损伤后中枢神经系统产生的过度电信号和听觉皮层频率重组等相关耳鸣发病机制，包括经颅磁刺激、电刺激及迷走神经刺激等。

简单介绍上述治疗方法中比较有代表性的治疗方式：

①认知行为疗法：CBT对耳鸣治疗有很好的效果。CBT一词源于心理治疗领域，旨在识别不良认知，并通过一些有效的行为来修正消极思想。CBT方法包括多种元素，如心理教育、咨询、放松训练、行为再激活和正念练习。广泛应用于改善焦虑症、抑郁症、失眠，甚至用于处理糖尿病、肥胖、酒精依赖等不健康生活方式引起的相关疾病，CBT治疗在一定程度上被认为是目前心理治疗的金标准。

CBT自20世纪80年代以来一直用于治疗耳鸣，美国耳鸣临床指导方针声明临床医师应向持续性、烦燥的耳鸣患者推荐CBT。CBT治疗耳鸣及听觉过敏之所以有效，主要依据是慢性耳鸣患者对耳鸣的错误认知引起对耳鸣信号的超敏感。耳鸣响度通常只比听阈高 5 ～ 10 dB，但主观感觉却很响，主观感觉与客观检查结果分离，说明耳鸣属于心理声学范畴。目前观点认为 CBT 优于药物治疗和耳鸣声治疗。CBT 的目的是通过特殊学习过程降低耳鸣的敏感程度，可能需借助于一些有规律的外界刺激（如耳鸣声治疗）。CBT 治疗慢性和失代偿性耳鸣有效性已有足够证据支持，两项高质量前瞻性对照研究（按照牛津分级为循证 II b 级）结果显示，有组织的 CBT 与对照（单纯使用耳鸣声治疗）相比疗效有显著性差异，德国建议联合使用医疗－心理治疗，更强调行为认知的作用。CBT 也可通过网络远程进行，使其更易被接受和实施，并与面对面的 CBT 具有同等的整体效果。

在有关 CBT 疗法的研究中，CBT 疗法包括心理教育、对功能失调性信念的认知重建、暴露技巧、以正念为基础的练习、减压、通过运动疗法引导注意力的技巧及应用放松法，因此也是多模式的，没有真正的对照组，也没有可比较的"安慰剂治疗"。CBT 虽有证据支持可改善生活质量，但无法改变耳鸣响度或伴随的抑郁，还必须治疗耳鸣常同时伴有的恐惧、抑郁和睡眠障碍，寻找影响耳鸣响度的生理因素。由于慢性失代偿性耳鸣是一种综合病变，需经精神心理专业培训的耳科医生或心理医生，甚至需要一个医疗小组，包括助听器验配师和理疗师一起进行全面治疗。治疗方案要建立在循证医学基础上（即不能根据治疗者本人的喜好来选择治疗方案），由经过特殊培训的治疗组采用标准的治疗方案，并对治疗结果采用标准的方法进行评价。

②助听器治疗：几乎各国指南都推荐伴有听力下降的耳鸣患者可通过配戴助听器进行治疗。首先，可以放大背景声，在改善听力的同时相应增加环境噪声，耳鸣与环境噪声间的信号强度差缩小，降低耳

鸣的响度，起到治疗耳鸣的作用。其次，还可减少倾听的努力，改善沟通，由此可减少压力和焦虑。一些学者假设，通过重新校准中枢增益，助听器可能对耳鸣相关的大脑活动产生生理影响或防止听觉外周损伤引发的有害的神经可塑性，诱导听觉系统的"二次"重塑。由于缺乏高水平的证据，伴耳鸣的很多轻度听力下降的患者是否应使用助听器尚无统一标准。

③掩蔽治疗：掩蔽试验如 1000 Hz 处的听阈为 0 dB，给予 50 dB的白噪声后，听阈则变成 50 dB 或 52 dB，在噪声作用下的听力类似于蜗性聋，这也是 Langenbeck 听力检查的机制，这个现象叫掩蔽。耳鸣能被声刺激掩蔽，是耳鸣很重要的一种病理生理现象，它同时也是一种治疗方法，且有利于耳鸣的分类。掩蔽最好采用纯音或窄带噪声，根据耳鸣频率匹配检查结果采用相应频率，使用强度不断提高的纯音（或窄带噪声），确定刚好使耳鸣消失的最小强度，即最小掩蔽级（minimum masking level，MML），按照听力图形式记录的 MML 的连线称为耳鸣掩蔽听力图，Feldman 将其分为汇聚型、分离型、重叠型、抗拒型、分散型、弥散型等。外周性耳鸣的掩蔽治疗效果好。但神经性耳鸣要想进行掩蔽治疗须使用与耳鸣同频的纯音，音量还必须超过耳鸣 20 dB，患者很难耐受。过高的响度还有可能造成噪声性损伤，因此现在多使用宽带噪声治疗，原理见习服治疗。

④习服治疗（Tinnitus-Retraining-Therapy，TRT）：Jastreboff 和Hazell 在 1993 年提出的习服治疗的原理是部分耳鸣的原发部位在听觉中枢，且慢性耳鸣有中枢化的趋势。因此治疗方法就是让中枢系统对耳鸣的敏感度下降乃至消失，即努力重建听觉系统的过滤功能，中止对耳鸣的听觉感受。习服治疗包括耳鸣不全掩蔽、松弛疗法、转移注

意力及医生（心理）咨询。国外采用类似于耳背式助听器的一种噪声仪发送各种频率的声音，也可采用特制的光盘、收音机、磁带等进行训练以达到对耳鸣的适应习惯。习服治疗需一定的强度和足够长的治疗时间。每天要保证 4～6 小时的治疗，持续 1～2 年。同时注意音量不要太大，只要刚好达到听阈即可。Jastreboff 没有把心理咨询作为耳鸣习服治疗重点，最新的证据显示耳鸣习服治疗的核心部分——噪声发射仪或耳鸣声治疗（包括助听器 + 耳鸣声治疗）对治疗结果没有影响，TRT 最重要的组成部分应是医生的咨询建议。因此在慢性耳鸣治疗中，主动的认知治疗优于被动的耳鸣掩蔽器治疗。

⑤声治疗：目前临床中用到多种声音类型，包括用外界噪声或频率调制声治疗耳鸣、音乐和噪声治疗等。一项 Meta 分析总结了 6 项研究，总计 553 例患者，发现只通过外界的噪声或（助听器）放大声音治疗未检测到耳鸣改善，由于研究使用了多模式的治疗方式所以无法得出明确的循证医学证据。但与众多药物治疗相比，其优点是没有不良反应。作者强调，缺乏明确的证据并不意味着没有临床疗效，声治疗应属于慢性耳鸣综合治疗体系中的一部分，对部分耳鸣患者仍然适用。诺丁汉的研究小组 Hoare 和 Hall 等对各种不同的综合治疗另外加上噪声治疗耳鸣进行了综述，原则上来说，噪声治疗的基本想法：耳鸣会使皮层张力发生改变，引起听觉通路神经元的自发活性增强，同时引起情感变化（网络联系）。声治疗被认为是声学的神经调制，按照每个患者的不同特点，使用个体化设计的声刺激（serenade 小夜曲）；按照耳鸣频率调制音乐（neuromonics）；使用助听器及特制的弛缓音（Widex Zen 禅音）或个体化的声音进行听觉系统的训练。对于这些声治疗方法的相关研究可提供的可靠证据很少，只有很弱的证据支持在

个体化的频率训练基础上建立特制听觉训练。由于缺乏疗效证据，进一步有说服力的研究未见发表。2019 年发表在 *JAMA* 的一项前瞻性随机双盲研究显示，声治疗等同于安慰剂治疗。

Sweetow 指出很多声治疗的研究有问题，且缺乏证据。他介绍了一种使用间断音的新的音乐疗法，不是用已有的影响情感的音乐，而是借助助听器播放，可兼顾听力下降，同时有放松弛缓作用。

噪声治疗是很多习服治疗的组成部分，如 TRT 常含有心理治疗的支持，单靠声治疗一般是不够的，由于这种治疗价格昂贵，没有保险公司支付费用，使耳鸣患者增加了额外的负担。Hoare 等的综述反映了客观现状，但仍需更稳定的研究证据，包括单纯的声音治疗、"神经调制"及其他声治疗方法，如耳鸣频率的所谓精准声治疗。队列研究至今还不能证实单独的声治疗有效。声治疗常作为综合治疗中的一部分。

⑥磁刺激疗法：反复经颅磁场刺激（repetitive transcranial magnetic stimulation，rTMS）是一种皮层中枢神经系统病变的检查方法，也可用于治疗。rTMS 可无创性检查并调制皮层局部的兴奋性。通过放在头颅表面的线圈，制作短暂的（100 ～ 300 ms）的电磁场（强度为 1.5 ～ 2 Tesla），激活皮层神经元。可用高刺激频率（> 10 Hz）引起皮层一过性功能障碍，借此检查皮层功能，另外还可用低刺激频率（<1 Hz）降低刺激区域皮层功能，使用时间不超过 30 分钟，是 rTMS 治疗慢性主观性耳鸣的理论基础。这种方法的可行性、可靠性和效果尚缺乏充分的临床研究证据。

⑦电刺激疗法：早在 200 多年前就有人尝试用外周电刺激方法治疗耳鸣。有经皮肤、乳突、鼓室、鼓岬及耳蜗内的不同方法，疗效报告也不相同，但无前瞻性、对照性研究。现在神经外科考虑电刺激

皮层区域来治疗耳鸣，其理论基础是植入皮层刺激电极后能有效地治疗幻肢痛。已发现经颅磁场刺激能一过性地影响皮层兴奋性，由此考虑用准确定位、长时间作用的电刺激方法也许能起到持续治疗耳鸣的作用。经颅磁场刺激被认为是一种非侵袭性的方法，是进行电刺激植入术前的筛选检查。这种疗法的目的性、可靠性、有效性及可行性仍有争论，应特别注意皮层电刺激对皮层过度兴奋及可塑性的影响。对于听力基本丧失的患者，可行人工耳蜗植入，用电刺激进行有效的治疗，但它至今未成为一种常规的治疗方法。其适应证比较窄，只适用于重度以上耳聋患者。

⑧迷走神经刺激：经皮迷走神经刺激被认为是最新的有效的耳鸣治疗方法。目前在 *Nature* 发表的只是动物实验，被认为有很高的医疗意义。实验显示，如同时给予电刺激迷走神经的训练，动物可以很快学习。治疗人类的慢性耳鸣时，耳鸣应能通过直接刺激迷走神经从而得到修正。在一项前瞻性研究中，对 24 例耳鸣患者进行 3 ~ 10 周的迷走神经刺激，同时进行心脏的监测，以确定该治疗的安全性及可行性。试验中出现了 2 例心脏并发症，但身体原本健康者似未发现心律失常。另一项新西兰可行性研究探讨这类治疗是否可应用于人，给 10 例耳鸣患者左侧颈部植入电极刺激迷走神经。患者在 20 天内每天听 2.5 小时与耳鸣声音不同的声音，同时电刺激迷走神经。治疗有很好的顺应性，未出现不良反应，作者认为这种治疗是安全可行的。一例耳鸣非常严重的患者，既往所有治疗均无效，在颅内皮层植入了迷走神经刺激器，进行了 4 周声治疗。THI 评分显示有改善，抑郁改善了 2 个月，此后症状又完全恢复到治疗前的状态，作者认为迷走神经刺激应该是有效的短期治疗。

⑨在肌面扳机点治疗耳鸣：肌面刺激点（MTP）用于治疗肌面疼痛综合征。巴西的一项研究探讨了其与耳鸣的关联。MTP 常位于颈部、肩部维持姿势的肌肉中。对 94 例耳鸣患者寻找 MTP，然后对 MTP 进行触诊，其中68 例耳鸣患者至少找到一个MTP，对这些敏感点进行刺激后，半数患者耳鸣减轻。此结果并不奇怪，前面耳鸣机制中也论述过头面颈部三叉神经和耳蜗神经之间的交叉，体觉性耳鸣的概念也由来已久，很多耳鸣的分类中也将这一类型单独列出（参看下文）。若患者自己提出有扳机点存在，并可影响耳鸣，尝试定位这个敏感的扳机点很有意义。

⑩慢性耳鸣的药物治疗：虽然有多个耳鸣的药物试验，但目前没有任何一个指南推荐某项药物作为慢性耳鸣的治疗。不可否认某些药物确实对某些耳鸣患者有一定的效果，但不能复制到其他患者，这也提示药物不是没有效果，只是耳鸣需细化分类，不同的类型可能对某些药物反应良好。

⑪手术治疗：针对部分客观性耳鸣，尤其是源于中耳乳突的静脉源性血管搏动性耳鸣可选择手术治疗。对主观性耳鸣而言，手术非首选治疗方法。过去对严重耳鸣采用的破坏性手术（破坏内耳或切除听神经）现已逐渐放弃。因这些手术的短期疗效较好，但复发率高。国外现在主要是针对血管襻压迫听神经引起的耳鸣采用手术治疗。方法是进行血管襻的减压，它是面肌痉挛及三叉神经痛的治疗方法。通过第八颅神经的减压手术治疗耳鸣远期疗效欠佳，不能作为常规使用。慢性化脓性中耳炎伴有耳鸣的患者手术治疗后约 1/3 患者耳鸣减轻，1/3 耳鸣不变，另 1/3 耳鸣加重，因此中耳手术不能明显地解决耳鸣问题。梅尼埃病行内淋巴囊减压后，也仅有约半数患者耳鸣减轻。

目前现有的耳鸣治疗方式不是不够，而是太多了，而耳鸣是异质性非常强的疾病，对某个患者有效的治疗很难复制到其他患者，如试图给患者尝试所有治疗，将收获很多的失败和抱怨，所以目前的治疗现状存在两个问题：一是没有对耳鸣进行细化分类；二是我们总是将耳鸣看作是一种疾病，而不看作是身体出现状况的"警报"。寻找引起报警的原因，对耳鸣，尤其是急性耳鸣的诊治非常重要，目前对耳鸣现状这一方面关注不够，尤其是非听觉系统疾病在耳鸣发生中的作用，值得大力关注。需要对耳鸣从病程、严重程度、生理因素、心理因素等多维度进行细化分类，下一章详细介绍。

28.5 分类治疗建议

主观性耳鸣远比客观性耳鸣常见，但病因、发病机制不清，疗效自然欠佳。耳鸣发病率很高，治疗却一直是世界难题。患者间个体差异很大。首先，各患者呈现的耳鸣特征不同，如搏动性与非搏动性、间歇性与持续性、单侧与双侧、耳鸣音调及响度不同，随噪声耳鸣减轻或加重，随头颈部肌肉运动耳鸣音调和性质的变化等均不同；其次，各患者是否能被掩蔽差异很大；再次，不同个体伴随耳鸣出现的其他疾病差别很大，如听力下降的程度和类型，是否伴有听觉过敏、眩晕、头痛、焦虑抑郁等情感障碍等均存在明显差异。最后，也是最重要的是，不同个体对同样的耳鸣治疗方案反应不同。1998年Biesinger等报道了已被用于治疗慢性特发性耳鸣的近60种不同的治疗方法，到目前为止，治疗耳鸣的方法越来越多，很多患者可获益，但对一个患者有益的方法对另一个患者来说可能完全无效。如耳鸣声治疗，部分患者主诉耳鸣的痛苦有所改善，但也有相当比例的患者主诉在嘈杂环境中耳鸣加重。另一个例子是抗惊厥药卡马西平，虽几项试验中结果为阴性，但卡马西平对"打字员"样耳鸣反应良好。这些都提示，不同的耳鸣患者发病机制完全不同，不加分类而给予所有患者相同的治疗，很难奏效，这也是目前关于耳鸣的药物实验都未取得成功的重要原因之一。如能选出具有某些特征的耳鸣患者，给予特定治疗，可望获得更高疗效。耳鸣如何分类，一直备受关注，既往文献中曾提出数种不同的分类方式，包括病程、耳鸣严重程度、耳鸣特征、掩蔽特征、听力情况、心理情况、是否出现体觉性耳鸣、是否伴有听觉过敏等，本文就其中对临床意义较大的分类方式进行综述，并提出我们的观点，希望对耳鸣的临床诊疗有一定的帮助。

（1）按耳鸣病程分类

按照病程对耳鸣进行分类，是耳鸣治疗中非常重要的一环。急慢性耳鸣在治疗策略方面完全不同。很多文献证实，耳鸣和疼痛非常相似，疼痛的研究远比耳鸣广泛深入，可借鉴。急性疼痛和慢性疼痛在病因学、发生机制、病理生理学、症状学、诊断、治疗上有明显差异，急性疼痛是疾病的一种症状，是机体受到伤害的警告，而慢性疼痛本身就是一种疾病，且慢性疼痛中有很多是"虚假警报"，并非真正的"伤害警报"。耳鸣亦如此，急性耳鸣是一种症状，是身体的警铃，应积极寻找引起耳鸣的原因，而慢性耳鸣本身就是一种疾病，因此对耳鸣进行病程分类对于制定治疗策略、预期治疗效果，意义重大。

不同国家的耳鸣指南以发病时间对原发性耳鸣的病程做了一定的划分，分别以3个月（日本）和6个月作为急慢性耳鸣的时间分界点。这个分界点对临床有一个弊端，即过短的时间限制，对患者和医生均有很强的紧迫感，很多患者和医生认为一旦耳鸣不能在半年内消失，便很难痊愈，由此给患者造成很大的精神压力，而精神压力本身又会造成对耳鸣的过度关注和焦虑，从而难以消失。前文提及的慢性耳鸣自然病程的研究发现随病程延长，耳鸣有50%的概率会有减轻。

急慢性耳鸣如何划分更加合理？或许从耳鸣的发病机制能得到更好的启示。

目前认为耳鸣的产生是因为耳蜗病变造成了外周听觉系统活性减少，中枢抑制功能下调，引起中枢听觉系统包括各级听觉皮层过度兴奋及神经同步化，初级听皮层频率空间排列紊乱。目前普遍认为尽管耳蜗异常可能是耳鸣的最初启动因素，但其后中枢系统发生的这一系列变化才是耳鸣持续存在的原因，此过程也被称为听觉中枢的重塑过程，由此有观点认为耳鸣属于"中枢重塑性疾病"。在噪声性聋及突聋发生时，耳鸣几乎同时出现，如此短的时间中枢发生的变化主要以突触效率改变为主，随时间延长，中枢逐渐出现结构改变，一旦出现结构改变，再试图逆转就很困难。rTMS 研究显示，4 年以上的耳鸣患者和 4 年内的耳鸣患者，涉及的中枢网络区域不同，即使相同的区域，功能连接也发生明显的变化，当然中枢从形态到结构的改变过程是逐渐的，也会有一定的个体差异，但对临床医生来说，4 年可能是区分急性和慢性耳鸣的实用分界点，在 4 年内，积极治疗启动耳鸣的原发疾病，纠正中枢产生的功能变化，都有一定的概率逆转，且 4 年时间，不会对患者造成紧迫感加重其对耳鸣的焦虑，以防进入耳鸣的恶性循环。即使目前以 4 年分界尚证据不足，随访突聋后耳鸣患者大部分在 1 年左右明显减轻，故至少以 1 年作为急慢性耳鸣分界较 6 个月更合理。

（2）按耳鸣严重程度分类

耳鸣是主观感觉，问卷是重要的测评工具。迄今为止，全球在临床中使用的自评问卷不下 20 种，包括 TQ、THI、TRQ、耳鸣障碍问卷表（tinnitus handicap questionnaire，THQ）和耳鸣功能指数（tinnitus functional index，TFI）等。这些问卷包括了情绪、注意力分散、睡眠障碍、听力感知困难、对日常工作或生活的影响及患者对耳鸣的看法等很多方面，可有效评估患者的心理特征。研究人员和临床医生已将这些耳鸣问卷（包括但不限于上述测量方法）译成不同语言，并对耳鸣患者的严重程度进行了分级。最常用的为 THI 和 THQ。THI 是 Newman 等于 1996 年开发的耳鸣自评问卷，也是目前全球范围内应用最广泛的问卷，用于评估耳鸣对患者生活质量的影响。问卷包含 25 个项目，包括功能（12 个项目）、情感（8 个项目）和灾难性反应（5 个项目）三部分，分别涉及身体功能、心理困扰、绝望和失控。这份问卷被认为是筛查精神疾病合并症的好工具。2012 中国耳鸣专家共识推荐耳鸣问卷评估，并将耳鸣分为 6 级，不仅区分了间断和持续耳鸣，也对耳鸣的影响程度进行了区分。

耳鸣影响因素包括生理因素和心理因素。虽耳鸣对不同患者造成的困扰千差万别，但对耳鸣的响度进行匹配测试，发现慢性耳鸣响度都在阈上 5 ~ 10 dB。响度测试并不能对耳鸣进行严重程度的分级，提示耳鸣的生理因素在不同个体间差别不大，差别主要在心理因素，有关耳鸣的心理因素前面已有详细介绍。分级越严重，心理干预的必要性越高，效果越好。

（3）按耳鸣生理机制分类

参照前面耳鸣生理因素一节，可将耳鸣分为：①听力相关耳鸣，包括急性听力下降相关耳鸣、波动性听力下降相关耳鸣、中重度对称性慢性听力下降相关耳鸣；②管控系统相关耳鸣，包括女性更年期相关耳鸣、焦虑或抑郁相关耳鸣、阻塞性睡眠呼吸暂停低通气综合征相关耳鸣、反流相关耳鸣等。不同类型有不同特征，可逐步总结出不同耳鸣的特点，给予相应治疗。还有部分特发性耳鸣，即部分患者未发现明显相关因素，对试验治疗反应也较差。因此，需进一步探索可能的发病机制。随着对耳鸣的病因和机制的认识逐渐增加，特发性耳鸣患者会越来越少。

关于耳鸣治疗，病程决定策略和预期，严重程度分级决定是否进行心理干预，机制分类帮助寻找生理因素并进行针对性治疗。另外，值得注意的是，耳鸣多为良性，但要首先排除危险的耳鸣。高度发达的影像技术，诊断肿瘤或中枢疾病并不困难，因此，检查不仅可以排除严重疾病，还可以使患者安心，尤其具有焦虑特征的患者。有自杀倾向的耳鸣也应被视为一种危险的耳鸣，建议尽早转诊到适当的专家。

28.6 治疗流程推荐

医疗上治疗分三级：一级治疗为预防；二级治疗为病因治疗；三级治疗为对症处理。既往耳鸣基本上是对症治疗，疗效肯定不佳。最好是充分寻找并查明病因（诱因），进行病因（诱因）治疗，并告知患者耳鸣的病因（诱因），避免耳鸣再次发生或加重。在病因寻找过程中，病史的采集非常重要。

（1）病史问询

应包括耳鸣特征和严重程度两方面的结构性问诊。

1）耳鸣特征的结构性问诊：对判定耳鸣的病因、诱因及判断预后有很大帮助，要认真询问。单一病因如听力下降即可诱发急性耳鸣，而慢性耳鸣则往往是多病因（诱因）。问诊要围绕3个方面进行：①听觉系统；②中枢系统；③咽鼓管功能。

耳鸣的诱因：听力下降、睡眠障碍、压力问题、情绪问题、外伤、咽鼓管功能障碍等。睡眠问诊非常重要，因睡眠障碍与耳鸣互为因果，睡眠障碍是慢性耳鸣的首要病因。

耳鸣的性质特点：音调、频率、持续／间断。外、中耳病变引起的耳鸣多为低中频，耳蜗有严格的频率排布，底回负责高频，顶回负责低频，根据内耳病变部位的不同，耳鸣可为低频或高频，听神经也有严格的频率排布，外周为高频，中间为低频，故听神经病变多为高频。听神经附近有血管襻压迫时，常表现为高频搏动性"嗞嗞"声。

发病时间：目前以6个月作为急慢性的分界点，但存在争议，在本节前一段落有详细阐述。

耳鸣侧别及频率：单侧／双侧，还是颅鸣？双侧耳鸣是否同频？如双侧耳鸣同频，多有中枢参与。因外周有严格的频率排布，很难想象双侧外周在同一部位，同时损伤。颅鸣为中枢性，听觉中枢也分为低频区和高频区，因此颅鸣可为低调或高调。沙沙或刷刷的颅鸣，多为皮层血流声，提示皮层兴奋度过高。双侧耳鸣可同频或不同频。双侧同频耳鸣及颅鸣常提示大脑中枢病变或功能异常。因有听交叉的作用，双侧症状较重的一侧，实际上是对侧中枢有病变存在。双侧耳鸣不同频，或单侧耳鸣有多种声音，提示有不同的病理生理机制存在。耳鸣多为无意义的声音，如表现为有意义的言语、音乐声，多由精神疾病引起。

起病模式：突然／逐渐起病？

耳鸣变化的规律：在什么情况下耳鸣会减轻或加重？头颈部活动、颞下颌关节活动耳鸣是否变化？进食咀嚼时耳鸣加重，要首先考虑外耳道异物，如头发或鼓膜上有耵聍附着。饮食相关的耳鸣，因有时间滞后，常被患者忽视。患者自己说话，或运动时耳鸣加重，提示胃食管反流。部分患者梳头时，咬牙时耳鸣加重；头部可能存在某个扳机点，按压此处可使耳鸣减轻或加重，这些都提示外周皮肤与听觉通路存在神经联系。目前所知,听觉中枢是唯一一个与外周感觉有联系的中枢。部分全聋患者会感觉到耳周麻木,甚至感觉丧失。

噪声或安静环境下耳鸣的变化:在噪声环境中耳鸣加重,多伴有听觉过敏,多有偏头痛或中枢敏化综合征。

与情绪睡眠头痛的相关性。

伴随症状:耳聋、头晕、头痛、耳闷、听觉过敏等,以及由此引发的情绪及睡眠状况等。

既往史:耳聋、头痛、头晕、睡眠、精神疾病、更年期、OSAHS、甲状腺功能、鼻炎及鼻窦疾病、喉咽反流疾病。

既往耳鸣治疗史。

2)耳鸣问卷,明确耳鸣的严重程度,尤其应鉴别出有严重心理疾病的耳鸣,尽早转诊。详见前文耳鸣分类。推荐 THI 和 2012 耳鸣共识中的六级分类,对严重耳鸣及时转诊,4 级以上考虑心理干预。

(2)临床耳科学评价

耳镜检查除外外中耳病变。耳镜获取的信息大大超过声导抗。

鼻内镜检查咽鼓管及鼻咽部,除外可影响咽鼓管功能的疾病,包括胃食管反流及喉咽反流。

听诊:检查颈动脉狭窄体征,硬脑膜动静脉瘘可通过听诊上颈部和耳后区发现。耳鸣会受颈部转头或压迫影响的为静脉源性。

(3)辅助检查及临床应用现状

1)听力学检查:除常规的纯音测听、声导抗、耳声发射、听性脑干诱发电位等检查外,耳鸣的特殊检查有耳鸣的音调及频率匹配检查、耳鸣响度测试、耳鸣掩蔽特性检查、残余抑制检查、不适阈检查等,但美国耳鸣指南提到慢性耳鸣没有必要一定进行耳鸣精细检查。

2）影像学检查：根据病情包括头颅、内听道、鼻窦、耳部的影像学检查。尤其患者出现不对称听力下降时，建议进行内听道核磁检查。出现伴有头痛、头面部麻木等异常感觉的急性耳鸣患者，建议尽快进行头颅影像学检查，尤其内听道和头颅核磁检查。虽绝大部分耳鸣患者并无中枢病变，但患者往往非常担心有颅内肿瘤或脑血管病变，必要的影像学检查就像给患者的定心丸，让其安心，可减少焦虑，有时检查本身就是治疗的一部分。

3）耳鸣相关因素检查：若怀疑与耳鸣管控系统有关，需要检查全身情况，目前常用的是根据病情选择包括各项血液检查、呼吸睡眠监测、激素水平检查。

4）精神类疾病及睡眠问卷调查：精神状态评估非常重要，在前面的耳鸣分类中已有介绍，在 THI 初步评估后，4 级以上的耳鸣都推荐进行精神睡眠状态评估，一是为临床用药提供依据；二是让患者意识到自己的耳鸣不仅是生理问题，还有心理问题，可更好地进行教育。

其他脑功能成像、正电子发射计算机断层显像，都作为科研项目应用，实践中很难实现。

经以上问诊和检查，应达到以下 5 个目的。①鉴别是主观性还是客观性耳鸣，两者有不同的诊疗流程；②诊断部分和耳鸣相关的疾病，如耵聍栓塞、中耳炎、梅尼埃、VM 等；③通过影像学检查除外中枢疾病、听神经肿瘤及鼻咽肿瘤等恶性疾病；④有自杀倾向的耳鸣也应被视为一种危险的耳鸣，建议尽早转诊到适当的专家；⑤识别出伴有急性听力下降的急性耳鸣患者，这种情况虽非危急情况，但是耳科的紧急情况，需尽快处置。

完成这四方面的初步评估后，大部分耳鸣都是良性耳鸣，这点在耳鸣的正面咨询中非常重要。下一步的治疗，按照急慢性对耳鸣进行分类，急性耳鸣是一种症状，是身体的警铃，是身体功能出现问题的警报，需积极寻找生理因素，解除病因，是治疗的重点；而慢性耳鸣本身就是一种疾病，慢性耳鸣中有太多身体状况的"虚假警报"，提高报警的阈值，是治疗重点。

（4）急性耳鸣的治疗

目前耳鸣的各种治疗多针对慢性耳鸣，而所有的慢性耳鸣均由急性耳鸣而来，美国耳鸣指南提出，因急性耳鸣有自愈倾向，可观察，但目前还不能预判何种急性耳鸣会自愈，何种会慢性化，如前所述，那些不来就诊的急性耳鸣患者最容易自愈，前来就诊的急性耳鸣多少都对耳鸣有些紧张，需积极对待急性耳鸣，只有积极正确的处理急性耳鸣，才是阻止耳鸣慢性化的关键。

1）面对急性耳鸣的患者，应积极寻找耳鸣病因。既往寻找耳鸣病因，多集中在听觉系统，大量患者被诊断为病因不明的特发性耳鸣，前面已介绍了耳鸣管控系统及其相关影响因素，因此，耳鸣的病因不仅包括听觉系统急性病变，还包括可能影响耳鸣管控系统的各因素，详见主观性耳鸣的生理因素部分。

2）找不到明显耳鸣生理因素的患者，也可按照突聋的方案进行治疗，可考虑单独或联合使用以下方案治疗：皮质类固醇激素，血液流变学治疗，离子治疗（如利多卡因）。

3）安慰剂治疗：耳鸣治疗方法层出不穷，所有方法对耳鸣似乎都有一定效果，其中安慰剂效应起很大作用。从心理学的观点来看，有两种主要机制可能起主要作用，即受试者期望效应及条件反射，但安慰剂效应绝不仅在心理层面，而是牵涉到脑内递质的改变。有关疼痛的安慰剂效应通常被认为是脑中释放了更多天然镇痛剂——内啡肽。

大量证据表明，不同疾病症状，安慰剂效应可由很多机制介导，可释放不同的神经递质和神经调节因子。如对帕金森患者的安慰剂治疗，可诱导纹状体中多巴胺释放、基底神经节和丘脑神经元放电的变化。伏隔核区域影响感受愉悦和奖赏的能力。A Rolls 认为伏隔核很可能是安慰剂效应的来源，他认为，积极期望引起的部分大脑区域活跃程度增强，是身体对疾病的应对方式，当正向期望引起奖赏系统被激活时，免疫力也增强了，这也是人类的一项进化优势。以伏隔核为主的耳鸣门控系统是药物成瘾及安慰剂效应发挥作用的部位，根据患者的特点和文化背景，给予患者合理安慰剂治疗也不失为对急性耳鸣的一项治疗方法。

4）关注情绪系统在急性耳鸣发生中的作用：情绪系统在耳鸣慢性化的过程中有重要作用，面对耳鸣这一不是非常危险的症状，多数患者会首先自行寻找能解释其症状的原因，如饮食、活动规律、用药，还会与自身已有疾病联系。如患者不能自圆其说或效果不佳，心理反应会随之加重，加重的心理反应可使患者"监视"其耳鸣症状，使耳鸣感受放大，甚至引发其他躯体症状，如耳部麻木、头部昏沉，甚至耳痛或头痛，开始求医。多数患者对和医师的首次接触抱有极大的希望，期盼医师能对其症状给出合理的解释并提出明确、具体的处理方案及良好的预后，首次就诊时从医生那里得到的信息和答案对其随后的心理发展及耳鸣症状群的疗效会起很大作用。患者从医师那里读取的将不仅是医师的语言表达，还包括医师的态度、举止、言行中所透露出的知识程度和信心。接诊时须充分意识到患者的心理特点，言谈举止都应该有助于建立患者对医生的信任和对耳鸣症状改善的信心。临床中经常见到首诊医师随意表现出对耳鸣完全没有控制和把握，言语不慎而给患者带来不利的心理影响，不但不能减轻患者的焦虑，反而加重患者对耳鸣的焦虑，甚至使患者丧失对耳鸣症状改善的信心。急性耳鸣患者的心理安抚工作主要包括以下几个方面。

①解释耳鸣的产生过程，告知患者耳鸣不是凭空产生的，是有一定生理基础的，就像手上划伤会疼一样，耳鸣也是身体出现状况的一个提醒，但这个状况多为良性，所以才会用耳鸣这么温柔的方式提醒，但需做一些检查如 MRI，除外一些可能的严重疾病后就不用担心了，只是身体发生的小状况。

②耳鸣的消失需一定时间，多以季（3 个月）计算，需慢慢消失，不能着急，要给它恢复的时间，这期间不要过度关注耳鸣，因耳鸣是身体的报警，大脑会评估耳鸣是危险信号还是非危险信号。如报警时间较长，无其他情况发生，大脑就会将耳鸣认定为非危险信号，逐渐解除。如患者经常检测耳鸣情况，大脑就有可能将耳鸣信号定性为危险信号而保留下来！不要过度在网上查询信息，网上有关耳鸣治疗的信息都是负面的，因自愈的耳鸣患者很少去网上分享经验，所以上面的信息有很大的偏倚。

③不要过度回避耳鸣的出现，刻意的回避只会潜意识加重自己对耳鸣的关注，要避免一些刻意回避行为，比如刻意地回避安静环境，这些不利于耳鸣的消失。当感觉耳鸣严重时，可进行正念训练，或增加一些背景噪声（包括声治疗）。

④部分有焦虑倾向的患者，是耳鸣慢性化的高危人群，对这部分患者，除了上面给予的心理支持，也要给予必要的抗焦虑药物。中成药起效较慢，目前多采用 SSRI 和 SNRI、黛力新及苯二氮䓬类药物。无明显焦虑抑郁，只因耳鸣而出现事件性焦虑的患者，在无禁忌证的

前提下，可选择黛力新或罗拉西泮，2～4周后，如耳鸣好转，可酌情停药。对焦虑症状较重、短期内难以停药的患者，在使用黛力新的同时加用舍曲林和艾司西酞普兰，一般2～3周后停用黛力新。也可尝试SNRI类药物，毕竟SNRI类药物有神经痛的适应证，而耳鸣和慢性疼痛有很多相同之处。耳科医生使用这类药物前要仔细研究说明书和药物的不良反应，另外使用时从小剂量开始，最后，如患者焦虑特别严重，应及时转给精神专科协助诊治。我们有位患者，急性耳鸣2个月，耳鸣前有一定的情绪事件，测听双侧听力对称、正常，分析可能是情绪事件影响耳鸣管控系统，出现急性耳鸣。我首先对患者讲解了耳鸣的发生原因，考虑到患者焦虑情绪，开具了黛力新、劳拉西泮、金纳多，1个月后复诊时，患者说没有太大变化，问卷评分略有好转，于是又开具1个月的药，再次复诊，患者非常委屈，告诉我，她特别认真地吃药，以为耳鸣很快就会好，但是2个月了效果都不明显，真是有点着急了，再进行量表评价，确实严重很多。这件事也让我反思，在耳鸣的治疗中，最重要的绝对不是药，而是解除患者疑惑，让其了解疾病的病程，建立患者合理的信心和期望值，再辅以药物，才能取得很好的效果。

⑤急性耳鸣患者中出现一定程度的焦虑、紧张，是机体面对突然变化时的自我保护，但这种焦虑情绪随着时间的延长，逐渐降低是正常的，若随时间的延长，不降低，反而出现不恰当回弹，就会启动前面我们讲过的那些耳鸣模型中的非听觉系统参与过程，且此过程不再与最初的听觉损伤相关，而是由中枢情绪系统在面对突发事件时的调控和回弹能力决定。耳鸣患者在突发耳鸣症状出现3个月后，若仍未摆脱不适心理感受，提示耳鸣有可能慢性化，其反应类似于适应障碍。

（5）亚急性耳鸣的治疗（病程在 3 个月～1 年）

德国曾有亚急性耳鸣的概念，正如前所述，慢性耳鸣的划分时间太过急迫，也太过人为，亚急性耳鸣治疗可按照以上急性耳鸣 4 项治疗方案，但要注意，病史越长，心理干预越重要，恰当的检查、正面的解释非常重要。

（6）慢性耳鸣的治疗（病程＞1 年）

对于慢性主观性耳鸣，首先区分是慢性代偿性还是失代偿性耳鸣。

1）代偿性耳鸣：指耳鸣较轻，患者能耐受，未出现注意力分散、记忆力下降、睡眠障碍、头痛、过度兴奋、抑郁等神经精神症状者，这部分患者其实占了慢性耳鸣的 90%，可将其称为耳鸣人群，而非耳鸣患者，前文急慢性分类中介绍病史超过 4 年的耳鸣，中枢可能发生了结构性的改变，再想逆转将很困难，但病程短于 4 年的耳鸣人群，找到和耳鸣相关的生理因素，还有一定疗效，我科曾与妇科合作，观察更年期女性的耳鸣情况，其中 30% 出现耳鸣，但以非常轻的间断耳鸣为主，属于典型的耳鸣人群，在给予更年期药物治疗后，耳鸣多可消失，是真正的响度的改变和消失，故对这部分耳鸣人群，如病史不很长，可进行针对生理因素的治疗，如病史过久，要对耳鸣缓解有合理的期望值，但这部分患者因为多对耳鸣无过度担心，患者就会像看待老年斑、白头发一样，与其和平相处。

2）失代偿性耳鸣：指耳鸣较重，患者无法忍受，出现注意力分散、记忆力下降、睡眠障碍、焦虑抑郁等一系列神经精神症状，这部分是真正的慢性耳鸣患者，也是对患者社会功能影响较大的耳鸣，需认真干预。如前所述，此时耳鸣报警功能太过敏感，很多是"虚假报警"，即中枢过度敏感，将正常的脑内电信号错误感知为耳鸣，故对这部分患者，首先要调整报警机制，不要让报警机制过度敏感。其次才是寻找生理因素，因在真正慢性耳鸣患者发病过程中，启动因素已不重要，反而中枢神经系统的一系列改变才是最重要的。降低中枢报警机制的措施如下。

①认知行为治疗：改变患者的错误认知是打破中枢耳鸣恶性循环的关键，主动行为认知疗法优于被动的传统的单纯使用耳鸣掩蔽器的习服治疗，针对耳鸣的错误认知进行解释，即耳鸣机制的正面解释，这点也是慢性失代偿耳鸣治疗中特别困难的一步，让以躯体症状为主的耳鸣患者接受耳鸣是因为中枢功能改变，且精神心理因素过度参与其中，并依从治疗很难，需要系统的、专业的认知行为过程，我们也在摸索这个流程，希望后续和大家分享慢性失代偿耳鸣的治疗体会。

②中枢敏化的处理，这个概念提出已久，前面也有介绍，药物处理以抗癫痫药及抗焦虑抑郁药物为主，且要注意足量足疗程的药物治疗，同时尽量避免长期使用安定类药物。

③慢性耳鸣的患者多有特定的人格特质，一般为追求完美、容易焦虑、控制欲比较强的人格，当其发现对耳鸣无法控制时，就会变得十分焦虑，人格特质不可能完全改变，但可通过锻炼改变思维方式，很多证据表明通过正念锻炼，可改变脑内功能甚至结构。推荐患者进行正念、生物反馈、放松训练，这个过程相对时间较长，需患者有较好的依从性。

虽然目前的理论可从生理和心理方面对急性耳鸣、慢性代偿性耳鸣、慢性失代偿耳鸣有很好的解释，也能很好地解释各种危险因素，包括听力下降和耳鸣的关系。但到临床实践层面，还是面临很多困难，如与耳鸣相关的生理因素众多，很多因素发生率很高，找到权重最高的发病因素较困难，治疗也非易事。而心理方面的治疗，也有很多困难，如何对不同个体患者进行理想的 CBT，如何使用抗焦虑抑郁药物，都非易事，需要在临床中不断积累经验。在积累实践经验前，首先要掌握对耳鸣的正确认识，在理论的指导下进行实践，和患者一起经历挫折和成功，不断修正对耳鸣的认识，理论和实践互相促进，螺旋前进，是耳鸣治疗的正确之路。

29. 耳内科医生的临床思维探讨

29.1 耳科医生在临床工作中该如何思考？

一个好医生面对患者会提出 4 个问题：①是什么病？②危险吗？③病因是什么？④如何治疗？如何快速寻找病因，做出准确诊断需要不断学习。很多医生期望学到某种特效疗法，提高手术技术，其实相对于这些技术方法，临床思维更重要。现代医学发展，各专业逐渐细化，专家多了，但像我国消化内科的鼻祖，协和医院张孝骞这样的名医大家逐渐少了。张老除了消化内科外，可以参加所有内科系统的查房。"大多数诊断所需的全部是一盎司的知识、一盎司的智能，再加一磅的整体观点。"这个阿拉伯谚语充分说明了全科知识的重要性。年轻医生依赖各种检查，但对很多疾病来说，病史采集永远是最重要的。

接诊患者先别急着看病，先看人。观察患者包括年龄、气质、着装、举止、情绪、说话音量大小等一般状态。前庭型偏头痛患者，由于各种感觉敏感，故着衣常比一般人多，喜欢戴墨镜、帽子等。传导性聋患者，说话声音多偏低，轻声细语。这种情况通过鼓室成形术有望改善听力。而进来就大声说话的，说明患者是感音神经性聋，且平均听阈应在 70 dB 以上，因患者怕大声音的重振现象已消失。这种患者很难通过听力重建改善听力。写病历的同时，听患者主诉不适，能初步判断患者对疾病的认知适应程度、对医生的信任程度、对医生提出的诊断和治疗的接受程度，还有助于了解这个患者是否可能存在精神心理问题。

目前我国医疗环境不好，医疗纠纷频发。很多时候是医患双方的认知出了问题。我国现有精神分裂症患者 1650 万，17.5% 有严重心理障碍，11% 患有抑郁症，完全身心健康者不足 15%。门诊接诊的患者 20% 以上有较严重的心理障碍。所以一定要注意排除以躯体症状为表现的心理障碍。那么，如何快速发现患者是否有精神心理障碍呢？可让患者回答 3 个问题：①是否有睡眠障碍，已明显影响白天精神状态或需要用药？②是否心烦不安，对以前感兴趣的事情失去兴趣？③是否有明显身体不适，但多次检查未发现原因？

若有 2 个回答是，80% 左右存在精神心理障碍。还有下面一些情况有助于医生快速识别患者存在精神心理障碍。

①患者主诉症状的痛苦程度与临床检查不符。患者自己描述的症状很重，而医生查体后，未发现与其症状相匹配的体征。②一直按照自己的思路进行描述，不听医生的解释。

若怀疑患者有精神心理障碍，尽量不行有创治疗，包括手术治疗。耳科医疗纠纷，多与鼻中隔手术有关。60% 的人有程度不同的鼻中隔偏曲，只有少数需要手术治疗。部分精神心理疾病患者的突出表现就是鼻塞、头痛，其实是典型的以躯体症状为表现的心理障碍，鼻中隔手术并不能解除其心理问题，容易造成纠纷。患者往往把自己工作生活中所有不顺心之处都归结成手术的结果。患者主观症状很重，但医生又看不出来明显的阳性体征，让患者觉得医生或水平不行，或态度不好。这时医生最好不要说患者没病。北京大学第六医院王向群教授建议告诉患者，这是一种"神经内分泌紊乱"，国外需要到"身心医学科"就诊，国内则由精神科或神经内科医生负责处理。部分患者坚持认为自己没有精神心理问题，这时建议患者找中医就诊。中医在与患者沟通方面比西医好，毕竟 3000 年的文化使中医更容易被中国患者接受，这方面的确需要西医学习借鉴。

医生一定要清楚自己的能力范围。某医院 10 余年前做了 1 例人工耳蜗手术未成功，请到我的老师——国际著名耳科大师 Helms 教授，准备再次手术。术前患儿家长坚持让 Helms 教授做出 100% 手术成功的保证。我相信 Helms 教授一定看过患者的资料，才肯前来准备手术。但家长的态度使 Helms 教授坚决放弃手术。他说："对不起，您找错人了。您应该找我们的上帝和你们的菩萨。医生是人不是神，没有医生能够保证 100%。"这让患儿永远失去了获得听力的机会！医生一定要认真评估患者的要求及是否具备让患者满意的能力。医生当然要通过不断学习提高能力，且竭尽全力，但"谋事在人，成事在天"。

世界卫生组织通过大量调查发现决定健康与寿命的影响因素中，60% 取决于自己的工作和生活模式；遗传因素占 15%；社会因素占 10%；医疗仅占 8%；气候影响占 7%。所以医生的能力作用显然被夸大了。患者在医院去世，就一定是医院和医生出了问题。这显然是社会认知出了问题。很多情况下，疾病的产生与患者自己的不良生活或工作习惯有关，特别是常见的耳内科疾病如突聋、耳鸣、眩晕均与患者紧张劳累、情绪波动、睡眠障碍有关。轻度低频下降型感音神经性聋，如患者自己调整好，改善睡眠，好好休息，不用任何治疗，约半数可自愈。如患者自己不做任何调控，可能导致医生采取的治疗措施效果不佳，或在短暂好转后，很快复发。患者得病如同着火。点火人是患者自己，如患者自己不再添加助燃材料，很多情况下，火就自灭。而医生的工作是浇水灭火，水太大了不行，水小了火灭不下来。所以当医生采用的治疗疗效不佳时，首先当然要考虑诊断是否正确，其次就是要仔细检查病因及诱因是否得到控制，否则很难达到满意的疗效。

美国的 Trudeau 有句名言，是 Hopkings 医院的院训：To cure sometimes（有时能治愈）；To relieve often（经常是缓解）；To comfort always（总是要安慰）。这是医生的定位，也是每位医生需要牢记的。

医生要对生命充满敬畏，生命体征的观察永远是医生的首先关注。当患者有多种疾病需要处理时，要首先处理可危及生命的疾病。耳科常见疾病，除呼吸道异物、外伤出血、急性会厌炎等少数疾病可迅速危及生命外，大多只是影响功能。常见内耳病变，如突聋、耳鸣、眩晕、面瘫等。一定要注意患者的全身情况，再决定局部处理。非紧急抢救情况下，医生只有建议权和解释权，患者有最终决定权。孕妇，高血压、糖尿病甚至癌症患者，发生突聋该如何治疗？医生在很多情况下要跟患者"商量诊断，商量治疗"。孕妇本人要确定究竟是孩子重要，还是听力重要，然后和医生商量如何处理。其他类似情况也应照此原则处理。

部分患者不知道自己身体的脏器有病变，或未告知医生。医生细致地观察对于选择治疗非常关键。患者脸色灰暗，常提示肾功能不全，尽量选择对肾功能影响小的药物。面色暗红或发黑，常提示肝功能有问题，尽量选择对肝脏影响小的药物。皮质类固醇激素，最好选择甲强龙，因甲强龙不经肝脏代谢。有些患者会回避医生的提问。如诊断明确，但疗效不佳时，建议复诊时让患者家属来。家属可能提供更多患者本人不愿意提供的信息。一位青年人被诊断"前庭型偏头痛"，连换几种药物均无效，反复问患者有什么原因，如生物钟紊乱、有无紧张劳累情绪波动情况，患者说一概没有。我让患者父亲在复诊时一起来。患者父亲来后检举说，患者贪玩，不分白天黑夜上网玩游戏，治疗用的那点药怎么能有效？

医生让自己更专业、更聪明的唯一方法是学习。CT 的发明者 Godfrey Newbold Hounsfield 有句名言："学习是获取别人智慧的过程。"哪怕自己的原创能力有限，但是只要通过不断学习，就能获取最新的医疗进展信息，为患者提供更好的服务。

德国共有耳鼻咽喉头颈外科医生 5000 余人，除值班留守，约有 4000 余人参加年会。除了德国人学习欲望强烈外，医疗保险公司的某些规定也迫使每个医生不断努力。年会上介绍各种专业进展。如梅尼埃病既往有 10 种疗法，这一年有了一种新方法，医生在接诊患者时必须全面介绍这 11 种方法，少介绍一种，患者就少了一个机会。且医生不能单方面否定某种方法无效。有些治疗方法可能目前存在一些争议，如内淋巴囊减压术，国内的某些医生可能直接告诉患者这种方法不好。这在国外是违规违法的，因为这样剥夺了患者的权利和机会。正确的方式是介绍这种手术方式，但本人不做，若国内某家医院开展这种治疗较多，则可建议患者去这家医院就诊，使其接受相应的解释建议再做决定。所以不断学习新的信息和知识，才能充分告知患者，否则可能违规。除了学习成功的病例报告，其实失误的病例介绍，可能给医生的帮助更大。这意味着医生一生都要努力学习！

29.2 常见内耳疾病该如何思考？

到医院来就诊的患者已有症状，此时最重要的是努力寻找病因。疾病分简单疾病和复杂疾病，病因越多越复杂，寻找病因也越困难。耳鸣的病因千种以上，这是导致耳鸣诊断和治疗均很困难最主要的原因。若短时间内无法找到病因，则需首先除外可能危及生命的疾病，如无，再根据已有线索，分析其发病机制。如突发性聋虽病因不明，但可通过听力曲线特点进行分型，各型的发病机制不同，采用有针对性地分型治疗疗效也好于盲目对症处理。

目前确定诊断最主要的手段仍然是病史采集。尽管现在各种检查手段非常丰富，病史采集对于诊断仍然是关键性的。眩晕疾病的诊断，80% 靠病史采集。

①问诊筛查先从危险疾病开始：如脑血管意外、肿瘤等。单侧听力下降和（或）耳鸣，应行 MRI 检查，除外桥小脑角肿瘤等。首先要除外恶性疾病，增加患者的安全。

②从大概率事件开始，先问发病率高的疾病。如患者主诉眩晕，医生首先就要把最主要的眩晕疾病按照发病率的顺序排列，依次为耳石症、前庭型偏头痛、梅尼埃病、前庭阵发症等（目前有观点认为前庭型偏头痛的发病率甚至超过耳石症）。接着问眩晕发作持续时间，若持续时间少于 1 分钟，接着要问是否与头位变化有关。大多数耳石症（管石症）会出现至少 2 个头部的位置变化诱发的眩晕症状。如只有一个位置可诱发眩晕发作，需与前庭型偏头痛伴发的 CPPV 及前庭阵发症鉴别。如发作时间数小时，又有反复发作的病程，则首先要考虑前庭型偏头痛与梅尼埃病的鉴别。两者最主要的鉴别诊断是有无不可逆的听力下降。故反复听力检查，对这两种非常容易混淆疾病的鉴别诊断非常重要。

③从相对病因较少的疾病开始问起。如患者有听力下降、耳鸣、眩晕、耳闷胀感等多个耳部症状，应先从眩晕问起，因眩晕的主要疾病相对较少，且掌握得较好。

④发病时或之前的症状特点很重要。有个患者眩晕发作多年，持续时间数小时。每次发病前都有控制不住的打嗝，多在餐后发生。打嗝是膈神经功能紊乱的表现。膈神经是迷走神经的分支，说明迷走神经受到刺激。检查发现患者双侧披裂慢性充血水肿，提示患者有胃食管反流。患者是反酸刺激，造成膈神经刺激，再兴奋迷走神经诱发的眩晕发作。给予抗酸药物治疗以后，眩晕未再发。还有一个经典案

例，一位国外妇女，每周二、周三、周五晚上都会有眩晕发作，都是在晚餐后半小时出现眩晕。患者非常喜欢吃中餐，是味精导致的频繁眩晕发作，调整饮食习惯后，眩晕也完全消失了。

⑤尽量用一元论来解释，但疑难病例往往为多病因。如慢性失代偿性耳鸣往往有至少两种以上病因或发病机制。

⑥需掌握尽可能多的全科知识，不只是局限于内耳疾病本身。如眩晕专家要掌握前庭型偏头痛，则必须了解偏头痛。而看好偏头痛，则需掌握常见头痛的鉴别诊断。耳鸣诊断更为复杂，除必须掌握听觉系统本身的病变外，还必须掌握可能引起听觉系统病变的全身疾病，如睡眠障碍（OSAS、焦虑、抑郁等）、偏头痛、胃食管反流等。

⑦遇到自己一时无法诊断的难题，最好把患者亲自带给上级医师，好好学习。如上级医师也一时无法决断，最好留下患者的联系方式，密切随访。这样能加速经验积累。

⑧如疗效不好，首先应再次确认诊断是否有误。如诊断无误，则要仔细分析是否同时存在其他疾病？药物的组合、单药的剂量、使用的顺序是否需要调整。一个急性化脓性扁桃体炎的患者，15岁，持续咽痛高热，连续2周抗菌药物输液治疗无效。检查见双侧扁桃体Ⅱ度肿大，布满脓栓。仔细去除了扁桃体表面的所有脓性分泌附着物，当晚患者的体温就正常了。这反映出年轻医生过于依赖药物，忽视了炎症感染处理的基本原则：通畅引流。

可能复发的疾病，要注意向患者交代该病可能复发；需要注意哪些事项以减少或避免复发。还要让患者知道自己是复发的主要责任人。因此患者教育非常重要。

通过问诊基本确定了疾病的大致类型后，再有目的地进行各种临床检查。这些检查结果必须与病史结合，才能真正解读出正确的信息。

　　耳内科医生须了解各种常用药物的作用机制、药代动力学特点、适应证和禁忌证，以及各种药物之间的组合。避免盲目用药，避免出现药物不良反应。

　　医生对于输液时用葡萄糖还是盐水常不注意。患者有高血压，一般选择葡萄糖。患者有糖尿病，则一般选择盐水。但某些内耳疾病，选择葡萄糖和盐水是有不同影响的。一次外院会诊，一位低频下降型感音神经性聋的患者，疗效不好。仔细查看治疗方案，由于医院很重视这个患者，用了很多改善微循环的药物，每天输约 3000 mL 盐水。低频感音神经性聋的发病机制是内耳积水，而积水的基本治疗原则是限盐限水。所以这个患者改用少量药物，每天输液量只有 350 mL，几天后患者就痊愈了。

　　糖皮质激素是临床常用药物，也常用于治疗各种内耳疾病，如突发性聋、梅尼埃病、低频下降型感音神经性聋、听神经病等。疗效比较确定，但使用不当也可能出问题。笔者曾经审阅过一篇文章，用地塞米松治疗突发性聋，10 mg qd×10 天。地塞米松半衰期为 36～54 小时，如果取其平均值以 48 小时计算，第 1 天当然是 10 mg，第 2 天的总剂量应为 10+7.5（第 1 天未代谢）=17.5 mg，如此类推，累积后第 5 天为 10+7.5+5+2.5+1=26 mg。6～10 天总量均为 26 mg，相当于 162 mg 强的松。如此大剂量的激素，使用时间 1 周以上，必须逐渐减量后停药，否则可能引起停药后的反弹。

　　诊疗常规实际上都是基本原则，需要各位医生在临床实际工作中根据患者的不同情况进行调整。因人的个体差异很大。但调整也必须是有丰富临床经验后再进行。Helms 教授教导年轻医生："一定要先按照老师教的方法做 100 例手术，再来看是否能够改良。"这同样适用于耳内科医生，先用老师教的方法治疗 100 个患者，有了经验，再来谈调整、改良治疗方案。

患者是医生最好的老师。住院医师每天至少要查房 2 次，多与患者沟通，掌握每次治疗后患者出现的各种反应，不仅有助于了解病情的变化，及时做出相应的调整，也有利于医生掌握各种药物、治疗手段的优缺点，提高自身水平，更有助于加强医患沟通，有效地减少不良反应的发生，减少医患纠纷。医学仍然是经验科学，只有不断的临床实践才能真正提高。

努力让患者感觉到医生是认真、努力、负责的，就会在很大程度上增加相互信任，减少纠纷的发生。医生要注意：

①目光一定要直视患者；

②患者坐轮椅时，尽量别让患者下轮椅，医生半蹲着检查。如需检查，搀扶患者。做平衡检查时，医生一定要站在患者旁边，保证患者不要跌倒。

③耐心倾听患者的主诉。给患者一定时间描述自己的痛苦，否则患者会感觉医生不耐心，对患者不尊重。且 80% 的患者陈诉自己的病痛不超过 2 分钟。但门诊患者太多，不能任由患者自由发挥。医生在初步了解了患者的主诉后，要适时打住，医生提问，让患者回答。而后进行的查体、各种检查只是为了验证医生的判断。如患者主诉在头位变化时发生短暂眩晕，医生只能给出位置性前庭综合征的诊断，需做体位检查才能明确是 BPPV 还是 CPPV。

④学习中医沟通技巧。尽量用通俗易懂的话来解释，患者理解后有助于之后各种医疗工作的进行。听患者描述介绍病情后，医生进行简短的总结很有意义，表示医生已经用心听，且基本掌握了患者的情况。医生一定要脑子转得快，嘴上说得慢，话不要说得太绝对。有一起医疗纠纷的起因就是，一位患者因为耳痛来就诊，医生检查未发现明显异常，就告诉患者："您肯定没事，回去休息吧。"结果第 2 天患者面瘫了，并投诉了这位医生。这位医生显然给患者交代的过于轻松乐

观了。正确的解释应该是"您现在没有什么太大的问题，一旦有新的情况出现，请您马上再来复诊"。这样交代会减少很多不必要的麻烦。曾经有报道患者因抢救无效，已经宣布死亡，一名医学生又去给患者摸了一下脉，竟然感觉到还有脉搏跳动。实际上是医学生没有经验，过度按压导致自己的脉搏被错误认为是死者的脉搏跳动。此时正确的处理应是找上级医生悄悄反映一下，由上级医生再来查看。可这个学生大声呼叫道："老师，这个患者还有脉搏。"结果在场死者家属顿时爆发，指责医院在患者没死的情况下放弃抢救，导致了不必要的纠纷发生。

⑤一定要翻看患者给你的资料。尽管门诊时间很紧张，患者带过来的各种检查结果，也许很多对本次就诊意义不大，但医生最好能够接到手里，重点检查项目详细查看，非重要检查结果可快速浏览，这样不会给患者造成接诊医生不仔细、不负责任的不好印象。

⑥查房时应注意：进病房必须敲门，要向患者介绍自己。首先要注意可能存在的危及生命的情况。重点注意有并发症出现的患者，病历不能出任何问题！了解治疗后患者的病情变化，及时向上级医生汇报。

⑦医生要有良好的表达和沟通能力，并且需注意谈话技巧。同样一件事情不同的表达方式，可能使患者得出截然不同的结论。临床医生要掌握一些心理学的知识，要针对不同层次和生活背景的患者耐心解释。治疗目的的顺序应是：保证生命安全→重要脏器功能→美容。管床医生应先交代最严重的情况，如突聋目前多认为是内耳血管病变，而内耳循环属于脑循环的一部分，因此从某种意义上来说突聋是脑血管意外的一种表现或先兆。治疗的第一目的是阻止病变的进一步发展，防止更为严重的脑血管意外发生，其次才是听力提高，再其次是耳鸣、耳闷、眩晕症状的控制。

医生行医，一生都要努力学习、提高自身能力。

参考文献

1. Committee on Hearing and Equilibrium guidelines for the diagnosis and evaluation of therapy in Meniere's disease. Otolaryngol Head Neck Surg，1995，113（3）：181-185.

2. 中华医学会耳鼻咽喉科学分会. 梅尼埃病的诊断依据和疗效评估（2006年，贵阳）. 中华耳鼻咽喉头颈外科杂志，2007，42（3）：163.

3. LOPEZ-ESCAMEZ J A，CAREY J，CHUNG W H，et al. Diagnostic criteria for Menière's disease. J Vestib Res，2015，25（1）：1-7.

4. 中华医学会耳鼻咽喉科学分会. 梅尼埃病诊断和治疗指南（2017）. 中华耳鼻咽喉头颈外科杂志，2017，52（3）：167-172.

5. 韩琳，李雪实，刁桐湘，等. 梅尼埃病患者听力学分期与所选频率关系的分析. 临床耳鼻咽喉头颈外科学，2018，53（10）：776-779.

6. ARNOLD W，PFALTZ R，ALTERMATT H J. Evidence of serum antibodies against inner ear tissues in the blood of patients with certain sensorineural hearing disorders. Acta Otolaryngol，1985，99（3-4）：437-444.

7. TOMIYAMA S，HARRIS J P. The endolymphatic sac：its importance in inner ear immune responses. Laryngoscope，1986，96（6）：685-691.

8. TOMODA K，SUZUKA Y，IWAI H，et al. Meniere's disease and autoimmunity：clinical study and survey. Acta Otolaryngol Suppl，1993，500：31-34.

9. STOJANOVICH L，MARISAVLJEVICH D. Stress as a trigger of autoimmune disease. Autoimmun Rev，2008，7（3）：209-213.

10. GAZQUEZ I，SOTO-V ARELA A，ARAN I，et al. High prevalence of systemic autoimmune diseases in patients with Meniere's disease. PLoS One，2011，6（10）：e26759.

11. TYRRELL J S，WHINNEY D J，UKOUMUNNE O C，et al. Prevalence，associated factors，and comorbid conditions for Meniere's disease. Ear Hear，2014，35（4）：e162-e169.

12. HIETIKKO E，SORRI M，MANNIKKO M，et al. Higher prevalence of autoimmune diseases and longer spells of vertigo in patients affected with familial Meniere's disease：a clinical comparison of familial and sporadic Meniere's disease. Am J Audiol，2014，23（2）：232-237.

13. DUKE W. Meniere's syndrome caused by allergy. JAMA，1923，81：2179-2182.

14. DEREBERY M J，BERLINER K I. Prevalence of allergy in Meniere's disease. Otolaryngol Head Neck Surg，2000，123（1 Pt 1）：69-75.

15. RUCKENSTEIN M J. Immunologic aspects of Meniere's disease. Am J Otolaryngol, 1999, 20（3）: 161-165.

16. BOULASSEL M R, ALOST M, TOMASI J P, et al. No increased serum levels of antifood antibodies in patients with Meniere's disease. ORL J Otorhinolaryngol Relat Spec, 2001, 63（1）: 19-24.

17. FLOOK M, LOPEZ-ESCAMEZ J A. Meniere's disease: genetics and the immune system. Curr Otorhinolaryngol Rep, 2018, 6（1）: 24.

18. GALLEGO-MARTINEZ A, ESPINOSA-SANCHEZ J M, LOPEZ-ESCAMEZ J A. Genetic contribution to vestibular diseases. J Neurol, 2018, 265（Suppl 1）: 29-34.

19. MARTÍN-SIERRA C, REQUENA T, FREJO L, et al. A novel missense variant in PRKCB segregates low-frequency hearing loss in an autosomal dominant family with Meniere's disease. Hum Mol Genet, 2016, 25（16）: 3407-3415.

20. MARTÍN-SIERRA C, GALLEGO-MARTINEZ A, REQUENA T, et al. Variable expressivity and genetic heterogeneity involving DPT and SEMA3D genes in autosomal dominant familial Meniere's disease. Eur J Hum Genet, 2017, 25（2）: 200-207.

21. REQUENA T, ESPINOSA-SANCHEZ J M, CABRERA S, et al. Familial clustering and genetic heterogeneity in Meniere's disease. Clin Genet, 2014, 85（3）: 245-252.

22. GAZQUEZ I, MORENO A, ARAN I, et al. MICA-STR A. 4 is associated with slower hearing loss progression in patients with Meniere's disease. Otol Neurotol, 2012, 33（2）: 223-229.

23. REQUENA T, GAZQUEZ I, MORENO A, et al. Allelic variants in TLR10 gene may influence bilateral affectation and clinical course of Meniere's disease. Immunogenetics, 2013, 65（5）: 345-355.

24. CABRERA S, SANCHEZ E, REQUENA T, et al. Intronic variants in the NFKB1 gene may influence hearing forecast in patients with unilateral sensorineural hearing loss in Meniere's disease. PLoS one, 2014, 9（11）: e112171.

25. KNEPPER M A, INOUE T. Regulation of aquaporin-2 water channel trafficking by vasopressin. Curr Opin Cell Biol, 1997, 9（4）: 560-564.

26. TAKEDA T, TAKEDA S, KAKIGI A, et al. Hormonal aspects of Meniere's disease on the basis of clinical and experimental studies. ORL, 2010, 71（Suppl 1）: 1-9.

27. TEGGI R, LANZANI C, ZAGATO L, et al. Gly460Trp alpha-adducin mutation as a possible mechanism leading to endolymphatic hydrops in Meniere's syndrome. Otol Neurotol, 2008, 29（6）: 824-828.

28. ARWEILER-HARBECK D, HORSTHEMKE B, JAHNKE K, et al. Genetic aspects of familial Meniere's disease. Otol Neurotol, 2011, 32（4）: 695-700.

29. KLAR J, FRYKHOLM C, FRIBERG U, at al. A Meniere's disease gene linked to chromosome 12p12. 3. Am J Med Genet B Neuropsychiatr Genet, 2006, 141B（5）: 463-467.

30. REQUENA T, CABRERA S, MARTIN-SIERRA C, et al. Identification of two novel mutations in FAM136A and DTNA genes in autosomal-dominant familial Meniere's disease. Hum Mol Genet, 2014, 24（4）: 1119-1126.

31. FREJO L, SOTO-VARELA A, SANTOS S, et al. Clinical subgroups in bilateral Meniere disease. Front Neurol, 2016, 7: 182.

32. LEMPERT T, OLESEN J, FURMAN J, et al. Vestibular migraine: diagnostic criteria. J Vest Res, 2012, 22（4）: 167-172.

33. DEREBERY M J. Allergic management of Meniere's disease: an outcome study. Otolaryngology–head and neck surgery. Otolaryngol Head Neck Surg, 2000, 122（2）: 174-182.

34. DI BERARDINO F, CESARANI A. Gluten sensitivity in Meniere's disease. Laryngoscope, 2012, 122（3）: 700-702.

35. TOPUZ B, OGMEN G, ARDIÇ F N, et al. Provocation of endolymphatic hydrops with a prick test in Meniere's disease. Adv Ther, 2007, 24（4）: 819-825.

36. KELES E, GÖDEKMERDAN A, KALIDAG T, et al. Meniere's disease and allergy: allergens and cytokines. J Laryngol Otol, 2004, 118（9）: 688-693.

37. FUSE T, HAYASHI T, OOTA N, et al. Immunological responses in acute low-tone sensorineural hearing loss and Ménière's disease. Acta Otolaryngol, 2003, 123（1）: 26-31.

38. FREJO L, GALLEGO-MARTINEZ A, REQUENA T, et al. Proinflammatory cytokines and response to molds in mononuclear cells of patients with Meniere disease. Sci Rep, 2018, 8（1）: 5974.

39. NAGANAWA S, NAKASHIMA T. Visualization of endolymphatic hydrops with MR imaging in patients with Ménière's disease and related pathologies: current status of its methods and clinical significance. Jpn J Radiol, 2014, 32（4）: 191-204.

40. NAKASHIMA T, NAGANAWA S, SUGIURA M, et al. Visualization of endolymphatic hydrops in patients with Meniere's disease. Laryngoscope, 2007, 117（3）: 415-420.

41. SEPAHDARI A R, ISHIYAMA G, VORASUBIN N, et al. Delayed intravenous contrast-enhanced 3D FLAIR MRI in Meniere's disease: correlation of quantitative measures of

endolymphatic hydrops with hearing. Clin Imaging，2015，39（1）：26-31.

42. ZOU J，WANG Z，CHEN Y，et al. MRI detection of endolymphatic hydrops in Meniere's disease in 8 minutes using MIIRMR and a 20-channel coil after targeted gadolinium delivery. World J Otorhinolaryngol Head Neck Surg，2020，5（4）：180-187.

43. RADTKE A，LEMPERT T，GRESTY M A，et al. Migraine and Meniere's disease：is there a link? Neurology，2002，59（11）：1700-1704.

44. PYYKKO I，MANCHAIAH V，FARKKILA M，et al. Association between Meniere's disease and vestibular migraine. Auris Nasus Larynx，2019，46（5）：724-733.

45. GHAVAMI Y，MAHBOUBI H，YAU A Y，et al. Migraine features in patients with Meniere's disease. Laryngoscope，2016，126（1）：163-168.

46. BRUDERER S G，BODMER D，STOHLER N A，et al. Population-based study on the epidemiology of Ménière's disease. Audiol Neurotol，2017，22（2）：74-82.

47. SWAMINATHAN A，SMITH J H. Migraine and vertigo. Curr Neurol Neurosci Rep，2015，15（2）：515.

48. SEO Y J，KIM J，KIM S H. The change of hippocampal volume and its relevance with inner ear function in Meniere's disease patients. Auris Nasus Larynx，2016，43（6）：620-625.

49. WANG Y，DIAO T，ZHAO Y，et al. The clinical characteristics and audiogram in 103 Meniere's disease patients with and without vestibular migraine. Clin Otolaryngol，2018，43（1）：343-347.

50. NEVOUX J，BARBARA M，DORNHOFFER J，et al. International consensus（ICON）on treatment of Ménière's disease. Eur Ann Otorhinolaryngol Head Neck Dis，2018，135（1S）：S29-S32.

51. BASURA G J，ADAMS M E，MONFARED A，et al. Clinical practice guideline：Ménière's disease. Otolaryngol Head Neck Surg，2020，162（2_suppl）：S1-S55.

52. ROSENBAUM A，WINTER M. Is betahistine effective for Ménière's disease? Medwave，2017，17（8）：e7068.

53. ADRION C，FISCHER C S，WAGNER J，et al. Efficacy and safety of betahistine treatment in patients with Meniere's disease：primary results of a long term，multicentre，double blind，randomised，placebo controlled，dose defining trial（BEMED trial）. BMJ，2016，352：h6816.

54. LEZIUS F，ADRION C，MANSMANN U，et al. High-dosage betahistine dihydrochloride between 288 and 480 mg/day in patients with severe Ménière's disease：a case

series. Eur Arch Otorhinolaryngol, 2011, 268（8）: 1237-1240.

55. HUPPERT D, STRUPP M, BRANDT T. Long-term course of Meniere's disease revisited. Acta Otolaryngol, 2010, 130（6）: 644-651.

56. HOUSE J W, DOHERTY J K, FISHER L M, et al. Meniere's disease: prevalence of contralateral ear involvement. Otol Neurotol, 2006, 27（3）: 355-361.

57. PAPARELLA M M, MANCINI F. Trauma and Meniere's syndrome. Laryngoscope, 1983, 93（8）: 1004-1012.

58. GREEN J D J R, BLUM D J, HARNER S G. Longitudinal followup of patients with Meniere's disease. Otolaryngol Head Neck Surg, 1991, 104（6）: 783-788.

59. CHAVES A G, BOARI L, LEI MUNHOZ M S. The outcome of patients with Menieres disease. Braz J Otorhinolaryngol, 2007, 73（3）: 346-350.

60. LEMPERT T, NEUHAUSER H. Epidemiology of vertigo, migraine and vestibular migraine. J Neurol, 2009, 256（3）: 333-338.

61. PAPARELLA M M. Benign paroxysmal positional vertigo and other vestibular symptoms in Ménière disease. Ear Nose Throat J, 2008, 87（10）: 562.

62. STAHLE J, FRIBERG U, SVEDBERG A. Long-term progression of Meniére's disease. Acta Otolaryngol Suppl, 1991, 485: 78-83.

63. GBD 2016 Headache Collaborators. Global, regional, and national burden of migraine and tension-type headache, 1990-2016: a systematic analysis for the Global Burden of Disease Study 2016. Lancet Neurol, 2018, 17（11）: 954-976.

64. GBD 2017 Disease and Injury Incidence and Prevalence Collaborators. Global, regional, and national incidence, prevalence, and years lived with disability for 354 diseases and injuries for 195 countries and territories, 1990-2017: a systematic analysis for the Global Burden of Disease Study 2017. Lancet, 2018, 392（10159）: 1789-1858.

65. STEINER T J, STOVNER L J, VOS T, et al. Migraine is first cause of disability in under 50s: will health politicians now take place? J Headache Pain, 2018, 19（1）: 17.

66. TINSLEY A, ROTHROCK J F. What are we missing in the diagnostic criteria for migraine? Curr Pain Headache Rep, 2018, 22（12）: 84.

67. KAYAN A, HOOD J D. Neuro-otological manifestations of migraine. Brain, 1984, 107（Pt 4）: 1123-1142.

68. DIETERICH M, OBERMANN M, CELEBISOY N. Vestibular migraine: the most frequent entity of episodic vertigo. J Neurol, 2016, 263（Suppl 1）: S82-S89.

69. LAI J T, LIU T C. Proposal for a new diagnosis for cochlear migraine. JAMA Otolaryngol Head Neck Surg, 2018, 144（3）：185-186.

70. LIPKIN A, JENKINS H A, COKER N J. Migraine and sudden sensorineural hearing loss. Arch Otolaryngol Head Neck Surg, 1987, 113（3）：325-326.

71. LEE H, WHITMAN G T, LIM J G. et al. Hearing symptoms in migrainous infarction. Arch Neurol, 2003, 60（1）：113-116.

72. HARNO H, HIRVONEN T, KAUNISTO M A, et al. Subclinical vestibulocerebellar d ysfunction in migraine with and without aura. Neurology, 2003, 61（12）：1748-1752.

73. BATTISTA A. Audiometric findings of patients with migraine-associated dizziness. Otol Neurotol, 2004, 25（6）：987-992.

74. DASH A K, PANDA N, KHANDELWAL G, et al. Migraine and audiovestibular dysfunction：is there a correlation? Am J Otolaryngol, 2008, 29（5）：295-299.

75. DIETERICH M, BRANDT T. Episodic vertigo related to migraine（90 cases）：vestibular migraine? J Neurol, 1999, 246（10）：883-892.

76. BOLAY H, BAYAZIT Y A, GÜNDÜZ B, et al. Subclinical dysfunction of cochlea and cochlear efferents in migraine：an otoacoustic emission study. Cephalalgia, 2008, 28（4）：309-317.

77. RADTKE A, VON BREVERN M, NEUHAUSER H, et al. Vestibular migraine：long-term follow-up of clinical symptoms and vestibulo-cochlear findings. Neurology, 2012, 79（15）：1607-1614.

78. KIRKIM G, MUTLU B, OLGUN Y, et al. Comparison of Audiological Findings in Patie nts with Vestibular Migraine and Migraine. Turk Arch Otorhinolaryngol, 2017, 55（4）：158-161.

79. BAYAZIT Y, YILMAZ M, MUMBU S, et al. Assessment of migraine-related cochleovestibular symptoms. Rev Laryngol Otol Rhinol（Bord）, 2001, 122（2）：85-88.

80. FIRAT Y, OZTURAN O, BICAK U, et al. Auditory brainstem response in pediatric migraine：during the attack and asymptomatic period. Int J Pediatr Otorhinolaryngol, 2006, 70（8）：1431-1438.

81. HAMED S A, YOUSSEF A H, ELATTAR A M. Assessment of cochlear and auditory pathways in patients with migraine. Am J Otolaryngol, 2012, 33（4）：385-394.

82. BOLDINGH M I, LJØSTAD U, MYGLAND Å, et al. Comparison of interictal vestibular function in vestibular migraine vs migraine without vertigo. Headache, 2013, 53（7）：1123-1133.

83. COHEN J M, BIGAL M E, NEWMAN L C. Migraine and vestibular symptoms-identifying clinical features that predict "vestibular migraine". Headache, 2011, 51（9）: 1393-1397.

84. BALOH R W. Neurotology of migraine. Headache, 1997, 37（10）: 615-621.

85. ESPINOSA-SANCHEZ J M, LOPEZ-ESCAMEZ J A. Migraine, sudden sensorineural hearing loss and autoimmune ear disease. Cephalalgia, 2013, 33（14）: 1206-1207.

86. 中华耳鼻咽喉头颈外科杂志编辑委员会, 中华医学会耳鼻咽喉头颈外科学分会. 中国突发性聋诊断和治疗指南（2015）. 中华耳鼻咽喉头颈外科杂志, 2015, 50（6）: 443-447.

87. VIRRE E S, BALOH R W. Migraine as a cause of sudden hearing loss. Headache, 1996, 36（1）: 24-28.

88. LEE H, LOPEZ I, ISHIYAMA A, et al. Can migraine damage the inner ear? Arch Neurol, 2000, 57（11）: 1631-1634.

89. PIOVESAN E J, KOWACS P A, WERNECK L C. Oscillucusis and sudden deafness in a migraine patient. Arq Neuropsiquiatr, 2003, 61（3B）: 848-850.

90. CHU C H, LIU C J, FUH J L, et al. Migraine is a risk factor for sudden sensorineural hearing loss: a nationwide population-based study. Cephalalgia, 2013, 33（2）: 80-86.

91. HWANG J H, TSAI S J, LIU T C, et al. Association of tinnitus and other cochlear dis orders with a history of migraines. JAMA Otolaryngol Head Neck Surg, 2018, 144（8）: 712-717.

92. KIM S Y, KIM M K, LIM J S, et al. Migraine increases the proportion of sudden sen sorineural hearing loss: a longitudinal follow-up study. Auris Nasus Larynx, 2019, 46（3）: 353-359.

93. LIN H C, CHAO P Z, LEE H C. Sudden sensorineural hearing loss increases the risk of strok: a 5-year follow-up study. Stroke, 2008, 39（10）: 2744-2748.

94. SCHÜRKS M, RIST P M, BIGAL M E, et al. Migraine and cardiovascular disease: systematic review and meta-analysis. BMJ, 2009, 339: b3914.

95. GRYGLAS A, SMIGIEL R. Migraine and Stroke: What's the link? What to do?Curr Neurol Neurosci Rep, 2017, 17（3）: 22.

96. 赖仁淙, 刘琼临. 内耳型偏头痛. 临床耳鼻咽喉头颈外科杂志, 2019（3）: 200-203.

97. ARSLAN Y，ARSLAN I B，AYDIN H，et al. The etiological relationship between migraine and sudden hearing loss. Otol Neurotol，2017，38（10）：1411-1414.

98. LANGGUTH B，HUND V，BUSCH V，et al. Tinnitus and headache. Biomed Res Int，2015，2015：797416.

99. SINDHUSAKE D，GOLDING M，NEWALL P，et al. Risk factors for tinnitus in a population of older adults：the blue mountains hearing study. Ear and Hearing，2003，24（6）：501-507.

100. 赖仁淙，马鑫 . 耳鸣观念的文艺复兴 . 中华耳科学，2016，14（2）：6-8.

101. RAUSCHECKER J P，LEAVER A M，MÜHLAU M. Tuning out the noise：limbic-auditory interactions in tinnitus. Neuron，2010，66（6）：819-826.

102. RAUSCHECKER J P，MAY E S，MAUDOUX A，et al. Frontostriatal gating of tinnitus and chronic pain. Trends Cogn Sci，2015，19（10）：567-578.

103. 赖仁淙，马鑫 . 听力损失与耳鸣的开关——阿控门 . 临床耳鼻咽喉头颈外科杂志，2017，31（7）：493-495.

104. VOLCY M，SHEFTELL F D，TEPPER S J，et al. Tinnitus in migraine：an allodynic symptom secondary to abnormal cortical functioning? Headache，2005，45（8）：1083-1087.

105. LANGGUTH B，HUND V，LANDGREBE M. et al. Tinnitus patients with comorbid headaches：the influence of headache type and laterality on tinnitus characteristics. Front Neurol，2017，8：440.

106. TUNKEL D E，BAUER C A，SUN G H，et al. Clinical practice guideline：tinnitus. Otolaryngol Head Neck Surg，2014，151（6）：1995-2010.

107. CIMA RFF，MAZUREK B，HAIDER H，et al. A multidisciplinary European guideline for tinnitus：diagnostics，assessment，and treatment. HNO，2019，67（Suppl 1）：10-42.

108. OGAWA K，SATO H，TAKAHASHI M，et al. Clinical practice guidelines for diagnosis and treatment of chronic tinnitus in Japan. Auris Nasus Larynx，2020，47（1）：1-6.

109. 中华耳鼻咽喉头颈外科杂志编辑委员会耳科专业组 . 2012 耳鸣专家共识及解读 . 中华耳鼻咽喉头颈外科杂志，2012，47（9）：709-712.

110. LANGGUTH B，KREUZER PM，KLEINJUNG T，et al. Tinnitus：causes and clinical management. Lancet Neurol，2013，12（9）：920-930.

111. 余力生，马鑫 . 耳鸣的代偿与失代偿 . 中华耳鼻咽喉头颈外科杂志，2017，52（8）：630-633.

112. JASTREBOFF P J. Plantom auditory perception（tinnitus）：mechanisms of generation and perception. Neurosci Res，1990，8（4）：221-254.

113. HOLGERS K M 1，ZÖGER S，SVEDLUND K. Predictive factors for development of severe tinnitus suffering-further characterisation. Int J Audiol，2005，44（10）：584-592.

114. MINEN M T，BEGASSE DE DHAEM O，KROON VAN DIEST A，et al. Migraine and its psychiatric comorbidities. J Neurol Neurosurg Psychiatry，2016，87（7）：741-749.

115. GUDMUNDSSON L S，SCHER A I，SIGURDSSON S，et al. Migraine，depression，and brain volume：the AGES - Reykjavik Study. Neurology，2013，80（23）：2138-2144.

116. ZHANG Q，SHAO A，JIANG Z，et al. The exploration of mechanisms of comorbidity between migraine and depression. J Cell Mol Med，2019，23（7）：4505-4513.

117. MOSHTAGHI O，GHAVAMI Y，MAHBOUBI H，et al. Migraine-related aural fullness：a potential clinical entity. Otolaryngol Head Neck Surg，2018，158（1）：100-102.

118. TEIXIDO M，SEYMOUR P，KUNG B，et al. Otalgia associated with migraine. Otol Neurotol，2011，32（2）：322-325.

119. MILLER E E，GROSBERG B M，CRYSTAL S C，et al. Auditory hallucinations asso ciated with migraine：case series and literature review. Cephalalgia，2015，35（10）：923-930.

120. MAINARDI F，RAPOPORT A，ZANCHIN G，et al. Scent of aura? Clinical features of olfactory hallucinations during a migraine attack（OHM）. Cephalalgia，2017，37（2）：154-160.

121. KIM S Y，LEE C H，LIM J S，et al. Increased risk of Bell palsy in patient with migraine：a longitudinal follow-up study. Medicine（Baltimore），2019，98（21）：e15767.

122. 杨晓琦，余力生，马鑫. 耳后注射复方倍他米松治疗顽固性低频型感音神经性聋. 中华耳鼻咽喉头颈外科杂志，2007，42（11）：814-816.

123. 王明明，樊兆民，侯志强，等. 糖皮质激素局部注射与全身应用在特发性突发性聋分型治疗中的疗效. 中华耳鼻咽喉头颈外科杂志，2014，49（1）：11-15.

124. 高子雯，戴艳红，后婕，等. 不同局部应用糖皮质激素方式在治疗难治性突发性聋的疗效观察. 中华耳科学杂志，2017，15（6）：709-714.

125. 王翡，刘雪梅，朱玉华. 耳后给药治疗中高频下降型突发性聋的疗效分析. 临床耳鼻咽喉头颈外科杂志，2015，29（4）：359-361.

126. 赵群，王英力，王洪芹. 耳后注射甲强龙对平坦型突发性聋疗效分析. 中华耳科学杂志，2016，14（1）：79-81.

127. 静媛媛，余力生，李兴启. 耳后注射复方倍他米松豚鼠血浆中药代动力学特征. 听力学及言语疾病杂志，2009，17（4）：354-357.

128. 林运娟，余力生. 大鼠耳后和肌肉注射地塞米松后内耳组织药物浓度分析. 中国耳鼻咽喉头颈外科，2009，16（7）：381-384.

129. LI J，YU L，XIA R，et al. Postauricular hypodermic injection to treat inner ear disorders：experimental feasibility study using magnetic resonance imaging and pharmacokinetic comparison. J Laryngol Otol，2013，127（3）：239-245.

130. 陈爱平. 耳后注射糖皮质激素治疗内耳疾病的实验研究. 济南：山东大学，2016.

131. 刁桐湘，余力生，静媛媛，等. 耳后注射异硫氰酸荧光素标记葡聚糖的可能转运途径. 听力学及言语疾病杂志，2017，25（4）：396-400.

132. CROS O，KNUTSSON H，ANDERSSON M，et al. Determination of the mastoid surface area and volume based on micro-CT scanning of human temporal bones. Geometrical parameters depend on scanning resolutions. Hear Res，2016，340：127-134.

133. CROS O，BORGA M，PAUWELS E，et al. Micro-channels in the mastoid anatomy. Indications of a separate blood supply of the air cell system mucosa by micro-CT scanning. Hear Res，2013，301：60-65.

134. FRIIS M，QVORTRUP K. A potential portal flow in the inner ear. Laryngoscope，2007，117（2）：194-198.

135. TEGGI C. Vestibular migraine and related syndromes. Springer，2014：1-18.

136. YUNUS M B，MASI A T，CALABRO J J，et al. Primary fibromyalgia（fibrositis）：clinical study of 50 patients with matched normal controls. Semin Arthritis Rheum，1981，11（1）：151-171.

137. YUNUS M B. Fibromyalgia and overlapping disorders：the unifying concept of central sensitivity syndromes. Semin Arthritis Rheum，2007，36（6）：339-356.

138. YUNUS M B. Central sensitivity syndromes：a new paradigm and group nosology for fibromyalgia and overlapping conditions，and the related issue of disease versus illness. Semin Arthritis Rheum，2008，37（6）：339-352.

139. JAŠAREVIC E，MORRISON K E. Sex differences in the gut microbiome-brain axis across the lifespan. Philos Trans R Soc Lond B Biol Sci，2016，371（1688）：2015-2027.

140. 张磊，宋军，侯晓华. 脑－肠轴失调在肠易激综合征发病中作用的研究进展. 胃肠医学，2014（11）：688-691.

141. PARK M S，LEE H Y，KANG H M，et al. Clinical manifestations of aural fullness. Yonsei Med J，2012，53（5）：985-991.

142. 周恩，肖旭平. 耳闷胀感的病因及其机制探讨. 中华耳科学杂志，2016，14（6）：828-832.

143. BERAN R. Paraesthesia and peripheral neuropathy. Aust Fam Physician，2015，44（3）：92-95.

144. 谢志强. 慢性瘙痒发生机制研究进展. 中国医学文摘皮肤科学，2015，32（6）：579-585.

145. PATTANAIK D，LIEBERMAN P. Vasomotor rhinitis. Curr Allergy Asthma Rep，2010，10（2）：84-91. doi：10. 1007/s11882-010-0089-z.

146. GÜVENÇ I A，ACAR M，MULUK N B，et al. Is there an associationbetween migraine and allergic rhinitis? Ear Nose Throat J，2017，96（6）：E18-E23.

147. OZTURK A，DEGIRMENCI Y，TOKMAK B，et al. Frequency of migraine in patients with allergic rhinitis. Pak J Med Sci，2013，29（2）：528-531.

148. FRIERI M，ARGYRIOU A. Is there a relationship between fibromyalgia and rhinitis? Allergy Asthma Proc，2012，33（6）：443-449.

149. MAYER T G，NEBLETT R，COHEN H，et al. The development and psychometric validation of the central sensitization inventory. Pain Pract，2012，12（4）：276-285.

150. LUZEIRO I，LUÍS L，GONÇALVES F，et al. Vestibular migraine：clinical challenges and opportunities for multidisciplinary. Behav Neurol，2016，2016：6179805.

151. GBD 2016 Disease and Injury Incidence and Prevalence Collaborators. Global，regional，and national incidence，prevalence，and years lived with disability for 328 diseases and injuries for 195 countries，1990-2016：a systematic analysis for the Global Burden of Disease Study 2016. Lancet，2017，390（10100）：1211-1259.

152. THOMSON R S，AUDUONG P，MILLER A T，et al. Hearing loss as a risk factor for dementia：a systematic review. Laryngoscope Investig Otolaryngol，2017，2（3）：69-79.

153. LIVINGSTON G，SOMMERLAD A，ORGETA V，et al. Dementia prevention，intervention，and care. Lancet，2017，390（10113）：2673-734.

154. FULTON S E，LISTER J J，BUSH A L，et al. Mechanisms of the hearing-cognition relationship. Semin Hear，2015，36（3）：140-149.

155. STAHL S M. Does treating hearing loss prevent or slow the progress of dementia? Hearing is not all in the ears，but who's listening? CNS Spectr，2017，22（3）：247-250.

156. Speech understanding and aging. Working Group on Speech Understanding and Aging. Committee on Hearing，Bioacoustics，and Biomechanics，Commission on Behavioral and Social

Sciences and Education, National Research Council. J Acoust Soc Am, 1988, 83 (3): 859-895.

157. JONG AJMD, GOG T V, JENKS K, et al. Explorations in learning and the brain: on the potential of cognitive neuroschience for education. Springer, 2009.

158. KIELY K M, GOPINATH B, MITCHELL P, et al. Cognitive, health, and sociodemographic predictors of longitudinal decline in hearing acuity among older adults. J Gerontol A Biol Sci Med Sci, 2012, 67 (9): 997-1003.

159. TUN P A, MCCOY S, WINGFIELD A. Aging, hearing acuity, and the attentional costs of effortful listening. Psychol Aging, 2009, 24 (3): 761-766.

160. MARTINI A, CASTIGLIONE A, BOVO R, et al. Aging, cognitive load, dementia and hearing loss. Audiol Neurootol, 2014, 19 (Suppl 1): 2-5.

161. LAVIE N. Perceptual load as a necessary condition for selective attention. J Exp Psychol Hum Percept Perform, 1995, 21 (3): 451-468.

162. OHLENFORST B, ZEKVELD A A, JANSMA E P, et al. Effects of hearing impairment and hearing aid amplification on listening effort: a systematic review. Ear Hear, 2017, 38 (3): 267-281.

163. VAN ENGEN K J, MCLAUGHLIN D J. Eyes and ears: using eye tracking and pupillometry to understand challenges to speech recognition. Hear Res, 2018, 369: 56-66.

164. PICHORA-FULLER M K. Cognitive aging and auditory information processing. Int J Audiol, 2003, 42 (Suppl 2): 2S26-2S32.

165. BURKHOLDER R A, PISONI D B, SVIRSKY M A. Effects of a cochlear implant simulation on immediate memory in normal-hearing adults. Int J Audiol, 2005, 44 (10): 551-558.

166. MCCOY S L, TUN P A, COX L C, et al. Hearing loss and perceptual effort: downstream effects on older adults' memory for speech. Q J Exp Psychol A, 2005, 58 (1): 22-33.

167. EDWARDS B. The future of hearing aid technology. Trends Amplif, 2007, 11 (1): 31-45.

168. BUTLER B E, LOMBER S G. Functional and structural changes throughout the auditory system following congenital and early-onset deafness: implications for hearing restoration. Front Syst Neurosci, 2013, 7: 92.

169. MENER D J, BETZ J, GENTHER D J, et al. Hearing loss and depression in older adults. J Am Geriatr Soc, 2013, 61 (9): 1627-1629.

170. VERNON M. Fifty years of research on the intelligence of deaf and hard-of-hearing children: a review of literature and discussion of implications. J Deaf Stud Deaf Educ, 2005, 10

（3）：225-231.

171. LINDENBERGER U，BALTES P B. Sensory functioning and intelligence in old age：a strong connection. Psychol Aging，1994，9（3）：339-355.

172. TAVANAI E，MOHAMMADKHANI G. Role of antioxidants in prevention of age-related hearing loss：a review of literature. Eur Arch Otorhinolaryngol，2017，274（4）：1821-1834.

173. SNOWDON D A，GREINER L H，MORTIMER J A，et al. Brain infarction and the clinical expression of Alzheimer disease. The Nun Study. Jama，1997，277（10）：813-817.

174. LOURENCO J，SERRANO A，SANTOS-SILVA A，et al. Cardiovascular risk factors are correlated with low cognitive function among older adults across europe based on the SHARE database. Aging Dis，2018，9（1）：90-101.

175. UCHIDA Y，NAKASHIMAT T，ANDO F，et al. Is there a relevant effect of noise and smoking on hearing? A population-based aging study. Int J Audiol，2005，44（2）：86-91.

176. KURNIAWAN C，WESTENDORP R G，DE CRAEN A J，et al. Gene dose of apolipoprotein E and age-related hearing loss. Neurobiol Aging，2012，33（9）：2230，e7-e12.

177. PARK D C，MCDONOUGH I M. The dynamic aging mind：revelations from functional neuroimaging research. Perspect Psychol Sci，2013，8（1）：62-67.

178. LIN M Y，GUTIERREZ P R，STONE K L，et al. Vision impairment and combined vision and hearing impairment predict cognitive and functional decline in older women. J Am Geriatr Soc，2004，52（12）：1996-2002.

179. UHLMANN R F，LARSON E B，KOEPSELL T D，et al. Visual impairment and cognitive dysfunction in Alzheimer's disease. J Gen Intern Med，1991，6（2）：126-132.

180. DEVANAND D P，TABERT M H，CUASAY K，et al. Olfactory identification deficits and MCI in a multi-ethnic elderly community sample. Neurobiol Aging，2010，31（9）：1593-600.

181. DE GROOTE E，DE KEYSER K，BOCKSTAEL A，et al. Central auditory processing in Parkinsonian disorders：a systematic review. Neurosci Biobehav Rev，2020，113：111-132.

182. LANGDON D W，AMATO M P，BORINGA J，et al. Recommendations for a Brief International Cognitive Assessment for Multiple Sclerosis（BICAMS）. Mult Scler，2012，18（6）：891-898.

183. COIMBRA A，WILLIAMS D S，HOSTETLER E D. The role of MRI and PET/SPECT in Alzheimer's disease. Curr Top Med Chem，2006，6（6）：629-647.

中国医学临床百家

184. BERNABEI R, BONUCCELLI U, MAGGI S, et al. Hearing loss and cognitive decline in older adults: questions and answers. Aging Clin Exp Res, 2014, 26（6）: 567-573.

185. LIN F R, THORPE R, GORDON-SALANT S, et al. Hearing loss prevalence and risk factors among older adults in the United States. J Gerontol A Biol Sci Med Sci, 2011, 66（5）: 582-590.

186. MULROW C D, TULEY M R, AGUILAR C. Correlates of successful hearing aid use in older adults. Ear Hear, 1992, 13（2）: 108-113.

187. DAWES P, EMSLEY R, CRUICKSHANKS K J, et al. Hearing loss and cognition: the role of hearing AIDS, social isolation and depression. PLoS One, 2015, 10（3）: e0119616.

188. QIAN Z J, WATTAMWAR K, CARUANA F F, et al. Hearing aid use is associated with better mini-mental state exam performance. Am J Geriatr Psychiatry, 2016, 24（9）: 694-702.

189. DEAL J A, ALBERT M S, ARNOLD M, et al. A randomized feasibility pilot trial of hearing treatment for reducing cognitive decline: results from the Aging and Cognitive Health Evaluation in Elders Pilot Study. Alzheimers Dement（N Y）, 2017, 3（3）: 410-415.

190. HUBBARD H I, MAMO S K, HOPPER T. Dementia and hearing loss: interrelationships and treatment considerations. Semin Speech Lang, 2018, 39（3）: 197-210.

191. FORTUNATO S, FORLI F, GUGLIELMI V, et al. A review of new insights on the association between hearing loss and cognitive decline in ageing. Acta Otorhinolaryngol Ital, 2016, 36（3）: 155-166.

192. VOLTER C, GOTZE L, DAZERT S, et al. Can cochlear implantation improve neurocognition in the aging population? Clin Interv Aging, 2018, 13: 701-712.

193. CASTIGLIONE A, BENATTI A, VELARDITA C, et al. Aging, Cognitive decline and hearing loss: effects of auditory rehabilitation and training with hearing aids and cochlear implants on cognitive function and depression among older adults. Audiol Neurootol, 2016, 21（Suppl 1）: 21-28.

194. MILLER G, MILLER C, MARRONE N, et al. The impact of cochlear implantation on cognition in older adults: a systematic review of clinical evidence. BMC Geriatr, 2015, 15: 16.

195. BLAZER D G. Hearing loss: the silent risk for psychiatric disorders in late life. Psychiatr Clin North Am, 2018, 41（1）: 19-27.

196. VAISBUCH Y, SANTA MARIA P L. Age-related hearing loss: innovations in hearing

augmentation. Otolaryngol Clin North Am, 2018, 51（4）: 705-723.

197. FUJIMOTO C, YAMASOBA T. Oxidative stresses and mitochondrial dysfunction in age-related hearing loss. Oxid Med Cell Longev, 2014, 2014: 582849.

198. SUCKFUELL M, LISOWSKA G, DOMKA W, et al. Efficacy and safety of AM-111 in the treatment of acute sensorineural hearing loss: a double-blind, randomized, placebo-controlled phase II study. Otol Neurotol, 2014, 35（8）: 1317-1326.

199. UCHIDA Y, SUGIURA S, NISHITA Y, et al. Age-related hearing loss and cognitive decline - The potential mechanisms linking the two. Auris Nasus Larynx, 2019, 46（1）: 1-9.

200. ORGETA V, MUKADAM N, SOMMERLAD A, et al. The Lancet Commission on dementia prevention, intervention, and care: a call for action. Ir J Psychol Med, 2019, 36（2）: 85-88.

201. PEGGE S A H, STEENS S C A, KUNST H P M, et al. Pulsatile tinnitus: differential diagnosis and radiological work-up. Curr Radiol Rep, 2017, 5（1）: 5.

202. WEINREICH H M, CAREY J P. Prevalence of pulsatile tinnitus among patients with migraine. Otol Neurotol, 2016, 37（3）: 244-247.

203. Ellenstein A, Yusuf N, Hallett M. Middle ear myoclonus: two informative cases and a systematic discussion of myogenic tinnitus. Tremor Other Hyperkinet Mov（N Y）, 2013, 3: tre-03-103-3713-1.

204. BHIMRAO S K, MASTERSON L, BAGULEY D. Systematic review of management strategies for middle ear myoclonus. Otolaryngol Head Neck Surg, 2012, 146（5）: 698-706.

205. HUSSEIN A A, ADAMS A S, TURNER J H. Surgical management of Patulous Eustachian tube: a systematic review. Laryngoscope, 2015, 125（9）: 2193-2198.

206. KOLTSIDOPOULOS P, SKOULAKIS C. Current treatment options for patulous eustachian tube: a review of the literature. Ear Nose Throat J, 2020: 145561320932807.

207. 中华医学会放射学分会头颈学组. 搏动性耳鸣影像学检查方法与路径指南. 中华医学杂志, 2013, 93（33）: 2611-2612.

208. 刘珅, 王国鹏, 曾嵘, 等. 乙状窦相关性搏动性耳鸣的手术治疗研究进展. 中华耳鼻咽喉头颈外科杂志, 2020, 1（55）: 63-67.

209. 曾嵘, 王国鹏, 龚树生. 搏动性耳鸣研究进展. 中华耳鼻咽喉头颈外科杂志, 2011, 46（11）: 957-961.

210. 李宝民, 王君, 梁永平, 等. 搏动性耳鸣的新病因: 岩下窦与枕窦狭窄. 中华耳科学杂志, 2019, 17（5）: 681-685.

出版者后记
Postscript

　　科学技术文献出版社自 1973 年成立即开始出版医学图书，40 余年来，医学图书的内容和出版形式都发生了很大变化，这些无一不与医学的发展和进步相关。《中国医学临床百家》从 2016 年策划至今，感谢 600 余位权威专家对每本书、每个细节的精雕细琢，现已出版作品近百种。2018 年，丛书全面展开学科总主编制，由各个学科权威专家指导本学科相关出版工作，我们以饱满的热情迎来了《中国医学临床百家》丛书各个分卷的诞生，也期待着《中国医学临床百家》丛书的出版工作更加科学与规范。

　　近几年，中国的临床医学有了很大的发展，在国际医学领域也开始崭露头角。以北京天坛医院牵头的 CHANCE 研究成果改写美国脑血管病二级预防指南为标志，中国一批临床专家的科研成果正在走向世界。但是，这些权威临床专家的科研成果多数首先发表在国外期刊上，之后才在国内期刊、会议中展现。如果出版专著，又为多人合著，专家个人的观点和成果精华被稀释。为改变这种零落的展现方式，作为科技部主管的唯一一家出版机构，我们有责任为中国的临床医生提供一个系统展示临床研究成果的舞台。为此，我们策划出版了这套高端医学专著——《中国医学临床百家》丛书。

"百家"既指临床各学科的权威专家，也取百家争鸣之义。

丛书中每一本书阐述一种疾病的最新研究成果及专家观点，按年度持续出版，强调医学知识的权威性和时效性，以期细致、连续、全面展示我国临床医学的发展历程。与其他医学专著相比，本丛书具有出版周期短、持续性强、主题突出、内容精练、阅读体验佳等特点。在图书出版的同时，同步通过万方数据库等互联网平台进入全国的医院，让各级临床医师和医学科研人员通过数据库检索到专家观点，并能迅速在临床实践中得以应用。

在与作者沟通过程中，他们对丛书出版的高度认可给了我们坚定的信心。北京协和医院邱贵兴院士说"这个项目是出版界的创新……项目持续开展下去，对促进中国临床学科的发展能起到很大作用"。中国工程院院士孙颖浩表示"我鼓励我国的泌尿外科医生把自己的创新成果和宝贵的经验传播给国内同行，我期待本丛书的出版"；北京大学第一医院霍勇教授认为"百家丛书很有意义"。我们感谢这么多临床专家积极参与本丛书的写作，他们在深夜里的奋笔，感动着我们，鼓舞着我们，这是对本丛书的巨大支持，也是对我们出版工作的肯定，我们由衷地感谢作者的支持与付出！

在传统媒体与新兴媒体相融合的今天，打造好这套在互联网时代出版与传播的高端医学专著，为临床科研成果的快速转化服务，为中国临床医学的创新及临床医师诊疗水平的提升服务，我们一直在努力！

科学技术文献出版社

附 耳内科及耳鼻咽喉科相关指南电子版集锦

本书中着重介绍个人观点和经验，没有对各项指南进行详细阐述，特此附上各个指南电子版，感谢山西医科大学第一医院耳鼻咽喉头颈外科陈钢钢老师鼎力相助。

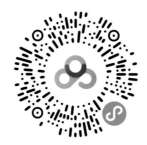

耳内科相关指南

https：//pan.baidu.com/s/1bghzQ-1YvwQ6i59NQt1KyA

提取码：erbh

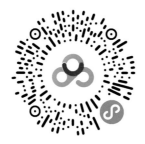

耳鼻咽喉科常用临床指南

https：//pan.baidu.com/s/11F-5UuIuUNU1AedwrrQvVg

提取码：erbh

扫码获取
余力生教授解读本书知识点
原声视频